健 康 箴 言
——古今养生对联集锦

熊经浴 熊德宏 著

U0314808

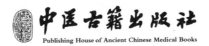

中医古籍出版社
Publishing House of Ancient Chinese Medical Books

图书在版编目（CIP）数据

健康箴言：古今养生对联集锦/熊经浴，熊德宏著 . —北京：中医古籍出版社，2018.12

ISBN 978 – 7 – 5152 – 1838 – 0

Ⅰ. ①健… Ⅱ. ①熊… ②熊… Ⅲ. ①养生（中医）–普及读物 ②对联 – 作品集 – 中国 Ⅳ. ①R212 – 49 ②I269

中国版本图书馆 CIP 数据核字（2018）第 256115 号

健康箴言——古今养生对联集锦

熊经浴　熊德宏　著

责任编辑　孙志波
封面设计　韩博玥
封面插图　赵石涛
出版发行　中医古籍出版社
社　　址　北京市东城区东直门内南小街 16 号（100700）
电　　话　010 – 64089446（总编室）010 – 64002949（发行部）
网　　址　www. zhongyiguji. com. cn
印　　刷　北京博图彩色印刷有限公司
开　　本　710mm × 1000mm　1/16
印　　张　31. 25
字　　数　390 千字
版　　次　2018 年 12 月第 1 版　2018 年 12 月第 1 次印刷
书　　号　ISBN 978 – 7 – 5152 – 1838 – 0
定　　价　98. 00 元

内容提要

· · · · · · · ·

　　本书是以集解古今养生对联的形式，阐释我国传统养生文化的普及读物。作者在诗山联海中，以养生理念指导觅联，又从联语中体悟养生之道，一联一文加以解说。引经据典，取精用宏，将联语含义与养生理论糅合一起，深入浅出，引人入胜，既体现了我国传统养生文化的精辟见解和生存智慧，又介绍了当代名人延年益寿的经验。全书分为修德养生联、读书颐养联、调心养神联、饮食起居联、动静兼养联、延年益寿联、老当益壮联、自寿寿人联等八部分，集科学性、实用性和艺术性于一体，是老少皆宜、雅俗共赏的不可多得的养生保健读物。

目　录

一、修德养生联

（一）修身养性

1. 大德必寿
美意延年

上联出自《礼记·中庸》："故大德必得其位，必得其禄，必得其名，必得其寿。"下联出自《荀子·致士》："得众动天，美意延年。"意思是说，有高尚品德的人一定会得到长寿，心情愉快就能延年。

养生不仅仅是一种健生手段，更是一种人生哲学。因此，"善养生者，当以德行为主，而以调养为佐。"（清·石成金《长生秘诀》）。德为福寿之本，大凡品行端正、为人善良、心境淡泊、人际关系和谐的人，身心往往都较健康。科学研究表明，良好的心理状态能促进人体分泌更多有益的激素、酶和乙酰胆碱等。这些物质能把血液的流量、神经细胞的兴奋调节到最佳状态，从而增强人体免疫力，增加机体的抗病力，促进人的健康与长寿。

而有悖于道德准则的人，因其胡作非为，必然会导致精神紧张、恐惧、沮丧等不良心态。这种精神状态往往会引起神经中枢、内分泌系统功能的失调，削弱其免疫系统的防病能力，久而久之，就会引发各种疾病。

同样，不注意德行修养、起居失度，对身心健康也是不利的。诸

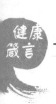

如损人利己、纵欲无度、嗜烟如命、酗酒赌博、嫉妒成性、喜怒无常等对身心健康都有害。我国唐代医学家、养生家孙思邈早就指出："故养性者，不但饵药餐霞，其在兼于百行；百行周备，虽绝药饵，足以遐年。德行不充，纵服玉液金丹，未能延寿。"（《备急千金要方·卷第二十七·养性》）道德固然不是医术，但道德对人的心灵和精神的调节作用却又是医术所不能做到的。

这副佳联深刻概括了我国传统养生的一项重要经验：养生之道，贵在修德。

下面三副对联，也反映了同样的道理。即：

> 心畅延年久，德高益寿长。
> 心宽能益寿，德高可延年。
> 处事德为本，居家书当先。

2. 曾三颜四

禹寸陶分

这是清代郑板桥为苏州网师园濯缨水阁撰书的对联。阁名濯缨，取"沧浪之水清兮，可以濯吾缨"之意。濯缨，洗涤冠缨，比喻超尘脱俗，操守高洁。此联虽只有八个字，却用了历史人物的四个典故。

上联的"曾三"，语本《论语·学而》。孔子的弟子曾参说："吾日三省吾身，为人谋而不忠乎？与朋友交而不信乎？传（指老师传授的学业）不习乎？""曾三"二字概括了曾参重视个人品德修养的美德。"颜四"指孔子的另一个贤德的弟子颜渊实行的"四勿"，即"非礼勿视，非礼勿听，非礼勿言，非礼勿动"（《论语·颜渊》），表示视、听、言、动四个方面都要遵守儒家的道德规范，因而概括为"颜四"。宋代朱熹《斋居感兴》诗之十三也有"曾子日三省，颜生躬四勿"的诗句，把"三省"与"四勿"联系在一起，郑板桥则浓缩为"曾三颜四"。

下联"禹寸",指大禹珍惜每一寸光阴。典出《淮南子·原道训》："故圣人不贵尺之璧而重寸之阴,时难得而易失也。"这里的圣人即禹,他把一寸光阴看得比直径一尺的璧(扁圆而中间有孔的玉器)还贵重。"陶分"指东晋征西大将军陶侃,他常勉人,珍惜分阴。《晋书·陶侃传》："大禹圣者,乃惜寸阴,至于众人,当惜分阴。岂可逸游荒醉,生无益于时,死无闻于后,是自弃也。"陶侃注重养生,调任广州刺史时,郡斋多暇,则早起把一百块砖搬到斋外,晚上又把一百块砖搬到斋内以习勤劳,故享寿76岁。时间就是生命,因为生命是由时间构成的,珍惜时间可以使生命变得更有价值。节约时间无异于延长生命,所以,德国女作家库尔茨说:"谁能以深刻的内容充实每一瞬间,谁就能无限地延长自己的生命。"

联语强调个人品德修养,鼓励人们珍惜时光,对今人养生不无借鉴意义。

后有人在此联前各加四字,即为:

> 学问无穷,曾三颜四;
>
> 光阴有限,禹寸陶分。

使联意更为明确。

黄山黟县古联亦有:

> 惜寸阴莫闲白日;
>
> 进一步便蹈青云。

3. 仁享遐龄

德能昌后

选自民国时期胡瑞芝的《养正录》。意思是说,有仁爱之心的人,能享受长寿、高龄;道德高尚的人,其后人会兴旺、昌明。

上联由"仁者寿"(《论语·雍也》)引申而来。这里的遐龄,指人长寿、高龄。《魏书·常景传》："以知命为遐龄。"下联自"德积者昌，殃积者亡"（《十大经·雌雄节》）转化而来。为什么仁者会享遐龄得以长寿呢？2500多年前的孔子同鲁哀公的一段对话对此做了全面回答："哀公问于孔子曰：'智者寿乎？仁者寿乎？'孔子对曰：'然。人有三死而非其命也，己自取也。夫寝处不时，饮食不节，逸劳过度者，疾共杀之。居下位而上干其君，嗜欲无厌而求不止者，刑共杀之。以少犯众，以弱侮强，忿怒不类，动不量力者，兵共杀之。此三者，死非命也，人自取之。若夫智士仁人，将身有节，动静以义，喜怒以时，无害其性，虽得寿焉，不亦宜乎！'"（《孔子家语·五仪解》）显然，这里说的前三种死亡是"人自取之"的非正常死亡。作为善于养生惜身的智士仁人，他们"将身有节"，就是生活有规律，慎节起卧，饮食有节；"动静以义"，就是动静要符合道义，且要劳逸适度；"喜怒以时"，就是善于控制自己的情感，不随意狂欢，不动辄暴怒；"无害其性"，就是根据人的身心特点安排生活，不压抑，不戕贼，不放纵，不懒惰。"仁者，内善于心，外及于物"（《周礼·地官·司徒》）。善于处理各方面的人际关系，把人的情志和生活起居调燮到适度的程度，把心中的善念转化为嘉言懿行，这样自然会有利于健康长寿，这正是"始知行义修仁者，便是延年益寿人"（宋·邵雍《言行吟》）。用更通俗的话讲，就是好人寿长。

湖北汉阳县（现武汉市蔡甸区）侏儒山崇仁古寺有一副崇仁崇德与修身的对联，也很有教益：

> 崇仁崇德尚崇智；
>
> 修道修仙须修身。

与此类似的对联还有：

> 积德前程大，存仁后步宽。
>
> 德高增福寿，神静乐天年。

4. 敬以持己

恕以接物

选自清代梁章钜《楹联三话》卷下，这是一副修身养性联。语本《易·坤》："君子敬以直内，义以方外，敬、义立而德不孤。"

上联讲对己要严以修身。敬，有恭敬、敬重、敬肃、敬畏、敬慎、敬业之意，与轻慢相应。唐代韩愈《贺太阳不亏状》："陛下敬畏天命，克己修身。"敬，也有警戒、警惕的意思。《荀子·天论》："君子敬其在己者，而不慕其在天者，是以日进也。"意谓君子敬重自己的努力而不指望自然的恩赐，所以天天进步。敬，不仅有益于平日的涵养，而且有益于强身。古人云："敬者，身之基也。"（《左传·成公十三年》）曾国藩在《日课四条》中明确指出"主敬则身强"，他说："敬之一字，孔门持以教人，春秋士大夫亦常言之，至程朱，则千言万语不离此旨。内而专静纯一，外而整齐严肃，敬之工夫也；……吾谓敬字切近之效，尤在能固人肌肤之会、筋骸之束。庄敬日强，安肆日偷，皆自然之征应。虽有衰年病躯，一遇坛庙祭献之时，战阵危急之际，亦不觉神为之悚，气为之振，斯足知敬能使人身强矣。若人无众寡，事无大小，一一恭敬，不敢怠慢，则身体之强健又何疑乎！"（《曾国藩嘉言钞·治身》）曾氏认为，处"敬"外则强身，内则纯心，于心身均大有益处。"持己"即持身、修身。《清史稿·礼烈亲王代善传》："永恩性宽易而持己严，袭爵垂五十年，淡泊勤俭，出处有恒。"

下联讲对人要以心度物。所谓恕，即推己及人，仁爱待物。《论语·卫灵公》："子贡问曰：'有一言而可以终身行之者乎？'子曰：'其恕乎！己所不欲，勿施于人。'"汉代贾谊《新书·道术》："以己度人谓之恕。""接物"，谓与人交往。唐代白居易《策林一·王泽流人心感》："夫恕己及物者无他，以心度心，以身观身，推其所为以及天下者也。故己欲安，则念人之重扰也。己欲寿，则念人之嘉生也。"清代钱泳《履园丛话·朱文正公逸事》："朱文正公，相业巍巍，莫不称为正人君子，待人接物，必恭必敬。"

"敬以严乎己也，宽以恕乎物也。"（清·王夫之《尚书引义·舜典》）这是儒家持己修身、待人接物的重要原则，也为清末名臣曾国藩所推崇。曾氏在他的家书和日记中多次提到："做人之道，圣贤千言万语，大抵不外敬、恕二字。""务宜敬以持躬，恕以待人。敬则小心翼翼，事勿巨细，皆不敢忽；恕则凡是留余地以处人，功不独居，过不推诿。常常记此二字，则长履大任，福祚无量矣。"（《曾国藩嘉言钞·治身》）一个人若能真正做到敬持己身，恕待他人，则一定在社会上可立可达，也有利于身心健康。

以下几则联语与此联内容相近，可一并品读：

"信"字是立身之本，所以人不可无也；

"恕"字是接物之要，所以终身可行也。

为善之端无尽，只讲一"让"字，便人人可行；

立身之道何穷，只得一"敬"字，便事事皆整。

（清·王永彬《围炉夜话》）

5. 有容德乃大

无欲心自闲

选自清代周希陶编《重订增广》。

上联语出《尚书·君陈》："有忍，其乃有济；有容，德乃大。"意思是有忍耐精神，所做之事才能成功；有宽容的胸怀，德行才能广大。宽容是一种良好的心理品质，它不仅包括理解和原谅，更显示着气度和胸襟、坚强和力量。从养生角度说，宽容又是心理养生的调节阀。

下联源出五代时期前蜀国杜光庭（850—933）的《道德真经广圣

义》卷六，全句为："无欲者，神合于虚，气合于无，无所不达，无所不通。"意思是说，人如没有贪欲，人的神就会进入无情无欲的虚寂状态，气也会顺应自然的变化。虚无是道家用来指"道"（真理）的本体无所不在，但又无形象可见。什么叫"闲"呢？明人谢肇淛解释说："所谓闲者，不徇利、不求名，澹然无营，俯仰自足之谓也。而闲之中可以进德，可以立言，可以了死生之故，可以通万物之理……今人以宫室之美，妻妾之奉，口厌粱肉，身薄纨绮，通宵歌舞之场，半昼床第之上，以为闲也，而修身行己，好学齐家之事，一切付之醉梦中，此是天地间一蠹物。"（《五杂俎》卷十三）说白了，"无欲心自闲"，是说人只要没有贪欲，不徇名利，就会有清闲安逸和闲适的心情。故明代医家万全说："寡欲者，所以养性命也。"（《养生四要·寡欲》）"德乃大""心自闲"，则是以宽容、无欲态度立身处世的结果。

正是：

心宽能增寿，德美可延年。

此乃蒙古族谚语，指心胸宽广的人乐观长寿，心地善良无私的人谦和快乐。

6. 德从宽处积

福向俭中求

此联为明末画家王时敏（1592—1680）所撰。

上联所谓"宽"，是指宽厚、宽和、宽恕、宽容等。"惟宽可以容人，惟厚可以载物。"（明·《薛文清公要语》）而且，宽容本身就是一种高贵的品质、崇高的境界、仁爱的光芒，所以联语强调德要从宽处积。从养生角度言，心宽才能体健，这是人所共知的道理。所以，明代文学家、书画家陈继儒曾言："执拗者福轻，而圆融之人其禄必厚；操切者寿夭，而宽厚之士其年必长。"（《小窗幽记》）清代医家陈

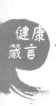

修园亦言："量之宽洪者寿，心之慈祥者寿。"（《医医偶录·仁民》）在当代，寿逾百岁的香港最成功的十大企业家之一的邵逸夫（1907—2014）先生也说："宽容是一把健康的钥匙，是一个人修养和善意的结晶，是生活幸福的一剂良药。"

下联讲幸福，包括人间五福则要从俭中求。俭，既指广义的清心寡欲，也指狭义的俭朴节约。《后汉书·郎𫖮传》："夫救奢必于俭约，拯薄无若敦厚。"宋代罗大经在论述俭的作用时说："余尝谓节俭之益非止一端，大凡贪淫之过，未有不生于奢侈者，俭则不贪不淫，是可以养德也。人之受用自有剂量，省啬淡薄，有久长之理，是可以养寿也。醉酿饱鲜，昏人神志，若疏食菜羹，则肠胃清虚，无滓无秽，是可以养神也。奢则妄取苟求，志气卑辱。一从俭约，则于人无求，于己无愧，是可以养气也。老氏以为一宝。"（《鹤林玉露·乙编卷五·俭约》）这就是说，俭能治奢、治贪、养气、养神、养寿，这是很有道理的。故清人讲："谨家规，崇俭朴，教耕读，积阴德，此造福也。"（金缨《格言联璧·敦品类》）

清文学家、养生家石成金也告诫人们：

> 勤俭持盈久；
>
> 谦恭受益多。

（《传家宝·知世事》）

半室安居，未及积金先积德；

布衣随分，虽无恒产有恒心。

（《传家宝·联瑾》）

勤治生俭养德四时足用；

忠持己恕及物终身可行。

（山西灵石司马院对联）

7. 处世和而厚
生平直且勤

此联选自苏州拙政园绣绮亭西柱的行书对联，这是一副修身养性、为人处世的格言联。

上联说为人处世要温和厚道。"处世"，指生活在人世间。清代李渔《闲情偶寄·种植·木本》："吾于老农老圃之事，而得养生处世之方焉。"处和、处顺也是立身处世的重要方面。汉·焦赣《易林·颐之蒙》："秋南春北，随时休息，处和履中，安无忧凶。"南朝时期宋国谢灵运《游山》诗："摄生贵处顺，将为智者说。""和"有温和、谦和、从容不迫之意。清代沈复《浮生六记·闺房记乐》："事上以敬，处下以和。""厚"，指厚道、宽厚，为人善良宽容，不刻薄。明《钱公良测语·鉴远》："厚福者必宽厚，宽厚则福亦厚；薄福者必刻薄，刻薄则福亦薄。"上联是说，为人处世，性情要温和、宽厚，做和厚之人。和与厚乃是向善的通道，也是致寿的福门。

下联讲人一生要正直勤勉。"生平"，指人的一生。唐代陈子昂《题居延古城赠乔十二知之》诗："无为空自老，含叹负生平。""直"，即公正、正直、正派，心无私曲。相传皋陶曾提出"直而温"（《尚书·皋陶谟》）为"九德"之一。所谓"直而温"即正直诚实而又态度温和，孔子则把"直"视作内心所具有的道德意识，指出："人之生也直，罔之生也幸而免。"（《论语·雍也》）"所谓直者，义必公正，心不偏党也。"（《韩非子·解老》）"是以君子直言直行。"（《大戴礼记·曾子制言中》）"勤"，指勤劳、勤恳，做事努力认真。唐代韩愈《进学解》："业精于勤荒于嬉，行成于思毁于随。""凡事勤则成，懒则败。"（清·钱泳《履园丛话·考索·动》）下联是说，人的一生，应做一个正直无私而又勤恳努力的人。清末重臣曾国藩曾言："身勤则

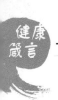

强，逸则病。家勤则兴，懒则衰。国勤则治，怠则乱。军勤则胜，惰则败。"（蔡锷编《曾胡治兵语录·第九章·勤劳》）

明代思想家吕坤亦有一则立身处世的联语，可一并品读：

处世莫惊毁誉，只我是，无我非，任人短长；

立身休问吉凶，但为善，不为恶，凭天祸福。

（《吕坤全集·呻吟语·内篇·存心》第629页）

8. 求其真善美
养我精气神

这是中国楹联界泰斗马萧萧（1921—2009）为《北方旅游文化》的题联。

求真、求善、求美是人生独特的审美活动和理想人格的追求。所谓真，即真实、真诚，做真诚可靠和品行端正的人。"真在内者，神动于外；是所以贵真也。"（《庄子·渔夫》）善，即善良、美好，善行、善事、善人。为人"敦善行而不怠，谓之君子"（《礼记·曲礼上》）。美，即美丽、美观、美好，善事好事均为美。美能启真，美能储善。"美具有引人向善的作用和力量。"（柏拉图）

与假恶丑对立的真善美，是文明社会的必然要求，它包含知识价值、道德价值与审美价值的广泛内容，真善美是一切人类活动的终极指向，是人类特有的审美实践活动的最高尺度，也是人们对理想人格的追求。从修身养性的角度言，真善美虽然同为道德的主题，但核心是"善"。"最高的善同时就是最高的真和美。"（俄·别林斯基《道德哲学体系试论》）那么什么是"善"呢？"善的定义就是有利于人类。""善，这是人类的一切精神和道德品格中最伟大的一种。"（英·弗兰西斯·培根《论善》）因此，我们在追求真善美的实践中，应注重以"善"为特征的道德修养，养成善德，修炼善行，具备善心。旅游也是一项综合性的审美活动，上联切《北方旅游文化》，旅游也应体现求真、求善、求美的方向。

下联切高龄联作者涵养精气神的养生实践。我国传统医学认为，精气神是人身三宝，是构成人体和维持人体生命活动的物质基础，也是健康长寿的物质基础。"精者，身之本也。"（《黄帝内经·素问·金匮真言论》）精有先天、后天之分。"先天之精，受之生初，后天之精，生于谷气，故'精'字从'米'从'青'。"（清·石寿棠《医原·女科论》）先天之精为生殖之精（肾精），后天之精为脏腑之精。人摄入饮食，通过脾胃的运化及脏腑的作用，化为精微，并转输到五脏六腑，故称脏腑之精。后天之精是构成人体和维持生命活动的本源物质。故"善养生者，必宝其精。精盈则气盛，气盛则神全，神全则身健，身健则病少。神气坚强，老而益壮，皆本乎精也"（明·张介宾《类经·摄生类一》）。

人体之气是人体内活力很强、运行不息的极精微物质，它流行于全身，"如水之流，如日月之行不休……其流溢之气，内溉脏腑，外濡腠理。"（《灵枢·脉度》）故"养身者以练气为宝，安国者以积贤为道"（南朝·宋·范晔《后汉书·李固杜乔列传》）。如何练气、行气呢？南朝齐梁时期的陶弘景说："凡行气，以鼻纳气，以口吐气，微而行之，名曰长息。纳气有一，吐气有六。纳气一者，谓吸也；吐气六者，谓吹、呼、唏、呵、嘘、呬，皆出气也。"（《养性延命录·服气疗病篇》）

神为一身之主（《东医宝鉴》）。神是在生命活动的基础上产生的更为高级的功能活动，它包括人的感觉、思维、精神意识和情志活动以及脏腑、经络、气血、营卫、津液等全部肌体的运动功能及其外在征象。神由心主宰，故心神烦躁不安，会耗神伤精，影响健康。经曰："得神者昌，失神者亡。"（《素问·移精变气论》）如何养神安神呢？

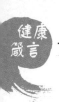

南宋诗人陆游曾言："上药养神非近效，善言铭座要躬行。"（《自诒》）因此养神安神要以修德为首务，修德则以修心为中心。"立心长厚仁慈"（《传家宝》卷二六），才是根本。

总之，人的寿夭，全系精气神之盈亏。善养生者，应把保养精气神作为"长生之要方"。至于保养之法，清人石成金在《传家宝》中提供了八句箴言，可资借鉴：

> 保养三般精气神，少言少欲少劳心。
>
> 食惟半饱宜清淡，酒止三分莫过醺。
>
> 常把戏言来取笑，每怀乐意莫生嗔。
>
> 炎凉变诈都休问，让我逍遥过百春。

（《传家宝》卷二十六）

9. 修德用十分功自然神安梦妥
做事退一步想无不心平气和

选自清代朱应镐《楹联新话·卷一·格言》。

实践证明，人的精神状态与人的品行是密切相连的。修德为什么能够养生、长寿呢？一是修德能够克服、消除许多不良的欲求、心态、习性，如东晋道教理论家、医学家葛洪所言："善养生者，先除六害，然后可以延驻于百年。何者是邪？一曰薄名利，二曰禁声色，三曰廉货财，四曰省滋味，五曰除佞妄，六曰去沮嫉。六者不除，修养之道徒设尔。"（《抱朴子·养生》）可见，消除这些不良的欲求、心态、习性本身，有利于养生长寿。二是道德价值的实现、道德行为的完成，能提升人的精神境界和改善人的心理状态，这些都有益于身心健康。如唐代医学家孙思邈所言："道德日全，不祈善而有福，不求寿而自延。此养生之大旨也。"（《备急千金要方·卷第二十七·养性》）所以上联说修德要用十分功，心神就自然会安宁，睡梦也会安稳恬适。

下联讲做事想问题，要"退一步想"，同自己境遇差的比，这样才会心满意足，知足常乐，心里才平和不躁。所以，为人处事应"律身惟廉为宜；处事以退为尚"（清·蒲松龄《省身语录》）。

清代石成金编撰的《传家宝·联瑾》中有一副联语正是对"退一步想"的诠释：

> 事稍拂逆，便思不如我的人，则怨尤自消；
>
> 心若怠荒，即想胜似我的人，则精神自奋。

10. 俯仰不愧天地
褒贬自有春秋

这副对联告诉人们：立身处世要磊落光明，不可俯仰随俗。上联出自《孟子·尽心上》："仰不愧于天，俯不怍于人。"意思是为人正直坦荡，抬头无愧于天，低头无愧于人，不做任何有愧于心的事。北宋哲学家程氏兄弟解释说："人能克己，则仰不愧，俯不怍，心广体胖，其乐可知。"（《孟子集注·尽心章句上》）宋代另一位哲学家陆象山亦言："仰无所愧，俯无所怍，虽在贫贱患难中，心自亨通。正人观之，即是福德。"（明·李诩《戒庵老人漫笔》卷五）告诫人们做俯仰不愧天地的好人。具有"俯仰不愧天地"的坦荡正直的人格，也是养生之道的应有之义。清末名臣曾国藩曾说："人无一内愧之事，则天君泰然，此心常快足宽平。是人生第一自强之道，第一寻乐之方，守身之先务也。"（梁启超《曾国藩嘉言钞·日课四条》）

下联源自东晋经学家范宁《春秋谷梁传序》称誉《春秋》语："一字之褒，宠逾华衮之赠；片言之贬，辱过市朝之挞。"意思是说，一个字的褒扬，超过君王赠赐一件礼服；只言片语的贬低、批评，其受辱的程度比当众鞭挞还要厉害。春秋，这里指春秋时代鲁国的一部编年史，相传为孔子所著。《春秋》文字简短，常常寓褒贬善恶于一字

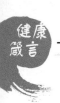

一语之中，后因称文笔隐晦曲折而意含褒贬的文字为春秋笔法。北宋政治家、文学家范仲淹也说："孔子作《春秋》，即名教之书也。善者褒之，不善者贬之，使后世君臣，爱令名而劝，畏恶名而慎矣。"（《近名论》）下联进一步强调了一个人只要注意修身养性，行为端正，品德高洁，心地善良，则是褒是贬，历史自有公论。这种坦荡胸怀，有利于身心健康。享寿107岁的现代著名书法家孙墨佛说："长寿秘诀，首先是要做个好人，事事无愧于心，方能心平气和。"

清代文学家、养生家石成金在他辑的《联瑾》中也有内容类似的三副对联：

> 处世无奇，但存心不愧天地；
>
> 居家有道，惟忠厚以遗子孙。

> 奉公守法，虽然清淡，却昼夜常安；
>
> 越理亏心，即致富贵，但神魂不乐。

> 仰不愧，俯不怍，戒慎恐惧，乃君子持身之本；
>
> 上不欺，下不扰，正大光明，是丈夫立世之方。

民国时期胡瑞芝的《养正录》也有一联：

> 为人宜春风和气；
>
> 处世当白日青天。

1932年，身陷囹圄的中国共产党主要创建者和原领导人陈独秀，对前去探视的挚友、刚从海外归国的著名画家刘海粟也题写了内容相近的对联：

> 行无愧怍心常坦；
>
> 身处艰危气若虹。

反映了陈独秀的坦荡胸怀和无畏精神。

现代著名音乐家冼星海也自题有类似的待人处事联：

岂能尽如人意；

但求无愧我心。

今人陈明柏也有一联与此联内容相近，很有见地：

人无媚骨当称健；

室有藏书不算贫。

11. 择友须求三益
克己宜守四箴

佚名。此联讲的是交友之本、修身之道。

"三益"语本《论语·季氏》："益者三友……友直、友谅、友多闻……"即同正直的人、信实的人、见闻广博的人交友。此后的各代，都以此为交友之道。朋友是宝贵的财富，但如交友不慎，良莠不辨，深浅无度，不仅浪费时间、精力，往往还会后患无穷，反受其累。明人苏浚在《鸡鸣偶记》中曾把朋友分为畏友、密友、昵友、贼友四类："道义相砥，过失相规，畏友也；缓急可供，死生可托，密友也；甘言如饴，游戏征逐，昵友也；利则相攘，患则相倾，贼友也。"因此，交友要慎重选择，不能良莠不分。"与邪佞之人相交，似入墨池，身上必染污迹。与端方之人相交，如临雅境，心地必受熏陶。"如何择友交友呢？明人方孝孺有言："损友敬而远，益友宜相亲。所交在贤德，岂论富与贫。君子淡如水，岁久情愈真。小人口如蜜，转眼如仇人。"（清·褚人获《坚瓠戊集卷之一·谕俗箴》）故清人张潮说："有多闻直谅之友，谓之福。"（《幽梦影》）人是社会的人，一个人在一生中，总会有或多或少的朋友，但在择友、交友的过程中，一定要选择于己"三益"的畏友、密友，远离损友、贼友。

"四箴"，顾名思义，为四句箴言。宋代文学家、大臣张方平以《礼记·曲礼上》中的四句话作为立身处世的"四箴"："傲不可长，欲不可纵，志不可满，乐不可极。"傲长则看不到自己的不足，欲纵则沉溺于酒色，志满则不思进取，乐极则生出悲哀。这四句箴言不仅是立身处世的箴言，也是修身养性的箴言。古人云："恭俭福之舆，傲侈祸之机。"（《北史·崔冏传》）养生也要注意谦恭谨慎，不能傲慢不逊，写过《养生论》的嵇康因"傲物受刑"，就是千古教训。谚语云：适度是健康之母。无论是物欲还是情欲，都不可放纵。"欲利之心不除，其身之忧也。"（《韩非子·解老》）夫妻间的性欲也应乐而有节。"壮而生色有节者，强而寿。"（南朝·齐梁·陶弘景《养性延命录·教诫篇》）而"施泄多，则伤精"（《养生四要·寡欲》）。同样，人固然要有宏伟志向，但切不可志满气骄，对于享乐、欢乐亦不可过分。"物盛而衰，乐极则悲"（《淮南子·道应训》）。欢乐到了极点，将转而发生悲伤的事。所以明代医家万全强调："欲不可纵，纵欲成灾；乐不可极，乐极生哀，可谓知养生矣。"（《养生四要·寡欲》）。

此联所述虽然是旧时择友、修身的标准，但对于今天人们择友、修身养性仍有借鉴意义。

> 与有肝胆人共事，立身立业；
>
> 从无字句处读书，明理明心。

> （山西灵石隐翠园联）

> 立德立功居之以敬；
>
> 友直友谅尊其所闻。

> （清·梁章钜《楹联丛话》卷十一）

12. 静坐常思己过
闲谈莫论人非

选自清代金缨《格言联璧》。

上联讲严于律己，意思是沉静下来要经常自省自己的过失，进而以是克非、为善去恶。上联语本《论语·卫灵公》："躬自厚而薄责于人，则远怨矣。"即是说多反省自己而少责备别人，怨恨就不会来了。韩愈则进一步阐释："古之君子，其责己也重以周（严格而全面），其待人也轻以约（宽大而简略）。重以周故不怠；轻以约故人乐为善。"（《原毁》）

下联讲宽厚待人。下联源出《文子·上义》："自古及今，未有能全其行者也，故君子不责备于人。"即是说人无完人，故有德行的人不责备于人。闲谈的时候莫议论别人的是非得失，这是儒家倡导的道德修养的重要方法。如何宽厚待人、不论人非呢？明人洪应明说得好："不责人小过，不发人阴私，不念旧恶。三者可以养德，亦可以远害。"（《菜根谭》）

在江西婺源流坑村有南宋状元董得元为休荣亭题写的对联，与此联内容近似：

闲谈休论荣枯；

静坐常思得失。

13. 慎言语节饮食
蓄道德能文章

这是清咸丰时期状元章鋆（1820—1875）自题"双桥草堂"书斋联。

上联是集句，出自《易·颐》："君子以慎言语，节饮食。"说话谨慎，食饮有节，这是养德养生的两条重要原则。明代高濂《遵生八笺·清修妙论笺》云："慎言语，养德之大；节饮食，养生之大。"明代王文禄在《医先》中着重从养生角度对《易·颐》的这句话做了阐释，指出："慎言语则中气不散而上越，节饮食则中气不滞而下泄……颐者，养也。养生养德，其可舍诸？"为什么"慎言语"成为养德的重要内容？《易经·系辞上》云："乱之所生也，则言语以为

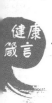

阶。"妄言则乱""轻言招尤""轻言纳侮""人生丧家亡身,言语占了八分。"(明·吕得胜《小儿语·杂言》)故"吉人之辞寡,躁人之辞多"(《易经·系辞下》)、"言以简为贵"、"德进则言自简"(程颢语)。而节饮食的关键在控制食欲,清人金缨则用联语对此做了艺术概括:

> 人知言语足以彰吾德,而不知慎言语乃所以养吾德;
>
> 人知饮食足以益吾身,而不知节饮食乃所以养吾身。

(《格言联璧·摄生》)

上联意思是说,慎言语不仅养德养气,而且减少过失,而节饮食则有益于健康。

下联的"蓄道德",即积蓄培养道德。《管子·戒》:"道德当身,故不以物惑。""德积者昌,殃积者亡。"(《十大经·雌雄节》)"德行宽裕,守之以恭者,荣。"(汉·韩婴《韩诗外传》卷三)说明积蓄培养道德的重要作用。"文章,经国之大业,不朽之盛事。"(三国·魏·曹丕《典论·论文》)因此,"能文章"就成为读书人的一种追求和职责。"文者,言乎志者也。"(宋·王安石《上人书》)"文人之笔,劝善惩恶也。"(汉·王充《论衡·佚文篇》)文以载道,道因文传,道德与文章,有着内在的统一性。第一,文章源于道德,文章传承道德。第二,道德为文章之骨,文章凭道德而立。言为心声,文以言志,而要能文从字顺,写出以文载道的道德文章,可非易事。

此联从言语、饮食、道德、文章四个方面告诫自己,"慎"之、"节"之、"蓄"之、"能"之,实为励己之座右铭。典雅工稳,发人深省。

14. 公生明偏生暗

智乐水仁乐山

这是中国作家、诗人、历史学家、古文字学家和社会活动家郭沫若（1892—1978）1948 年赠中国历史学家、思想家、教育家侯外庐（1903—1987）的联语。

上联出自《荀子·不苟》："公生明，偏生暗，端悫生通，诈伪生塞，诚信生神，夸诞生惑；此六生者，君子慎之，而禹、桀所以分也。"意思是说，公产生正直明察，偏产生暗昧自私，诚实忠厚产生通达，欺诈虚伪产生障碍，真诚可信产生神明，虚夸妄诞产生惑乱。这六种产生的结果，君子必须谨慎地对待。这是士君子行为的首要准则，也是人们区分圣王和暴君的标准。

下联语出《论语·雍也》："子曰'知者乐水，仁者乐山。知者动，仁者静'。"朱熹集注："乐，喜好也。知者达于事理而周流无滞，有似于水，故乐水；仁者安于义理而厚重不迁，有似于山，故乐山。动、静以体言，乐、寿以效言也。动而不括（括：滞也，结碍也）故乐，静而有常故寿。程子曰：'非体仁、知之深者，不能如此形容之。'"后以成语"乐山乐水"，比喻各人的爱好不同或对问题的看法不同。联语亦喻二人彼此在学术上各有专攻与成就。

此联集自古语，颇富哲理，无论对从政、治学、修养身心和待人接物，都可从中得到有益启示。

15. 德取延和谦则吉
功资养性寿而安

选自清代梁章钜《楹联丛话》卷十一，这是一副劝人修德养性的对联。

上联的"和"乃中和也。中和是儒家中庸之道的主要内涵，《礼记·中庸》云："喜怒哀乐之未发，谓之中；发而皆中节，谓之和。中也者，天下之大本也；和也者，天下之达道也。致中和，天地位焉，万物育焉。"意思是说，喜怒哀乐未发之时，淡然虚静，心无所虑，情感、意念无所偏倚，故谓之中；而情感、意念的表达则有分寸，不乖戾，能适可而止，故谓之和。情感未发是人性初本，故曰天下之大本也；情感虽发而能适度、有节限，可通达流行，故曰天下之大道也。努力达到中和，天地万物能各得其所，达于和谐境界，万物就发育生长了。上联是说，人的道德气度要达于中和且保持谦虚态度，为人处事才会吉利顺遂。进德修业要达于中和，同样，养寿也要守中致和。宋代陆游诗云："秦不及期周过历，始知养寿在中和。"（《夏日》之四）意思是说，秦始皇希冀传"二世三世至于万世"，结果秦不及期，"秦凡四王二帝，合四十九年"而亡（《太平御览卷八六》）。而"周初卜世三十，卜年七百，以五序得其道，故王至三十七，岁至八百六十七"（《史记·秦始皇本纪正义》），远远超过预卜历数。同样，人们养寿也不能刻意追求什么寿限，而应顺其自然，以中和为度。南朝齐梁时期的陶弘景《养性延年录·教诫篇》云："养性之道，莫久行久坐久卧久视久听，莫强食饮，莫大沉醉，莫大愁忧，莫大哀思，此所谓能中和。"能中和者，必久寿也。康有为也说："能以中和养其身者，其寿极命。"（《春秋董氏学·春秋微言大义·中和》）

下联的"资"，是凭借、依靠的意思。《淮南子·主术训》："夫七尺之桡而制船之左右者，以水为资。""养性"，指精神、情性的调摄、修养。《淮南子·俶真训》："静寞恬淡，所以养性。"即寂静冷漠，心怀恬淡，不追求名利，这是养性的重要方面。"寿而安"，是说长寿而安泰。《韩非子·安危》："忍痛，故扁鹊尽巧；拂耳，则子胥不失；寿安之术也。"下联是说，凭借养性的功夫，就会达到长寿安泰的效果。

16. 山静日长仁者寿

荷香风善圣之清

选自清代梁章钜《楹联丛话·卷十一·集字》和张伯驹《素月楼联语·集句》。

上联集宋人唐庚《醉眠》中"山静似太古，日长如小年"和《论语·雍也》："仁者寿。"静静的高山在人们心目中的形象，汉代韩婴《韩诗外传》卷三有一段精彩的描述："夫山者，万民之所瞻仰也。草木生焉，万物植焉，飞鸟集焉，走兽休焉，四方益取与焉。出云道风，嵸乎天地之间，天地以成，国家以宁，此仁者所以乐于山也。"对于何谓"仁者寿"，东汉哲学家、史学家荀悦也做过简明的阐释："或问：'仁者寿，何谓也？'曰：'仁者内不伤性，外不伤物，上不违天，下不违人，处正居中，形神以和，故咎征不至，而休嘉集之，寿之术也。'"上联是说，有仁爱之心的人，善于中和养性，像山一样平静稳定，能心静而和；又像山一样宽容仁厚，不役于物，不伤于性。顺应自然，长存永恒，故曰仁者寿。

下联集唐人孟浩然《夏日南亭怀辛大》："荷风送香气，竹露滴清响。"五代时期前蜀杜光庭又有"圣人清廉以澡身，人自廉洁以顺教"（《道德真经广圣义》卷四十）。荷花向有"出淤泥而不染，濯清涟而不妖"（宋·周敦颐《爱莲说》）的品格，夏日，善解人意的荷风送香，令人凉爽，沁人心脾，净化灵魂，真有圣洁之感。

17. 为人不外修齐事

所乐自在山水间

清代郑云麓（开禧）集《禊序》（《兰亭集序》别称）联，选自清代梁章钜《楹联丛话》卷十一。

上联语本《礼记·大学》："古之欲明明德于天下者，先治其国。

欲治其国者，先齐其家。欲齐其家者，先修其身。欲修其身者，先正其心。……心正而后身修，身修而后家齐，家齐而后国治，国治而后天下平。"后把这四者省称为"修齐治平"。这里的关键是修身，即修养身心，以提高自己的品德。人，是家的主体，故修身是齐家的根本。"身不修不可以齐其家"（《礼记·大学》）。家，是社会的细胞，是一国的根本，"若要使一国的人，无一个不明其明德，必先齐那一家的人，使他都明了明德。所以，'欲治其国者，先齐其家。'"（《许衡集·大学直解》）"一家仁，一国兴仁；一家让，一国兴让。""故治国在齐其家。"（《礼记·大学》）历代重要的思想家、教育家尤其是儒家，认为"国之本在家，家之本在身"（《孟子·离娄上》）。自身的道德修养（"修身"），乃是齐家、治国、平天下的根本，一切皆要从"修身"做起，为此提出了"自天子以至于庶人，壹是皆以修身为本"（《礼记·大学》）的重要思想。尤其是管理国家的官吏更要端正自己的思想和行为，"正人必先正己"。我国古代德教为先、修身为本的优良传统，在当下仍有它积极的借鉴意义，修齐治平仍然是我们今天为人立身行己的大事。

下联语本《论语·雍也》："子曰：知者乐水，仁者乐山。"明清之际的学者孙其逢曾解读说："山水无情之物也，而仁知登临则欣然向之。盖活泼宁谧之体，触目会心，故其受享无穷，此深造自得之学。"（《四书近旨》）其实，山水人人都爱，这是人的自然天性。人们为什么喜爱山水呢？是因为登山临水会让人拥有开阔的视野、长远的眼光和广博的胸怀，展示出一种指点江山、气吞山河的宏大气魄，正是："人品若山极崇峻，情怀与水同清幽。"（《楹联丛话》卷十一）大自然佳山胜水的旖旎风光，也给人以美的享受。在今天，人们更把热爱山水、想向山水、走向山水，视为一种生命意识的复归。晋宋之际的山水诗人谢灵运《石壁精舍还湖中作》诗云：

　　　　昏旦变气候，山水含清晖。

　　　　清晖能娱人，游子澹忘归……

　　　　虑澹物自轻，意惬理无违。

　　　　寄言摄生客，试用此道推。

　　对赋闲在家的人们，登山临水、观察山姿水态、享受山水之乐，也成为养生健身的重要方式。

18. 俭勤自是持家本
和顺端为受福基

　　这是清康熙年间文化殿大学士兼礼部尚书张英的双溪草堂联，联语概括了持家和致福的基本经验。

　　上联说，节约而勤劳自然是持家的根本。勤俭是中华民族的传统美德。勤是指人们对待劳动的态度，它要求人们勤奋努力，不怕苦累；俭，是指人们对待个人生活欲望的态度，要求人们节制自己的生活欲望。俭者节欲，节欲者安。早在战国时期韩非就说："侈而惰者贫，而力而俭者富。"（《韩非子·显学》）唐代诗人李商隐则咏道："历览前贤国与家，成由勤俭破由奢。"（《咏史》）古往今来，"开国起家，莫不由于祖父之勤俭；败国亡家，莫不由于子孙之奢惰。"（明·钱琦《钱公良测语·鉴远》）清代学者纪昀也说："如多财之家，勤俭则常富，不勤不俭则渐贫；再加以奢荡，则贫立至。"［《阅微草堂笔记，如是我闻（二）》］所以古人总结："和睦勤俭者家必隆，乖戾骄奢者家必败。"（清·涵光《荆园小语》）古今皆然。

　　俭与勤不仅是持家之本，也是人们长生之宝。老子曾言："治人事天，莫若啬。"（《老子·五十九章》）《老子·六十七章》又把"俭"作为人生三宝之一。老子的所谓俭啬，就是爱其精神，珍惜生命，无使多费和过劳，以为长生久视之道。正如苏联医学科学院院士费·乌

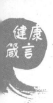

格洛夫所言："在科学著作中，还从未发现描写懒汉长寿的材料。恰恰相反，所有的长寿者毫无例外地都是辛勤的劳动者……人的劳动乃是人的自然状态和生命存在的必要条件。""不从事体力劳动和脑力劳动乃是造成短命的最主要因素。"（《延年益寿荟萃——生命自我管理学》第四章）正是：俭朴勤劳能益寿，清心寡欲可延年。

下联是说，和睦顺应于德乃是福祉的基础。这里的"和顺"，语本《易·说卦》："和顺于道德而理于义。"孔颖达疏："上以和协顺成圣人之道德，下以治理断人伦之正义。""端"，在这里是"准定""应当"的意思。"福基"，指道德善行。《国语·晋语六》："夫德，福之基也，无德而福隆，犹无基而厚墉也，其坏无日矣。"家庭的福祉离不开道德基础上的和顺，人的长生同样离不开道德基础上的和顺。东晋道教理论家、医药学家葛洪曾指出："欲求仙者，要当以忠孝和顺仁信为本。若德不修，而但务方术，皆不得长生也。"（《抱朴子·内篇·对俗》）从治家和养生角度言：和与顺都缺一不可。宋人倪思说："君子治心欲和，治身欲和，治家欲和，治天下欲和。"（《经锄堂杂志·卷三》）其中关键是要"善和其心。心和则百体皆和"（《李渔随笔全集》第288页）。而顺应自然，则是中医养生的一大特点。《黄帝内经·灵枢·本神》指出："智者之养生也，必顺四时而适寒暑，和喜怒而安居处，节阴阳而调刚柔，如是则僻邪不至，长生久视。"《黄帝内经·素问·上古天真论》和《四气调神大论》则进一步提出了顺应自然的基本养生方法：即"法于阴阳，和于术数，食饮有节，起居有常，不妄作劳"和根据四时生长收藏的自然特点而提出的顺应四时的养生方法。在家庭生活中，子女则要尽心奉养父母，讲究"顺孝"（《礼记·祭统》）。如此，和顺才真正成为受享福祉的基础。有道是：和顺一门生百福，平安二字值千金。

南朝时期梁国萧绎《金楼子·立言》也有一副联语与此联相近，值得记取：

居家之方，唯俭与约；

立身之道，唯谦与学。

19. 人能克己身无患
事不欺心睡自安

选自元代马致远《岳阳楼》（载《元曲选》）。

上联是说，人能克制自己的私欲，严于律己，身心就无忧无患。人的生命是神与形的统一，古人云："以神为主者，形从而利；以形为制者，神从而害。"（《淮南子·原道训》）这里的"形"指人的躯体；"神"即精神，指人的内心世界，包括思维意志、情感等；所谓"克己"，就是要用理智（精神）去克制自己的嗜欲和贪欲。一个人如果奔竞浮躁，汲汲名利，在心灵上就不可能澄澈清静，在生理上就可能出现忧患病灾；反之，如《黄帝内经》所言："志闲而少欲，心安而不惧，形劳而不倦。"（《素问·上古天真论》）就可收形神兼养、长生久视之效。

俗谚说：有容德乃大，无欺心自安。又云：养性须修善，欺心枉吃斋。下联是说，做事不昧良心，不自欺欺人，心胸豁达坦荡，睡觉也会安稳。

如何律己处世呢？清人张潮《幽梦影》中的清言很有启示：律己宜带秋气，处世宜带春气。汉代董仲舒的《春秋繁露》早对秋气、春气有说明："秋气严""春气爱"。即律己要严，处世宜宽，出以爱心。这样人际关系才会和谐融洽。

清代乾隆朝进士唐仲冕为家居"果克堂"的题联，对于如何克己修身也写得很独到：

克己最严，须从难处去克；

为善必果，勿以小而不为。

（清·梁章钜《楹联续话》卷二）

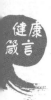
20. 严正当师包孝肃
忧乐应学范希文

清代孙葆田撰。孙葆田，山东容城人。清同治十一年（1872）进士，任职刑部，后以母丧回籍守孝。光绪十一年（1885）由宿松知县调任合肥县令，这里正是北宋名臣包拯的故乡。包拯，字希仁，号孝肃，天圣进士，官至龙图阁直学士，枢密副使。为官刚正，执法严峻。为封建时代清官的典型，民众誉为包青天，著作有《包孝肃奏议》。上联表示，做官要师法包孝肃，严正清明。

下联中的范希文，即北宋政治家、文学家范仲淹。1046 年 9 月 15 日，范仲淹在被外放至邓州、身体也很不好的情况下，应朋友滕子京的请求，在邓州花洲书院春风堂挥毫撰写了著名的《岳阳楼记》。他以洗练优美的文字描述了洞庭湖波澜壮阔的景色，并借景抒情，劝勉失意志士不要因自己的不幸遭遇而忧伤，"不以物喜，不以己悲"，摆脱个人得失，以国家前途和人民利益为本。那么一个人究竟什么时候应该忧，什么时候可以乐呢？范仲淹豪迈地提出了"先天下之忧而忧，后天下之乐而乐"（即在天下人未忧之前先忧，在天下人快乐之后才乐）的不朽名言，概括了他一生追求的为人准则，表达了他那广阔的胸怀和忧国忧民的强烈责任感。这种以天下人的忧和乐为重而把个人得失放在次要地位的忧乐观，成为历代仁人志士用以自励的精神力量。下联是说在修身养性方面要学习范希文的思想和品格，要胸怀豁达，置个人得失于度外，树立以天下人的忧乐为重的忧乐观。正如岳阳楼联所云：

四面湖山归眼底；

万家忧乐到心头。

（清·梁章钜《楹联丛话》卷六）

21. 始知行义修仁者
便是延年益寿人

选自宋代邵雍《言行吟》（《全宋诗》第7册，第4590页）。

养身须修德，这是古代养生家的经验，故诗人在《言行吟》中开宗明义，强调"言不失仁，行不失义"。那么，何谓"仁"，何谓"义"呢？仁，是古代儒家含义极广的道德范畴。《礼记·中庸》："仁者人也，亲亲为大。"即人与人相互亲爱。孔子言"仁"，以"爱人"为核心，包括恭、宽、信、敏、惠、智、勇、忠、恕、孝、悌等内容，而以"己所不欲，勿施于人"（《论语·颜渊》）和"己欲立而立人，己欲达而达人"（《论语·雍也》）为行为准则。"修仁者"就是实行仁德的人。所谓义，"义者，宜也"（《礼记·中庸》）。唐代韩愈《原道》："行而宜之之谓义。"指思想行为符合正义或道德规范的要求，是仁心外化为语言、行为的具体体现，亦指善良的行为。西汉董仲舒在《春秋繁露·身之养重于义》中早就说明了"行义"对养生的重要性："天之生人也，使人生义与利。利以养其体，义以养其心，心不得义不能乐，体不得利不能安。义者心之养也，利者体之养也，体莫贵于心，故养莫重于义。……夫人有义者，虽贫能自乐也；而大无义者，虽富莫能自存，吾以此实义之养生人大于利而厚于财也。民不能知而常反之，皆忘义而殉利，去理而走邪，以贼其身而祸其家。"

下句的延年益寿，指延长寿命，增加岁数，多用作颂词。宋代张君房编《云笈七籤》卷一一六："举世之人，皆愿长生不死，延年益寿。"

上下诗句是说，按照正义或道德规范的要求做事为人的人，必然是延年益寿的人。宋人倪思说得好："寿而无德无识，非寿也。……孰为寿？有德有识则寿。"（《经鉏堂杂志》卷四）享寿110岁的书法家苏局仙在他97岁时曾言："人谁不喜寿？然寿之云，非专在年岁。若有人年过百龄，没而无闻焉，则不如四十五十之有事功也。"这就是说，缺德无义之人，即使多活一些时日也不叫寿，而且由于其无德无识，也不可能长寿。实事上一些有悖于社会道德准则的人，其胡作非为必然导致紧张、恐惧、内疚等种种心态，惶惶不可终日。这种精神负担必然引起神经中枢、内分泌系统的功能失调，干扰其各种器官组织的正常生理代谢过程，削弱其免疫系统的防御能力，最终在恶劣心境的重压和各种心身疾病的折磨下，或早衰，或丧生，所以，黟县古联劝诫人们：

> 存忠孝心；
> 行仁义事。

22. 处世无奇惟忠惟恕
治家有道克勤克俭

这是一副谈论处世与治家的格言联。上联的"惟"，作副词，相当于"只有""只是"。上联是说，处世没有什么奇招，只有忠和恕而已。语本《论语·里仁》："夫子之道忠恕而已矣。"意思是说，孔子的学说，只是忠和恕罢了。忠，有忠诚、忠厚、忠实、忠心、忠贞等意，"忠为令德。"（《左传·成公十年》）恕，是以仁爱之心待人，以己之心度人之心；不计较别人的过错，对人宽容。"恕者，仁之本也。"（汉·王符《潜夫论·交际》）对于什么是忠和恕，孔子自己下过定义："己所不欲，勿施于人"为恕（《论语·卫灵公》）。"忠"则是"恕"更积极的一面，"己欲立而立人，己欲达而达人。"（《论语·雍也》）后来，朱熹对忠、恕的含义又做了简明的概括和阐释："尽己之心为忠，推己及人为恕。"（《四书集注·中庸》）"忠恕一以贯之：忠者天道，恕者人道；忠者无妄，恕者所以行乎忠也；忠者体，恕者用。"

（《四书集注·里仁》）上联道出了人们应"终身行之"的立身处世之法，惟忠惟恕。

下联则讲治家之道。"道者，事物当然之理。"（朱熹《四书集注·论语·里仁》）持家，管理家事有什么道理和方法可以遵循呢？最重要的是"克勤克俭"。克，能够。语本《书·大禹谟》："克勤于邦，克俭于家。"后用克勤克俭称既能勤劳又能节俭。勤与俭，不仅是治家兴家之道，也是强身健体之道。明代思想家吕坤指出："懒人易腐，勤者寡疾。"（《吕坤全集·四礼翼·女子礼》）清末名臣曾国藩曾强调："家勤则兴，人勤则健；能勤能俭，永不贫贱。"（《曾国藩嘉言钞·治家》）他说："勤则寿考，逸则夭亡，历历不爽。"（《曾国藩嘉言钞·治身》）"观于田夫农父终岁勤劳而少疾病，则知劳者所以养身也；观于舜、禹、周公终身忧劳而享寿考，则知劳者所以养心也。大抵勤则难朽，逸则易腐，凡物皆然。"（《曾国藩嘉言钞·治世》）同样，俭也是一宝。清初官至文化殿大学士兼礼部尚书的张英在《聪训斋语》中曾指出："老氏以俭为宝，不止财用当俭而已，一切事常思节啬之义，方有余地。俭于饮食，可以养脾胃；俭于嗜欲，可以聚精神；俭于言语，可以养气息非；俭于交游，可以择友寡过；俭于酬酢，可以养身息劳；俭于夜坐，可以安神舒体；俭于饮酒，可以清心养德；俭于思处，可以蠲烦去忧。"这些都对健康长寿有益。还有一副讲处世传家的对联：

传家有道惟忠厚；

处世无奇但率真。

两联都反映了中华民族的传统美德，道理朴实，含义深邃，值得我们时时记取。

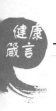

23. 敬能慑心勤无废事
恕以成德俭可助廉

这是清末政治家林则徐《赠松友二兄联》，选自《清十大名家对联集》。

上联的"敬"，有恭敬、敬畏、敬业、敬身之意。武王铭："火灭修容，戒慎必恭，恭则寿。"（《论语集释·雍也下》）《孔子家语·大婚》："敬也者，敬身为大。"宋元之际的学者许衡（1209—1281）在谈到敬身时写道："敬身之目，其则有四：心术、威仪、衣服、饮食。""分而言之，心术、威仪，修德之事也。衣服、饮食，克己之事也。统而言之，皆敬身之要也。"（《许衡集·小学大义》）接着他在《论明明德》中进一步指出："敬则身心收敛，气不粗暴，清者愈清，而浊者不得长，美者愈美，而恶者不得行……天下古今之善，皆从敬字上起，天下古今之恶，皆从不敬上生。"（《许衡集》卷三）明代学者吕坤在《明敬》一文中还指出："敬者，不苟之谓也。戒慎恐惧，心体不苟也。"可见，"敬之道大矣哉！"正因为敬是高尚道德的集中表现和摄生养性的基础，所以，清康熙帝在《庭训格言》中强调："君子修德之功，莫大于主敬。内主于敬，则非僻之心无自而动；外主于敬，则惰慢之气无自而生。"

"慑心"，"慑"通"摄"，指收敛、保养、摄养。"慑心"，即收敛心神。明《薛氏读书录》在谈到静以养心之法时说："思虑不可必得之事为妄念，思虑悖礼违义之事为邪念，遏绝此念，使念念皆出于仁义礼智，方为收敛此心。"（程树德《论语集释·雍也下》）清代纪昀《阅微草堂笔记·姑妄听之一》："从此慑心清静，犹不失作九十翁。"

上联第二句："勤无废事。"化用唐代李峤《授豆卢钦望秋官尚书制》语："立身必由清谨，处职无废于忠勤。"勤者，劳也。"尽心尽力，无所爱惜为勤。"（杜预注）"但知勤作福，衣食自然丰。"（唐·《王梵志诗补遗》·卷二）有敬业精神，执事勤勉，自然勤无废弛之事。

上联的核心是一个"敬"字，敬能收敛身心，敬能克己修德，敬能为善去恶，敬能持勤补拙，敬当然也能修养身性。如何持敬、居敬呢？吕坤说：要领在"存心"。"'存心有要乎？'曰：'主静。主静则心存，心存则不苟，此之谓居敬。'"（《吕坤全集·卷六·明敬》）

下联语本宋代《范纯仁家训》："惟俭可以助廉，惟恕可以成德。"汉代大儒董仲舒曾言："圣人之德，莫美于恕。"（《春秋繁露·俞序》）说明恕本身就是一种美德。宋人刘清之在《戒子通录》中也说："常以责人之心责己，恕己之心恕人，不患不到圣贤地位也。"清代名臣乌尔通阿亦云："居家宜俭，居官尤亦俭。……俭则安分，俭则洁己，俭则爱民，俭则惜福，故曰：俭，美德也，官箴也。"（《居官日省录·卷六·俭》）这说明，俭，不仅是私德，也是公德。"故欲为清白吏，必自节用始。"（清·汪祖辉《学治臆说·不节必贪》）有一副联语云：

<blockquote>
俭则约，约则百善俱兴；

侈则肆，肆则百恶俱纵。
</blockquote>

（《吕坤全集·呻吟语·存心》）

不仅俭约可以兴善养廉，而且"俭约不贪，则可以养福，亦可以致寿"（《庭训格言》）。

24. 静以修身俭以养性

入则笃行出则友贤

清代张仲甫集句联，选自清代梁章钜《楹联三话》卷下。

上联语出《南史·陆慧晓传》。此语虽然与诸葛亮《诫子书》"静以修身，俭以养德"有一字之异，但其思想内容则是一致的。意思是说，通过内心的宁静来加强自身修养，通过俭朴的生活来培养自己的精神情志。这里的"修身"就是使自己的思想、道德境界不断提高，追求自身完美。中国古代的先哲认为，优秀的道德品质并不是生来就有的，而是后天长期修养磨炼而成的。故儒家经典《大学》把修身看作齐家、治国、平天下的前提和基础，强调"自天子以至于庶人，壹是皆以修身为本"。战国时的荀子则写了《修身》篇，指出："扁善之度，以治气养生，则身后彭祖；以修身自强，则名配尧、禹。"北宋的文学家、史学家欧阳修也说："不修其身，虽君子而为小人；能修其身，虽小人而为君子。"（《答李翊第二书》）怎样修身？"欲修其身者，先正其心。"（《礼记·大学》）用欧阳修的话说："君子之修身也，内正其心，外正其容。"（《辨左氏》）其基本要求就是为善去恶，改过迁善。

所谓养性，是指精神、情性的调摄、修养。语出《淮南子·俶真训》："静漠恬淡，所以养性也。"就是要做到薄名利，远声色，廉货财，损滋味，除佞妄，去妒忌。"俭以养性"，就是用清心寡欲、勤俭朴素来培养自己的德行和性情。在唐代医药学家、养生家孙思邈（541—682）看来，养性就是以"善"为特征的道德修养，他说："夫养性者，欲所习以成性，性自为善。""性既自善，内外百病皆悉不生，祸乱灾害亦无由作，此养性之大经也。"（《千金要方·养性序》）

下联语出《孔子家语·困誓》："君子入则笃行，出则交贤，何谓无孝名乎？"《论语·子罕》亦有"出则事公卿，入则事父兄"。意思是入则（回家）忠实孝敬父母，出则（出外）交际贤德朋友。《孟子·梁惠王上》："壮者以暇日修其孝悌忠信，入以事其父兄，出以事其长上。"这是人们待人处世的重要原则。

古人云："观其交游，则其贤与不肖可察也。"（《管子·权修》）因此"出必友贤"。如何选择贤友呢？孔子早就明示："益者三友，损者三友。友直、友谅、友多闻，益矣。友便辟、友善柔、友便佞，损矣。"（《论语·季氏》）意思是说，有益的朋友有三种，有害的朋友也有三种。结交正直的、诚实守信的、见闻广博的朋友，才有益处。而同逢迎谄媚的、当面恭维背后毁谤的、惯于花言巧语的人交朋友是有害的。北宋哲学家邵雍亦指出："人非善不交，物非义不取，亲贤如就芝兰，避恶如畏蛇蝎。"（《邵雍家训》）所以，我们出外交友应交贤友、益友，远离损友、贼友。正如清代左宗棠题"甘肃布政使署"联所云：

> 慎交友，勤耕读；
>
> 笃根本，去浮华。

25. 作德日休为善最乐
　　 知足不辱能忍自安

选自清代窦镇《师竹庐联话·卷十一·格言》。

上联出自《尚书·周官》："作德心逸日休，作伪心劳日拙。"意思是修德行善不费心机，而名日美。作伪饰巧，费尽心机，而事越来越糟。"为善最乐"，事出南朝时期宋国范晔《后汉书·东平宪王苍传》："日者问东平王，处家何等最乐？王言为善最乐。"上联的意思是修德行善的人，气定神闲而一天比一天更喜悦快乐。"为善最乐"乐在何处？清人说得好："为善最乐，是不求人知；为恶最苦，是唯恐人知。"（申居郧《西岩赘语》）要修德为善，就必须从小事做起，从小善做起。"勿以恶小而为之，勿以善小而不为。"（《三国志·蜀书·先主传》）宋代王安石也曾指出："以小善为无益，以小恶为无伤，凡此皆非所以安身崇德也。"（《致一论》）

下联出自《老子·四十四章》："知足不辱，知止不殆，可以长久。"意思是知道满足不会遭到侮辱，知道休止，不会遇到危险，这样

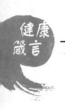

的人就可以长久了。能忍自安这是修身养性、和谐人际关系的重要方法。广为流传的《忍耐诗》云："忍则身无辱，耐则身无害，不忍或不耐，小事反成大。"这是很有道理的。

清文学家、养生家石成金撰《传家宝》中也有两副劝人修德行善、克己让人的对联：

> 修己、克己、安分守己，行几件天理事情，多福多寿；
> 忍人、让人、切莫害人，存一片公道心肠，种子种孙。

（《联瑾》）

> 做个好人，身润心安魂梦稳；
> 行些善事，天欢地喜鬼神钦。

（《快乐联瑾》）

26. 护体面不如重廉耻
求医药莫若养性情

这是一副修身养性的格言联。

上联讲修身。针对世俗的弊端，指出人们与其注意相貌或样子的好看，不如注重廉洁的操守和羞耻的感受，知羞识廉是为人的道德准则。所谓廉，就是不苟得，不妄取，不受不义之财。廉洁对于官吏个人来说，可以"保禄位""远耻辱""得上之知""得下之援"；对国家社会来说，则能促进道德风尚的净化淳朴和政治的清明。而廉的反面则是贪，即利用手中的权力谋取不义之财，索贿受贿。这些人也许能得逞一时，但最终得到的是耻辱和憎恨、惩罚和制裁，为人民所不耻。北宋文学家、史学家欧阳修曾在《廉耻说》中指出："廉耻，士君子之大节。罕能自守者，利欲胜之耳。"明清之际的思想家、学者顾炎武则进一步指出："廉耻，立人之大节。盖不廉则无所不取，无耻则无所不为。人而如此，则祸败乱亡，亦无所不至。"（《日知录·廉耻》）可见廉耻是人性的底线，是人生第一要事。重廉耻，则洁己励行，思学正人，所为皆光明正大。山西灵石顶甲花园有一联云：

> 廉耻自守则常足；
>
> 道德是乐乃无忧。

下联讲养性。针对不少人往往有病求医药，不注意病前自身情绪的调节，明确指出"求医药莫若养性情"。养性之道实质上就是提高自身修养，注意情绪调节，避免情志过激。如何"养性情"呢？春秋初期的政治家管仲提出了"平正"养性的原则，指出："凡人之生也，必以平正。所以失之，必以喜怒忧患。是故止怒莫若诗，去忧莫若乐，节乐莫若礼。"（《管子·内业》）南朝齐梁时期的道教思想家、医学家陶弘景则明确提出了"中和"养性的原则，指出："养性之道，莫强饮食，莫大沉醉，莫大愁忧，莫大哀思，此所谓能中和。能中和者，必久寿也。"唐代医学家孙思邈则从理论上进行了阐释，指出："善养性者，则治未病之病，是其义也。"并说："天有四时五行，以生长收藏，以寒暑燥湿风。人有五脏化为五气，以生喜怒悲忧恐。故喜怒伤气，寒暑伤形；暴怒伤阴，暴喜伤阳。故喜怒不节，寒暑失度，生乃不固。人能依时摄养，故得免其夭枉也。"（《备急千金要方·卷第二十七·养性》）这就是说，养性情不仅要重视病前预防，而且要注重情志养生，避免七情（喜、怒、忧、思、悲、恐、惊）所伤。大凡思虑伤心，忧郁伤肺，忿怒伤肝，饥饱伤脾，淫欲伤肾，此五脏之害，皆由心主。要知病赖药愈者甚难，唯要在于心药治之。清代文学家、养生家石成金则讲得更通俗："喜怒哀乐归于中和，贪嗔痴妄必须看破，更要时时宽心，知足随缘，诸事参透，不忧不怒，嘻嘻哈哈，欣笑自如，此调性情以卫生也。"他还提出："然治有病，不若治于无病；治身病，不若治心病；请他人医治，尤不若自己医治也。"（《传家宝·救命针》）这就是今人说的"最好的医生是自己"。

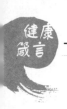

27. 寿本乎仁乐生于智
勤能补拙俭可养廉

选自安徽黄山市黟县西递村的敬爱堂、惇仁堂联。

上联是说长寿原本出于仁人，爱好欢乐多出于智者。上联语本《论语·雍也》："知者乐水，仁者乐山。知者动，仁者静。知者乐，仁者寿。"意思是说，聪明人乐于水，仁人乐于山。聪明人活动，仁人沉静。聪明人快乐，仁人长寿。为什么仁人长寿呢？西汉哲学家、经学大师董仲舒做了言简意明的回答："仁人之所以多寿者，外无贪而内清净，心平和而不失中正，取天地之美以养其身。"（《春秋繁露·循天之道》）在孔子看来，无论知（智）者、仁者，都是一种快乐优雅的人生境界。孔子云："知者不惑，仁者不忧。"（《论语·子罕》）仁者之所以快乐无忧，是因为仁者相信一个人只要以仁爱之心待人，别人也必将以仁爱之心待己。生活在这样一个充满仁爱氛围里的人，当然是快乐而且是长寿的。只有能分辨是非、具有仁爱之心的智者，内心才会充满欢乐，故乐生于智。

下联讲勤俭能补拙养廉的道理。"勤能补拙"，意谓勤奋不懈可以弥补天生的笨拙。语本宋代邵雍《弄笔吟》："人生所贵有精神，既有精神却不纯。弄假像真终是假，将勤补拙总输勤。"清代钱泳《履园丛话·考索·动》也指出："凡事勤则成，懒则败。"俭可养廉，语本唐代司空图《大尉琅琊公河中生祠碑》："均能劝勇，俭足养廉。"所谓廉就是不苟取、不贪财货，立身清白有节操，养廉就是培养并保持廉洁的美德，而要养廉则要"以俭素为美"。正如北宋史学家司马光所言："有德者皆由俭来也。夫俭则寡欲，君子寡欲，则不役于物，可以直道而行；小人寡欲，则能谨身节用，远罪丰家。故曰：'俭，德之共也。'侈则多欲，君子多欲则贪慕富贵，枉道速祸；小人多欲则多求妄用，败家丧身，是以居官必贿，居乡必盗。故曰：'侈，恶之大也。'"
（《训俭示康》）元人孔齐说得更直白一些："俭者，美德也。人能尚
俭，则于修德之事有所补。不暴殄天物，不重裘，不兼味，不妄毁伤，
不厚于自奉，皆修德之渐，为人所当谨。……人生好俭，则处乡里无
贪利之害，居官无贿赂之污，舍此，吾未见其能守也。"（《至正直记卷
二·美德尚俭》）这些都说明只有俭才能养廉，而且"俭约不贪，则可
延寿；奢侈过求，受尽则终"（明·龙遵叙《食色绅言》）。旬邑盐运
使庄园也有与下联内容相同的一联：

> 勤以补拙，俭以养廉，处身世须留心二字；
>
> 书能破愚，诗能益智，愿儿孙常砺身三余。

享年110岁的长寿书法家苏局仙（1882—1991）亦有内容相同的
一联：

> 勤能补拙学业进；
>
> 俭以养廉品德高。

（选自《苏局仙联语选》）

28. 甘守清贫力行克己
厌观流俗奋勉修身

此为《楹联丛话》的编者梁章钜的祖父梁天池的述志联，选自
《〈楹联续话〉卷之二·格言》。

"清贫"谓贫苦而有操守。《后汉书·刘陶传》："陶既清贫，而耻
以钱买职，称疾不听政。""克己"，语出《论语·颜渊》："克己复礼
为仁。"指克除自己的私心杂念，使行为和思想合乎礼的规范。上联警
策自己要努力克制私心，甘愿保持清贫，以俭为荣。古人云："清贫，
乃读书人顺境。节俭，即种田人丰年。"（清·王永彬《围炉夜话》）
即使在物质生活有很大提高的情况下，崇尚节俭、甘守清贫对于修德

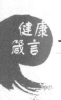

养生都是十分重要的。清代张英曾说："老氏以俭为宝，不止财用当俭而已，一切事常思节啬之义，方有余地。俭于饮食，可以养脾胃；俭于嗜欲，可以聚精神；俭于言语，可以养气息；俭于交游，可以择友寡过；俭于酬酢，可以养身息劳；俭于夜坐，可以安神舒体；俭于饮酒，可以清心养德；俭于思虑，可以蠲烦去忧。凡是省得一分，即受一分之益。"（《聪训斋语》）

"流俗"，语出《孟子·尽心下》："同乎流俗，合乎污世。"朱熹注："流俗者，风俗颓靡，如水之下流，众莫不然也。"后泛指世俗，多含贬义。"修身"，指提高自己的道德水平和思想境界。《礼记·大学》："欲齐其家者，先修其身。"只有修身方能使人超越原生状态而进入自觉追求崇高的境界。

下联表示不愿看世俗的流弊，更不愿与之同流合污，而要努力修养身心，使自己有高尚的情操。荀子曾说："扁善之度（即以普遍合于善道的法度），以治气养生，则身后彭祖；以修身自强，则名配尧、禹。"（《荀子·修身》）

中国画家张大千也有内容相似的自题联：

> 立脚莫从流俗走；
>
> 置身宜与古人争。

杰出爱国宗教领袖、著名书法家赵朴初也有类似的自勉联：

> 不怨天，不尤人，反求诸己；
>
> 无罣碍，无恐怖，力行近仁。

（《赵朴初韵文集》）

29. 惟俭助廉惟恕成德

寡营习静寡欲养生

清代王可亭集，选自清代朱应镐《楹联新话·卷八·集古》。

上联集自宋代范纯仁《范纯仁家训》："惟俭可以助廉，惟恕可以成德。"俭，俭省、节俭、俭约。俭则无贪淫之累，故助成其廉。所以说："俭，德之共也。"（《左传·庄公二十四年》）清人高拱京根据宋人罗大经的概括对于俭的益处则有一段精彩评论："俭有四益：人之贪淫，未有不生于奢侈者，俭则不至于贪，何从而淫，是俭可以养德，一益也。人之福禄，只有此数，暴殄靡费，必至短促，撙节爱养，自能长久，是俭可以养寿，二益也。醉浓饱鲜，昏人神志，菜羹蔬会，肠胃清虚，是俭可以养神，三益也。奢者妄取苟存，志气卑辱，一从俭约，则于人无求，于己无愧，是俭可以养气，四益也。"（《高氏塾铎》）所以，"凡人生百行，未有不须俭以成者"（清·王应奎《柳南续笔》卷四）。

恕，就是将心比心，推己及人，设身处地为他人着想。用孔子的话说："己所不欲，勿施于人。"（《论语·颜渊》）即自己所厌恶的也不施于他人。"如福寿康宁，人之所欲；死亡贫苦，人之所恶。所欲者必以同于人，所恶者不以加于人。"（朱熹《朱子类语》卷四十二）这就是恕，"恕则无人我之私，故能进于德。"（清·石成金《传家宝》三集卷二《群珠》）密歇根州大学心理学家克里斯托弗·皮特森同样认为："宽恕是所有美德之中的王后，也是最难拥有的。"

下联语本《孟子·尽心下》："养心莫善于寡欲。"意思是说，修养心性的方法是减少物质欲望。孟子强调寡欲，意在要人们减少和克除不正当的私欲，以保证身心的健康发展。因为寡营即少谋求营私，可以习静，就是排除杂念，静养修性。按照唐初道士成玄英的说法："静是长生之本，躁是死灭之原。"同样，摄养身心也须寡欲。谚语云：欲寡精神爽，思多血气衰。"清心而寡欲，人之寿矣"（唐·崔敦礼《刍言》卷上）。清人冯曦晴也指出："治生莫若节用，养生莫若寡欲。"（《颐养诠要》卷之一）

清末洋务派和湘军首领曾国藩也有类似对联：

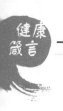
俭以养廉，誉洽乡党；

直而能忍，庆流子孙。

此联赠其弟曾国潢。联意为：勤俭可使人廉洁清明，自会受到乡邻们的敬重和赞誉；正直诚恳而又节制性情，子孙后代都将受益。

30. 大量度人小心处事
正身率物屈己为群

这是中国民主革命家、教育家黄炎培早年的"自勉联"。

上联的"大量"，指气量大，胸怀宽宏。《晋书·车济传》："（济）果毅有大量。""度人"，度，是推测，估计。《诗·小雅·巧言》："他人有心，予忖度之。"度人就是推测他人，对待他人。上联是说，待人要宽宏大量，处事又要小心谨慎。这种待人处事的积极态度，不仅有利于工作和生活，也有利于身心的健康。清散文家、享寿82岁的方苞在注解孔子的"仁者寿"时说："凡气之温和者寿，质之慈良者寿，量之宽宏者寿，言之简默者寿，盖四者皆仁之端也，故曰仁者寿。"享年99岁的中国画家、美术教育家刘海粟在介绍自己的养生之道时曾说："我没有特别的养生之道，最重要的是做人要宽宏大量、豁达乐观、宠辱不惊，这样，自然就会随遇而安、心旷神怡了。"

下联的"正身"，就是修身，端正自己的品行。《荀子·法行》："君子正身以俟。"三国时期魏国的桓范《政务》云："故为政之务，务在正身。""率物"，做众人的表率。《东观汉记·吴佑传》："迁胶东相，政惟仁简，以身率物。""屈己"，委屈自己。唐代崔元翰《中元日题奉敬寺》诗："屈己由济物，尧心岂所荣。"下联是说，端正自己的品行，以做众人的榜样；为了群体的利益，宁可委屈自己，牺牲自我。

联语言简意明，富于哲理，充分反映了作者立身处世的准则和为民谋利的志向。虽属自勉，亦可励人。更富人生哲理、有利修身行己的是 1939 年黄炎培为其五子黄大能赴英留学时书赠的 36 字箴言：

> 事闲勿荒，事繁勿慌。有言必信，无欲则刚。
>
> 和若春风，肃若秋霜。取象于钱，外圆内方。

这些箴言对于我们立身处世、修养身心都是金玉良言。

31. 种十里名花何如种德
　修万间广厦不若修身

此联为郑板桥所撰，后被清光绪年间的扬州商人李小波选为新建住宅的楹联作为治家格言。

上联认为，广植名花，改善环境，美化生活，尽管其功不小，但还是比不上德泽黎民、影响民心民俗的"种德"之举的意义重大。这里的"种德"出自《尚书·大禹谟》："皋陶迈种德，德乃降，黎民怀之。"意为皋陶勉力施德政，德泽就下降于民众，民众都归附他、怀念他。宋代诗人戴复古《题周仁甫古香堂二首》（之一）也有"种花兼种德，当有折桂郎"的诗句，联作者根据儒家"立德扬名"的传统，在联语中认为立德、立功、立言"三不朽"的种德比种十里名花更为可贵。

下联意谓建造千万间高大的房屋虽是值得称道的事，但其价值远不能与提高自己的道德修养相比。杜甫曾有"安得广厦千万间，大庇天下寒士俱欢颜"（《茅屋为秋风所破歌》）的诗句。下联用杜诗之意，指出即使"修万间广厦不若修身"。所谓修身，就是涵养德行，陶冶身心，提高自己的品德修养。儒家十分重视修身，认为"身修而后齐家，齐家而后国治，国治而后天下平。自天子以至于庶人，壹是（即一律）皆以修身为本"（《礼记·大学》）。

联语将种名花、修广厦与种德、修身相联系，更突出了后者的重要性，内涵深厚。

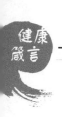

32. 为政戒贪贪利贪贪名亦贪勿骛声华忘政本
养廉宜俭俭己俭俭人非俭还崇宽大保廉隅

这是曾任清杭州知府的薛时雨（1818—1885）撰写的知府署大堂联，选自清代朱应镐《楹联新话》卷一。

上联的"戒"，即戒绝、戒禁，指禁止做的事情。古往今来，为政者的重要品质是清廉戒贪。贪财好色，是贪；贪名，沽名钓誉，同样是贪，而且最终是为了贪得无厌的"利"。明清之际的思想家、学者顾炎武曾指出："古人求没世之名，今人求当世之名。吾自幼及老，见人所以求当世之名者，无非为利也。名之所在，则利归之，故求之唯恐不及也。苟不求利，亦何慕名？"（《日知录》卷七）上联是说，为政者要戒绝"贪"，贪利固然是贪，贪图名声、沽名钓誉、眩世骇俗也是贪，切莫追求声誉荣华而忘了从政为民的根本。

如何培养并保持廉洁的美德呢？只有"俭"。古人云："俭，德之共也。"（《左传·庄公二十四年》）"惟俭足以养廉。"（清·陈宏谋《从政遗规》）"廉则绝私，俭则寡慕。"（清·福临《资政要览·窒欲》）这里所谓的俭，指俭省、节俭、俭朴，指的是人们对待个人生活欲望的态度，它要求人们俭约生活，节约财用。黜侈崇俭是中华民族的优良传统，是做人的美德，是为政者应有的品格操守。宋人倪思曾把"俭"分为上、中、下三种："上焉者俭以为人，圣贤也；中焉者俭以为己，善人也；下焉者俭以为子孙，愚人也。何谓为人？施人救急是也，俭者必吝，乃能啬己施人，又惟俭者剥有余以施人，故谓之圣贤。何谓为己？寡求也，寡求则有廉耻，是谓善人。若乃俭啬多积以遗子孙，资其不肖，于己既自苦，又坏子孙，故曰愚也。"（《经鉏堂杂志·俭有三》）他认为"君子于己则俭，于人则宽。……至于性好俭者，在己固俭，在人亦俭，亦非也"（《经鉏堂杂志·俭有三》）。历史上汉文帝，自奉俭约，食不重肉，妃不衣帛，并轻徭薄赋，这是真俭约。下联的"廉隅"，指棱角，比喻端方不苟的行为、品性。《礼记·儒行》："近文章，砥厉廉隅。"下联是说，俭是美德，只有俭可以养廉，为政者应以"俭以律己、宽以爱民"的行动保持人品的方正。

全联在"贪""俭"二字上着墨，使人联想到清人年希尧的一段醒世教言："请以贪俭二字醒之，贪不久之名利，而不贪长久之福寿；俭易得之财物，而不俭难得之精神。"（《集验良方·养生篇》）这样是不利于修身养性的。只有戒贪崇俭，才利于修德养生。

33. 好人半自苦中来莫图便益
世事多因忙里错且更从容

这是清末洋务派和湘军首领曾国藩在同治元年（1862）八月赠郭嵩涛（云仙）的联语。

上联讲如何做"好人"。"好人"是品行端正的人、心地善良的人、思想先进的人。如何才能成为好人？"好人半自苦中来。"即要做好人，最重要的是要能吃得苦，耐得劳，经受得起艰难困苦的磨炼与考验，才有可能成为完美的人，绝不能贪图方便、便利。上联中的"半"字用得非常巧妙，因为要成为完美的人仅靠吃苦耐劳是远远不够的。在当下，遵守"爱国守法、明礼诚信、团结友善、勤俭自强、敬业奉献"基本道德规范的先进人物，才称得上好人。

下联讲如何做好事。"世事"，指世上的事。下联首句语本宋代戴复古《处世》诗：

风波境界立身难，处世规模要放宽。

万事尽从忙里错，一心须向静中安。

（《全宋诗》第54册，第33589页）

下联中的"多"字也用得十分贴切，两字之易（将"尽从"，易为

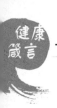

"多因"），避免了以偏概全的毛病。世事纷繁，往往忙中容易出错。如何避免忙中出错？"且更从容"，即如古人所言："有事勿忘从容以俟之而已。"（明·吕坤《呻吟语·问学》）所谓"从容"，即举止行动有其常度，舒缓、泰然、大度、不紧迫。联云："事到张皇必有失，心无喜怒自然平。"（清·朱应镐《楹联新话》卷八）从容之人做事心平气和，不急不慢，不躁不乱，井然有序，能从容面对人生的各种境遇，败不沮丧，胜不狂喜。从容，反映一个人的气度、修养、性格和行为方式，而且是一种有利于人的生理心理健康的有节律的精神状态和行为方式。应事接物，要从容以俟，养生保健同样要纡徐柔和。明代思想家、政治家吕坤曾指出："天下之物，纡徐柔和者多长，迫切躁急者多短。故烈风骤雨，无崇朝之威；暴涨狂澜，无三日之势。催拍促调，非百板之声；疾策紧衔，非千里之辔。人生寿夭祸福，无一不然。褊急者可以思矣。"又说："天地万物之理，皆始于从容，而卒于急促。急促者尽气也，从容者初气也。事从容则有余味，人从容则有余年。"（《呻吟语卷三·应务》，见《吕坤全集》中第724、756页）实践表明，从容之人能相对地保持心理平衡，使体内神经系统、内分泌系统等常处于有规律的缓释状态。较之褊急者，其心脑血管和其他器官受刺激的状况显著较少，气血平和则百病少生，从这个意义上可以说寿自从容来。

34. 智水仁山日日当前逞道体
礼门义路人人于此见天心

此为清代诗人，曾任江西、江苏巡抚、吏部尚书的宋荦题白鹭洲书院联。白鹭洲书院在江西省吉安城东白鹭洲上，南宋淳祐元年（1241）太守江万里创建，理宗皇帝赐御书"白鹭洲书院"匾额，与白鹿洞、鹅湖、友教等同为江西四大书院之一。

上联的"智水仁山"，语出《论语·雍也》："知者乐水，仁者乐山。"知者乐水，指水既有容纳并滋养万物的气度，又不失随机应变的灵动，随岸赋形，与智者相似，所以聪明智慧的人喜爱水。仁者乐山，指山形巍然，屹立而不动摇，与仁者相似，所以仁德之人喜爱山。"道体"，道，指事理、规律、道义；道体，指道的本体、道的主旨。清代陈确《答唯问》："道体本无穷尽，故须臾不可忘戒惧。""逞"乃实现愿望、达到目的之意。上联是说，白鹭洲书院是仁者智者乐山乐水之地，只要善于体悟，天天都可实现其德行修养，以达到至善至美的澄明之境。

如何达到上述境界，即是下联要回答的问题，下联则指明了修养的途径。"礼门义路"，语出《孟子·万章下》："夫义，路也；礼，门也。惟君子能由是路，出入是门也。"意思是说，义好比是大路，礼好比是大门，只有君子才会从这条大路出入这个大门。"天心"即理学家所谓的天道。在唯物主义者看来，天道就是自然界及其发展变化的客观规律。

下联是说，通过学习和体悟，人人都可经过礼门义路，找到自然界发展变化的规律和人自身修身养性的正确途径。

清咸丰状元、光绪帝师傅翁同龢给常熟之园也有内容相近的一联：

> 礼门义路；
>
> 仁里德邻。

35. 杜渐防微取法于至坚至洁
利诱威胁戒警乎不缁不磷

这是享寿110岁的全国最长寿的书法家苏局仙自题水石居联。

上联的"杜渐防微"，杜，指阻塞、杜绝；渐，渐染，指事物发展的萌芽。谓在错误或危险刚刚露头的时候，就加以防范和抑止，不让它发展，这就是"杜渐防萌，慎之在始"（《晋书·王敦传》）。"取法"，即效法，取法乎上，仅得其中，因此要取法最高的标准。所谓

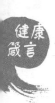

"至坚"，指坚定、坚韧、坚贞；"至洁"，指清洁、廉洁、"不污曰洁"（《楚辞·招魂》），"不行不义曰洁"（《慧琳音义》卷三十五"严洁"）。上联是说，修身养性要严格自律，慎独重微，按照极高的标准，修炼坚贞高洁的品格，不因外界影响而有所改变。

下联的"利诱威胁"，指用利益引诱和强力逼迫，软硬兼施。"戒"，防备、警惕、警觉。"缁（淄）"，黑色；"磷"，薄也，减损。语出《论语·阳货》："不曰坚乎，磨而不磷；不曰白乎，涅而不缁。"言"至坚者磨而不薄，至白者染之于涅而不黑。君子虽在浊乱，浊乱不能污"（何晏集解引孔定国语）。南宋名将岳飞的一方端砚，也曾"背镌"有砚铭"持坚守白，不磷不缁"，以明心志。明代李贽《与周友山书》亦云："志虑益精，德行益峻，磨之愈加而愈不可磷，涅之愈甚而愈不可缁也。"极言染不黑磨不薄。下联是说，立身处世，要提高警觉，在多元价值观并存的社会环境下，要砥砺名节，坚持操守，不缁不磷，抵制各种诱惑和不良思想作风的影响。

此联可称得上是修身处世的格言，凝重深沉，对律己勉人，培养清白家风，乃至对当下反腐兴廉，都有重要警示作用。联作者题水石居的另一联也反映了与此联相同的思想。联曰：

> 毕生无建树，只清白守家风，业业兢兢坚晚节；
>
> 时代遇昌明，常冷静看世事，非非是是警衷怀。

36. 好学近智力行近仁知耻近勇
在官惟明莅事惟平立身惟清

这是清代太仓太守孙少彭（寿铭）的集句联，选自清代朱应镐《楹联新话》卷一。

上联语出《礼记·中庸》："好学近乎知（智），力行近乎仁，知耻近乎勇。知斯三者，则知所以修身。"《孔子家语·哀公问政》也表达了同样的思想。意思是说，好学的品格近似于智，努力实践的品格近似于仁，知道羞耻的品格近似于勇。知道这三点，就知道怎样修养自身了。《中庸》同时强调："知、仁、勇三者，天下之达德也，所以行之者一也。"这里所谓"达德"，是通行于天下的美德，朱熹注释说："达德者，天下古今所同得之理也。"作为达德的智、仁、勇，是用来推行五种伦常（即孟子所谓"父子有亲、君臣有义、夫妇有别、长幼有序、朋友有信"）之道的。值得注意的是，在智、仁、勇三项达德中，《中庸》特别注重"力行近乎仁"，突出了行仁者的精神活力和自觉程度。所谓"力行"就是真心实意、一心一意地"行"（做），用"仁"这一"达德"来对待、推行和处理五种伦常关系，将仁爱之心无限地推广到他人和社会，即如孟子所说的"老吾老，以及人之老；幼吾幼，以及人之幼"（《孟子·梁惠王上》）。

下联语出《忠经·守宰章》："在官惟明，莅事惟平，立身惟清。清则无欲，平则不曲，明能正俗，三者备矣，然后可以理人。"即是说，为官贵在贤明，处事贵在公正，为人贵在清廉。因为清廉则无贪欲，公正则不曲意承顺，贤明则能匡正风俗，为官者只有具备清廉、公正、贤能三项品质，并竭尽自己的忠心和能力，领会上联智仁勇三项达德和下联清平明三项品质，尤其是"力行近仁""立身惟清"的思想，对于我们修身养性或执政为民，都会大有裨益。

（二）积善成德

37. 为善最乐

读书便佳

此为朱子斋联。

上联出自南朝时期宋国范晔《后汉书·东平宪王苍传》："日者问

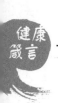

东平王，处家何等最乐？王言为善最乐。"意思是：为他人做好事，同时在自己的心中萌生"最乐"的感觉。通俗地讲，就是帮助别人，快乐自己。孟子曾说："君子莫大乎与人为善。"（《孟子·公孙丑上》）君子的最高德行就是偕同别人一道行善。善，是人类共同的价值追求，是德的最高境界，更是中外圣哲先贤的追求目标。中国儒家在"教人之法"的《礼记·大学》中，明确提出了"止于至善"的目标；道家则提出"上善若水"的人格要求，即认为最完善的人格应该具有"善利万物而不争"的水的品格和行为，这些都反映了中国传统文化崇德扬善的主色调。西方的思想家、文学家也认为"善良的心地就是黄金"（莎士比亚语），"善良的行为使人的灵魂变得高尚。"（卢梭语）"在一切道德品质之中，善良的本性在世界上是最需要的。"（罗素语）善良也是心理养生不可缺少的高级营养素。古人云："长生之本，惟善为基。"（宋·李昉《太平御览·养生》）因为人们发现，经常为善的人，心绪安宁，心胸坦荡，在受到人们尊敬与爱戴的同时，自己的身心得到慰藉，精神会感到愉悦，因而古今中外的养生家无不把"乐善不疲""乐善好施"视为养生的灵魂。明代著名医家张介宾说："欲寿，唯其乐；欲乐，莫过于善。"现代医学也认为，善恶会影响人的寿命。美国耶鲁大学和加州大学共同就这个问题调查了加州阿拉米达县7000人，得出的结论完全相同：乐于做好事者长寿。专家指出，人的大脑中有一部分细胞膜上存在着吗啡样受体，在受到"爱心"滋润时会产生一种类似吗啡的天然镇静剂——内啡肽，它会使人产生愉悦感，这就为"善者寿"提供了科学依据。从心理学角度讲，一个乐善好施的人，不仅给他人送去温暖和幸福，激发人们对他的感激、友爱之情，也给自己带来心灵的愉悦和精神快慰。当然为善虽然最乐，但终身坚持为善又谈何容易！清代文学家蒲松龄在《省身语录》中有一则联语令人警策：

为善如负重登山，志虽已确而力犹恐不及；

作恶似乘骏走坡，鞭即不加而足莫禁其前。

如何栽培善根、堵塞恶源呢？明人吕坤曰：

善根中方发萌蘖，即着意栽培，须教千枝万叶；

恶源处略有涓流，便极力壅塞，莫令暗长潜滋。

（《吕坤全集》第 629 页）

下联同样认为读书也是美好的事情。"人家不必论贫富，惟有读书声最佳。"（唐·翁承赞《书斋漫兴二首》）因为"读书不独变人气质，且能养人精神"（明·陈继儒《安得长者言》）。

清人陶云汀亦撰有内容相同的对联：

尽力量为善；

养精神读书。

清人周希陶编的《重订增广》也辑录了内容相似的对联：

欲高门第须为善；

要好儿孙必读书。

38. 桥跨虎溪三教三源流三人三笑语
　　莲开僧舍一花一世界一叶一如来

这是清代唐英题庐山虎溪三笑亭联，选自清代梁章钜《楹联丛话》卷六。

在庐山西北麓的东林寺，是佛教净土宗（莲宗）的发源地。东晋太元六年（381）高僧慧远（334—416）在此建寺，广收弟子，传播般若学和禅学，开创莲社，倡导"弥陀净土法门"，被后世推尊为净宗始祖。该寺之前有一虎溪，自南向西回流，上有石拱桥。慧远驻锡东林寺时，来访和参拜者络绎不绝。相传，当时，诗人陶渊明（352 或 365 或 372 或 376—427）与山南道士陆修静（406—477）到寺与慧远谈儒论道说佛，相谈甚欢。临别依依，慧远热情相送，一路余兴未尽，边走边谈，竟不觉破了惯例走过虎溪桥，溪旁的老虎见状惊奇地欢叫起来，三人大笑而别，后人于桥畔建"三笑亭"。其实慧远圆寂时，陆修静才十岁，交游之说难免牵强，但南北朝以来，儒道释交流交融渐趋流行，是以有"虎溪三笑"的美谈。上联的"三教三源流"，即指陶渊明尊儒，陆修静崇道，慧远敬佛，三人信仰不同而友谊笃深，这也反映了儒道释的相通之处。宋孝帝赵昚曾说："以儒治世，以道治身，以佛治心。"此说虽有言过其实之处，但儒道释三家的意旨，无非是教人舍恶从善则是共同的。中国的儒道释思想中都含有"和"，三教以"和"会通。一个善，一个"和"，这是古代先哲的生命信仰和思维基础，以此应用于养生则盛则寿，这也许就是"三人三笑语"的共同思想基础。

下联用佛家语说明慧远禅师倡导"净土法门"对佛教的深远影响。"莲开僧舍"，既言如来佛像坐于莲花宝座，也指慧远所创建的白莲教一语双关。"一花一世界"是就其佛教门派而言。《传灯录》有"一华（花）开五叶"的说法，是就其"流"而言。"一叶一如来"则就其总而言，佛教无论怎样分条分派，但溯源则为一，都以如来为各派之祖。唐代高僧鉴真东渡日本之前曾到东林寺，带着慧远和东林寺莲宗教义赴日传经讲学，至今日本东林教仍以慧远为始祖，故此联在中日和两岸文化交流中仍有它的积极作用。

39. 每闻善事心先喜
得见奇书手自抄

这是明代书法家、文学家祝允明的书斋联。此联出自北宋哲学家邵雍《自乐吟》的额联："才闻善事心先喜，每见奇书手自抄。"（《全宋诗》第7册，第4636页）

战国末期的思想家、教育家荀子谈到君子对于善言善行的态度时说："君子之于善也，志好之，行安之，乐言之。"（《荀子·非相》）事实也确实如此。"禹闻善言则拜。"（《孟子·公孙丑章句上》）邵雍则"乐见善人，乐闻善事。乐道善言，乐行善意。闻人之恶，若负芒刺。闻人之善，如佩兰蕙"（《安乐吟》）。对"出口无善言，行身无善事"的人，邵氏深恶痛绝，斥责那种人是"徒有人之身，殊无人之贵"（邵雍《又五首》之五）！联作者闻善事则喜，足见作者有"见善思齐"之志。而作为养性者"应善言不可离口，善药不可离手"（《新唐书·隐逸传》）。因为"道人善，即是善；人知之，愈思勉"（《弟子规》），故无锡丽泽堂联云：愿闻己过，乐道人善。

见到奇书，即不辞劳苦，亲手抄写，在古代这不仅是为了复制图书，它还是一种重要的读书方法。即使到北宋，正是雕版印刷术的普及时期，苏轼在《李氏山房藏书记》中还写道："余犹及见老儒先生，自言其少时欲求《史记》《汉书》而不可得，幸而得之，皆手自书，日夜诵读，唯恐不及。"明初有一代文宗之誉的宋濂在《送东阳马生序》中曾谈到他嗜学抄书的情景："余幼时即嗜学，家贫，无从致书以观，每假借于藏书之家，手自笔录，计日以还。天大寒，砚冰坚，手指不可屈伸，弗之怠。录毕走送之，不敢稍逾约。以是人多以书假余，余因得遍观群书。"故有人作诗赞扬宋濂幼时刻苦读书、严守信约的好品德：宋濂幼嗜学，家贫无书览。假借藏书人，笔录计日还。天寒砚冰坚，手抄不怠慢。录毕走送之，守约人皆赞。此联同样表现了祝氏修身治学的良好心态和进取精神。"得见奇书手自抄"，这是读书人学习的好习惯、好方法。清人阮葵生在谈到"抄书之益"时说："宋景文尝自言手抄《文选》三过，始见佳处。洪景卢亦自方手抄《资治通鉴》三过，始究其得失。古人读书著书，未有不手录者。"（《茶余客话》卷十）抄书之益，一是加深记忆，积累资料；二是增强理解，温故知新；

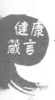

三是可享受抄书之乐。

重视好的见闻，寻找抄书的益趣，这也是养生所应有的心态。本联尽管文字平淡，却是劝人为善和培养高尚情趣的名言，表现了联作者淡泊疏豁、洁身自持的情怀。

爱新觉罗·弘历为北京故宫景福宫也题有内容相同的对联：

> 每闻善事心先喜；
>
> 或见奇书手自抄。

40. 非关因果方为善
不计科名始读书

宋代戴昺《自况》诗的颈联曾云："非图报施方为善，岂为功名始读书。"（《全宋诗》第 59 册，第 36982 页）清代梁章钜之父资政公（梁赞图）化脱戴诗而成。

人们常说"善有善报"，说明有些人为善是有所期许、希望有所"报"的，而此联作者却强调为善应不问因果之报，而应该是出于善念不图报偿的自觉举动。善应当是纯良的，如黟县一副古联所云：万事莫于疑处动；一生常向吉中行。明人谢肇淛说得好："大凡有利于人及理所当为者，孳孳（同孜孜）为之，皆德也，不必计较人之知否，亦不必望后之有报否也。"又说："善自可为，恶自不可为，何必计较报应？譬如奸盗、诈伪，即律所不禁，良民不为也。惧死而修生，惑矣；惧来生而修今生，亦惑矣。"（《五杂俎》卷十五）"善良的行为有一种好处，就是使人的灵魂变得高尚了，并且使它可以做出更美好的行为。"（法·卢梭《忏悔录》）对于善应如是观。

同样，古代读书人多走"学而优则仕"的道路，而此联则强调"不计科名始读书"。可见作者修养身心已摆脱流俗，达到一种较高的境界。《楹联丛话》编者梁章钜指出：此"乃自修要旨也。终身用之不尽矣"(《楹联丛话》卷八)。

还有内容相同的对联：

> 不因果报方修德；
>
> 岂为功名始读书。
>
> （清·蒲松龄《省身语录》）
>
> 不关果报方行善；
>
> 岂为功名始读书。
>
> （清·陈句山撰，《联话丛编》一，第560页）

41. 必忘果报能为善
欲立功名在读书

清代文学家梁章钜为人书的楹帖。选自《楹联续话》卷二。

上联是说，要为善必须忘记回报，不计较因果报应。梁氏说："古今果报之爽者十有八九，若此念未忘，其阻善机者多矣。"（《楹联续话·卷二·格言》）关心他人，好行善事，尽可能地为别人服务，这是一种善良品德的体现，是道德的升华。如果为善之前先计较图报，那许多善举善事就做不成了。无独有偶，19世纪俄国最伟大的批判现实主义作家列夫·托尔斯泰同样认为，行善事是一种发自内心、超乎因果关系之外的自觉行动。他说："如果善有目的，那就不是善了；如果善有结果——有报酬，那也就不是善了，因此善是超乎因果关系之外的。"（《安娜·卡列尼娜》）他鼓励人们"多行善事"，成为"以他人的幸福为目标的善人"（《列夫·托尔斯泰文集·十七卷·日记》）。

明人陈禹谟在《修慝余编》中分析了两种人为善的不同心态："好善之人阴为善，惟以善念为修省；不善之人阳为善，惟以善事为铺张。"告诫人们应取不图报施的"阴为善"的态度，从善念出发，乐善好义，播种爱心。"不以小恶为无害而不去，不以小善为无益而不为。"（明·

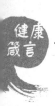

周臣《厚生训纂》）实践表明，"为善"是养身的营养素，善心和爱心与心理健康是密切相连的。

下联则说，要立功名则要认真读书。梁氏说："至于'功名'二字，在三不朽之列，正读书人所当念念不忘者，以为立功立名之地，此殆误以科名当之耳。"（《楹联续话·卷二·格言》）这里所谓"三不朽"系指立德、立功、立言，三者经久不废，故曰三不朽，与科场的功名是不同的。《老子》云："死而不亡者寿。"（《老子·三十三章》）意思是说，身死而精神不亡的人也算长寿。按照老子的观点有"三不朽"业绩的人，其精神不朽，也是长寿者。如英国文艺复兴时期剧作家、诗人莎士比亚所言："生命短促，只有美德能将它留传到遥远的后世。"（《莎士比亚戏剧集》）

明末以来江苏常熟八大望族翁氏古居"彩衣堂"大厅亦挂有翁氏的祖训联：

> 绵世泽莫如为善；
>
> 振家声还是读书。

山西榆次城隍庙玄鉴楼也有类似的劝善联：

> 做个好人心正身安梦魂稳；
>
> 行些善事天知地鉴鬼神钦。

42. 万事莫如为善乐
百花争比读书香

这是清代乾隆进士顾光旭的一副对联，上下联分别阐述了"为善乐"和"读书香"的修身养性之道。

与人为善，助人为乐，可以使助人者得到许多精神快慰，有助于保持良好的情绪，所以世间万事都没有为善那么使人快乐。这种精神上的欢愉、轻松和幸福感对为善者的健康是非常有益的，日本著名社会医学家若月俊一曾有一句名言：利他可以延年。他说：要使自己生活过得充实、有意义、有价值，就要一切为他人多着想，这样你会感到胸怀宽阔，精神舒畅。这对全身的血液循环和激素分泌，都会带来良好影响。这是他在82岁时向他人介绍的自己的健身体会，这说明利他、亲社会确能给人带来愉悦幸福的高峰体验。正是送人玫瑰，手有余香。

书之所以"香"，一是因为古人为了防蠹虫咬蚀在书中放置芸香草，给书留下了幽幽清香。宋代沈括《梦溪笔谈》卷三载："古人藏书辟蠹用芸。芸，香草也，今人谓之'七里香'者是也。叶类豌豆，作小丛生。其叶极芬香，秋复生，叶间微白如粉，辟蠹殊验。""书香"这一极具文化韵味的词汇便由此而来。后来人们就把读书人脱尘出俗的气质称为"书香气"或"书卷气"，把喜爱读书的人家和有读书传统的家庭称为"书香门第"或"世代书香"。二是"书香"之所以胜过百花香，是因为优秀书籍的文字内容凝聚了前人的思想精华和智慧，是知识的载体，更是人类崇高道德和美好价值的宝库，对读书人有净化心灵和启智感悟作用。西汉经学家刘向说："书犹药也，善读之可以医愚。"（《说苑》）善读书，书中仁人志士的嘉言懿行、高风亮节，会对人们产生潜移默化的影响，令人倾慕钦敬，见贤思齐。通过与先贤对话、与智者交谈，能开启心智，增长才干。从养生角度讲，读书还能帮人开阔眼界，宽畅胸怀，健脑防衰，消怒化郁，获取养生知识，提高对人生意义的认识，增强防病抗病的信心和能力。这些表明，读书的浓郁香味是馥郁的百花香难以比拟的。

有道是：

> 诗亦醉人何用酒；
>
> 书能香我不须花。

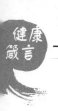

最是书香能致远；

腹有诗书气自华。

福建南靖书洋镇怀远楼也有一副扬善劝学联：

书为天下英雄业；

善是人间富贵根。

43. 人间乐事唯为善
天下奇观在读书

此为福建南靖长孝坎下村尚德楼联。上联说行善积德是人世间最快乐的事，语本《后汉书》卷四十二《东平宪王苍传》："为善最乐。"善，指善良、美好、吉祥，善意、善行、善举、善事等，凡是符合一定道德原则和规范，有益于他人、集体和社会的行为与事情，都叫善。古希腊哲学家、科学家亚里士多德曾说："人类的善，就应该是心灵合于德行的活动；假如德行不止一种，那么，人类的善就应该是合于最好的和最完全的德行的活动。"（《西方伦理学名著选辑》上卷，第287页）善，是中华民族的传统美德。早在《易·文言·坤》就指出："积善之家，必有余庆；积不善之家，必有余殃。"《尚书·泰誓中》云："吉人为善，惟日不足。"孔子则形象地说："见善如不及，见不善如探汤。"（《论语·季氏》）孟子强调："君子莫大乎与人为善。"（《孟子·公孙丑上》）其他圣哲先贤也一再告诫人们："君子己善，亦乐人之善也。"（《大戴礼记·君子立事篇》）"善不可失，恶不可长。"（《左传·隐公六年》）"圣人之于善也，无小而不举；其于过也，无微而不改。"（《淮南子·主术训》）。"君子小人本无常，行善事则为君子，行恶事则为小人。"（唐·吴兢《贞观政要·教戒太子诸王》）"为善则流芳百世，为恶则遗臭万年。"（清·程允升《幼学琼林·人事》）这些崇德扬善抑恶的谆谆告诫，一直滋润着中华民族的精神世界，积善成德也是当代人们加强道德修养的重要内容。

实施善行义举，不仅能使人感到道德上的满足和精神上的快乐，也会让人的身心受益，那些寿逾百岁的长寿明星的共同特点，就是"善良"。明代医林状元龚廷贤的《延年良箴》指出："积有善功，常存阴德，可以延年。"美国多项追踪调查显示，善恶影响人的寿命，与人为善、乐于助人的人，比只顾自己或只想"占便宜"的人更长寿。前者死亡风险比后者低60%；而心怀恶意、损人利己的人，死亡风险比后者高1.5～2倍（2014年11月28日《生命时报》）。因为善良的人，心存善念，践行善事，能获得友情和感恩之情，心中常有欣慰、愉悦之感，可见善良是心理健康的营养素。

下联讲静心读书可以获得天下的奇观。读书的奇观在于它是一种心灵的活动，静心读书，可以穿越时空，沟通古今，会晤圣贤，拜访哲人，求教智者，从他们的嘉言懿行中获得智慧的启迪和精神的熏陶。清人石成金说："书载圣贤言语，古今事迹，一切奇见异闻，无所不备。看一时而知千百年之事，宛然与古人晤对，讽诵其词章，寻讨其义趣，学问日深，道理日新。愚者因之而贤，昧者因之而明。"（《传家宝》卷之六）著名阅读史专家史蒂文·罗杰·费希尔在他的《阅读的历史》一书中也说"世间最神奇的事莫过于阅读"，阅读"永远是文明之声"。读书，意味着熟知世间万物，品悟宇宙之妙。一个热爱读书的人心中自有沟壑，眼里必有远方。

读书的奇观还表现在有选择地读书的不同作用上。被清康熙帝称为天下第一清官的张伯行曾说："诗书濯其灵腑，史籍长其精神，文章抒其见识，乃学者无穷之乐也。"（《读书日程》）在物欲横流的当下，如何抵制诱惑，净化心灵，造就人格呢？唯有读书。读以致学，读以修为，读以快乐，读以消遣，读可涵养人的精神气质，而且"读书愈多，精神就愈健壮而勇敢"（高尔基语）。从这个意义上说，优秀的书

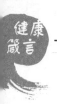

籍乃是心灵良药、"养心妙物"（清·张英《聪训斋语》）。

44. 乐善不言因果事
　　养心有取老庄书

这是清代孙严修的自题联。

因果，指原因和结果之间的关系，也指佛教用语，因缘与果报：善因得善果，恶因得恶果。上联讲对他人的态度，对佛教观念的取舍。作者不相信佛家的因果报应，因而作者乐于为他人、为社会做好事，也不讲究会有什么善果，得什么好报。因为做好事本身就是一种"乐"，是"理所当为"。正如古徽州（今黄山市）一副联语所云："清贫自有清贫乐，好事多做康寿来。"对于潜心向善的人们来说，乐善虽然不讲究因果报应，不图什么报偿，但乐善确有利于长寿。正如东晋道教理论家、医学家葛洪所言："欲求长生者，必欲积善立功，慈心于物，恕己及人，仁逮昆虫；乐人之吉，悯人之苦；赒人之急，救人之穷；手不伤生，口不劝祸；见人之得如己之得，见人之失如己之失；不自贵；不自誉；不嫉妒胜己，不佞谄阴贼。如此乃为有德，受福于天，所做必成，求仙可冀也。"（《抱朴子·微旨》）这里的"求仙"无非是追求长寿，只要潜心向善积德行义，长寿是有希望的。

下联讲自己的设计，对老庄思想的信仰。"养心"，就是修养心神，即调节意识、思维活动以保养精神，达到健康长寿的目的。那么养心以什么理论做指导呢？联语说得明白："取老庄书。"老庄，是老子和庄子的并称，春秋、战国时道教的主要思想家，亦指以老子、庄子学说为代表的道教思想。老庄并提，始于汉，盛于魏晋以后。三国时期魏国曹植《七启》："窃慕古人之所志，仰老庄之遗风。"三国时期魏国嵇康《幽愤》："托好老庄，贱物贵生，志在守朴，养素全真。"下联是说，养心就要取老庄的书来学习。寡欲知足，淡泊全神，此乃老庄养生思想的集中体现。

《槛联新话》的编者朱应镐对此联十分赞赏，称它"句法苍古，妙造自然"。

45. 天上四时春为首
人间五福寿当先

上联谓自然界春夏秋冬四季，当以春为首。春，指春季、春天，我国习惯指农历正月至三月，为一年四季中第一个季节。春为四时之首，万物更新之始。春天是一个生气蓬勃的季节，是充满神性与灵性的季节，人与万物的生命都离不开"春"的促动。"等闲识得东风面，万紫千红总是春。"（宋·朱熹《春日》）"人遇春暄，则四体舒泰"（孔颖达语）。《黄帝内经》云："春三月，此谓发陈，天地俱生，万物以荣，夜卧早起，广步于庭，被发缓形，以使志生，生而勿杀，予而勿夺，赏而勿罚，此春气之应，养生之道也。"（《素问·四气调神大论》）意思是说，春天三个月，是万物推陈出新的季节，人们应该日入即卧，早一些起床，到庭院中散散步，披开头发舒缓形体，使情志活泼，充满生机，像对待初生的万物一样，只应让其生长，而不要杀害，这就是适应春天，调养"生气"的道理。波兰作家显克微支也说："在春天里，每个人的心都是愉快的，每个人的心充满了无尽的生的希望。"（《火与剑》）

人间五福，即"一曰寿，二曰富，三曰康宁，四曰攸好德，五曰考终命"（《书·洪范》），即长寿、富贵、健康、美德、善终。下联是说人间五福，寿是第一位的。它不仅在五福排列顺序上占第一位，而且就重要性而言，健康长寿则是一切幸福的前提条件，而德则是福的基础。

宋代哲学家、教育家陆九渊（象山）曾强调，人要获得五福关键要有德，要心地善良，多做善事。他说："若论五福，但当论人一心。此心若正，无不是福；此心若邪，无不是祸。""作善降之百祥，作不善降之百殃，积善之家必有余庆，积不善之家必有余殃。但自考其心，则知福祥殃咎之至，如影随形，如响应声，必然之理也。"对于"寿"，他认为不仅是活的时间长，而且在于心地，心里"知有中国夷狄，知有善恶是非，知有父慈子孝，兄友弟恭，夫义妇顺，朋友有信……身或不寿，此心实寿，家或不富，此心实富，纵有患难，心实康宁。或为国死事，或杀身成仁，亦为考终命"（明·李诩《戒庵老人漫笔·陆象山讲洪范以代醮》）。一句话，只要心地善良，崇尚道德人伦，即使为国尽忠，或杀身成仁，亦为"考终命"，即是享尽天年。这与老子"死而不亡者寿"的观点是一致的。正是：

> 种善自能得大福；
>
> 明心随事享高年。

（《苏局仙联语选》）

46. 善为至宝生生用
心作良田世世耕

选自清代石成金《传家宝》第三集。

"《楚书》曰：'楚国无以为宝，惟善以为宝。'"（《礼记·大学》）"善为至宝"即由此引申而来。"生生"意为滋生不绝，繁衍不已。孔颖达疏："生生，不绝之辞。"又指世世代代。上联是说，把人的善心善举要像最宝贵的传家宝一样一代一代传下去用下去，做心地纯洁的善良人。

世，古称三十年为一世，父子相继为一世。心作良田，语本佛经《心地观经》卷八："众生之心，犹如大地，五谷五果从大地生。"下联是说，善良的心地犹如良田让子子孙孙世代继承受用。宋人刘清之在

《戒子通录》中说："养子弟如养芝兰，既积学以培植之，又积善以滋润之。"这副对联不仅劝人为善，而且要积学、积德、积善，让子孙效法。

唐代享寿91岁高龄的著名禅师石头希迁曾为人们开列了十味却病延年的奇方："好肚肠一条，慈悲心一片，温柔半两，道理三分，信行要紧，中直一块，孝顺十分，老实一个，阴骘全用，方便不拘多少。"服用方法为："此药用宽心锅内炒，不要焦，不要躁，去火性三分，于平等盆内研碎，三思为末，六波罗蜜为丸，如菩提子大，每日进三服，不拘时候，用和气汤送下。果能依此服之，无病不瘥。切忌言清行浊，利己损人，暗箭中伤，肚中毒，笑里刀，两头蛇，平地起风波——以上七件，速须戒之。"希迁的养生奇方其精要便在于养德行善。正是：一片忠诚是长寿之本，满怀善良乃快乐之源。

苏联医学科学院院士费·乌格洛夫在其《延年益寿荟萃——生命自我管理学》中说："据科学家们观察，具有某些恶习和坏脾气的人容易早衰，特别是那些搞恶劣勾当，从事各种犯罪活动的人则衰老得更快。与此同时，心地善良、性格开朗、乐于为亲友和社会服务的人却能够长时期地保持青春之美和旺盛的精力。""显而易见，所有的长寿者都能为人和善，宽以待人，严于律己，结果身体又健康，生活又幸福。"

清代蒲松龄《省身语录》和金缨《格言联璧》也有内容相同的联语：

善为至宝，一生用之不尽；

心作良田，百世耕之有余。

山西灵石不陋居也有一联：

闲从世外观今古，为善最乐；

懒向人间问是非，树德为先。

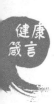

47. 取人为善与人为善
乐以终身忧以终身

选自清代曾国藩《求阙斋日记·问学》。

上联语本《孟子·公孙丑上》："取诸人以为善，是与人为善者也。故君子莫大乎与人为善。"意思是说，人有善，应乐道人善，并取以益我，即取人之长补己之短；我有善，则与以益人，即诲其为善，助其为善，善与人同。一取一与，相互促进，则善端无穷，善源不竭。"与人为善"的语意后来引申为以善意的态度对待他人。为人着想，乐于助人。为什么历代先圣贤哲如此看重"善"？因为善乃美德之源，善是做人的道德准则，也是心理养生的营养素。唐代医学家孙思邈同样指出："夫养性者，欲所习以成性，性自为善……性既自善，内外百病皆悉不生，祸乱灾害亦无由作，此养性之大经也。"（《备急千金要方·卷第二十七·养性》）美国密歇根大学心理学家萨拉·康拉思博士研究发现，真心实意地帮助他人可以增寿 4 年，因为给人无私的帮助可以激发体内"护理行为系统"，促进"亲密激素"等有益身体恢复的激素分泌。由于人做了善事一旦得到别人的尊重、赞许等正面情绪，心理自然会产生一种愉快感和自豪感，进而降低了压力激素水平，促进有益激素的分泌。

"行善者获福，为恶者得祸。"（汉·徐干《中论》）这些格言告诫人们："善恶书于史册，毁誉流于千载。"（三国·魏·李康《运命论》）不论是延年益寿，还是流芳百世，都得有善心、善言、善行的统一。善心是善行的内在动力，善言、善行则是善心的外在表现，这样，"为善者，天报之以福"（《史记·吴王濞列传》）才有可能成为现实。

人生在世，总是忧乐相伴。但以何为乐，以何为忧，如何对待乐与忧，人们的看法却各有不同。下联反映了儒家以天下之忧乐为忧乐的忧乐观。《孟子·梁惠王下》云："乐以天下，忧以天下。"即以天下人的快乐为自己的快乐，以天下人的忧愁为自己的忧愁。《孟子·离娄下》又云："君子有终身之忧，无一朝之患也。"即人格高尚的人有一辈子的忧虑，却没有突发的痛苦，下联即由此化用而来。这种以天下之忧乐为忧乐的传统美德，在范仲淹的名句中得到了集中表述："先天下之忧而忧，后天下之乐而乐。"（《岳阳楼记》）从修身养性角度言，如何对待人生的忧乐？古人云："乐不以忧而废，忧不以乐而忘。"（宋·罗大经《鹤林玉露》卷二）尽管人生忧乐无尽境，但是"知足则乐"（宋·林逋《省心录》）则是必须谨记的，如此才能保持心理的平衡。

48. 世事让三分天空地阔
心田培一点子种孙收

选自清代蒲松龄《省身语录》和金缨《格言联璧·惠吉类》。

上联的"世事"是指社交应酬和人情世故。清代独逸窝退士在《笑笑录·不晓人事》中说："李长源虽高才，然不通世事，傲岸多怒，交游多畏之。"人是社会的人，在社会生活中，离群索居，"不通世事，傲岸多怒"，就会使自己孤立起来。古人有言："海纳百川，有容乃大。""处事让一步为高，待人宽一分是福。"这些格言告诉我们，在与他人交往时，只有宽容豁达才有助于扩大交往空间，如果遇事让三分那就更加天宽地阔了。

下联的心田，系佛教语，即心。谓心藏善恶种子，随缘滋长，如田地长五谷莠稗。下联是劝人培育一点善德，留一些嘉言懿行，让子孙效法，有所收获，有所继承。清末享年八十的郑观应曾说："常观天下之人，气之温和者寿，质之慈善者寿，量之宽宏者寿。"（《中外卫生要旨》）这说明心胸宽宏、培育善德的人会健康长寿。

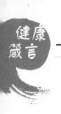

与此联内容相近的联语还有：

> 心术不可得罪于天地；
>
> 言行要留好样与儿孙。

（明末兵部尚书袁崇焕的自题联）

> 要好儿孙，须方寸中放宽一步；
>
> 欲成家业，宜凡事上吃亏三分。

（清·蒲松龄《省身语录》）

49. 合宇宙奇观绘吾斋壁
收古今绝艺置我窗前

文人的书斋联较多，但口气、气魄最大的当首推明代诗文家、为宰辅长达 15 年的明大臣李东阳（1447—1516），他自题书斋联为：

> 沧海日，赤城霞，峨眉雪，巫峡云，洞庭月，彭蠡烟，潇湘雨，广陵潮，匡庐瀑布，合宇宙奇观，绘吾斋壁；
>
> 青莲诗，摩诘画，右军书，左氏传，南华经，马迁史，薛涛笺，相如赋，屈子离骚，收古今绝艺，置我窗前。

上联列举了九处中华胜景，日月云霞，山水烟雨，横览宇宙奇观，妙句迭出；下联综合了历史上九种文艺精华，诗赋字画，经史笺帖及其作者，纵观古今绝艺，异彩纷呈，绘声绘影，抒发了联作者的博大胸襟和人文情怀，表现了书斋主人的志趣。欣赏此联，令人耳目一新，神怡心醉。此联后被明末学者陆绍珩收入《醉古堂剑扫》，仅稍易数字。即：

> 沧海日，赤城霞，峨眉雪，巫山云，洞庭月，潇湘雨，彭蠡烟，广陵涛，庐山瀑布，合宇宙奇观，绘吾斋壁；
>
> 少陵诗，摩诘画，左传文，马迁史，薛涛笺，右军帖，南华经，相如赋，屈子离骚，收古今绝艺，置我山窗。

值得注意的是不少楹联辞典和楹联书籍误以为此联是清篆刻家、书法家邓石如（1743—1805）所撰，实为张冠李戴。其实，邓"题碧山书屋"的联语，乃自《醉古堂剑扫》而来，仅把"广陵涛"易为"武夷峰"。

邓石如的自题书斋联，则又是一种风格，主要讲立身行己、修身养性、却病延年之道。联曰：

容人却侮，谨身却病，小饮却愁，少思却梦，种花却俗，焚香却秽；

静坐补劳，独宿补虚，节用补贫，为善补过，息念补气，寡言补烦。

"却"是除去避免的意思。上联是说，容人、谨身、小饮、少思、种花、焚香六种作为，可以避免受辱，消除疾病，驱散愁闷，减少梦幻，不落流俗，冲淡秽气。

"补"是弥补、补养、裨益、补救的意思。下联是说，静坐、独宿、节用、为善、息念、寡言六种作为，能够缓解劳顿，裨补肾虚，尚俭养寿，补救过失，益气养性，减少烦恼。联语表现了作者超脱世俗、洁身自好的精神境界，也概括了前人的养生经验。联语既是待人处事、修身养性的座右铭，又是却病延年的养生经。

50. 惜食惜衣非为惜财缘惜福
求名求利但须求己莫求人

清大臣、诗文家陈宏谋（1696—1771）自题其里联，载清代梁章钜《楹联丛话》卷八。

上联的"惜"，为珍视、爱惜之意。北齐严之推《严氏家训·养生》云："生不可不惜，不可苟惜。"清代魏源《默觚上·学篇三》："志士惜年，贤人惜日，圣人惜时。"上联说，惜食惜衣不单是为了惜钱财，更重的缘由是为了惜福。何谓"福"？"全寿富贵之谓福。"（《韩非子·解老》）即是说，凡富贵寿考、康健安宁、吉庆如意、全备

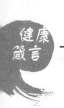

圆满皆谓之福，而寿则为福中之首。如何惜福养寿呢？老子说："治人、事天莫若啬。"（《老子·五十九章》）所谓"啬"即是爱惜、节省之意。韩非子解释说："啬之者，爱其精神，啬其智识也。"（《韩非子·解老》）宋代陆游诗云："吾闻诸先贤，养生莫如啬。"（《东斋杂书》之五）明代张居正《寿襄王殿下序》则指出："夫神不可以骛用，啬之则凝，福不可以骤享，啬之则永。"可见"啬"是养生的一个重要原则。惜食惜衣固然是必要的，惜福则更为重要，而坚持"莫若啬"的原则，爱惜精神，珍视生命，尽量避免劳精费神和神智耗散则是永久的惜福之道。

下联是讲怎样对待名利和如何追求名利的问题。随着人类的进步，人的需要，不仅包括物质需要、物质生活，即"利"的满足；而且包括精神需要、精神生活（主要是道德需要和道德生活），即对道德名声的追求。依靠自己的艰苦努力和正当途径以义求利，以德求名，是无可厚非的，如能"计天下利，求万世名"则是值得称羡而效法以求的，只是"求名求利但须求己莫求人"。古人云："恃人不如自恃。"（《韩非子·外储说右下》）"求诸人不如求诸己。"（《淮南子·缪称训》）"人生万事须自为，跬步江山即寥廓。"（元·范梈《王氏能远楼》）这些嘉言告诉我们：依靠别人不如依靠自己，求助别人不如依靠自身。人生在世，一切事情都要靠自己努力去做。只要坚持不懈，一步一步地走也能走出一片广阔的天地。"无求觉身贵，好俭失家贫。"（宋·陆游《东篱杂题》之四）如果一味求人、靠人，就可能受制于人。还是《国际歌》的一句老话：不靠神仙皇帝，全靠自己救自己。

清人姚元之《竹叶亭杂记》卷五在谈到此联时说：仕宦者果能惜福求己必无贪酷钻营等事；贫穷者果能惜福求己，必无邪辟奸诈之行。以之劝天下，教子孙，数语用之不尽，固不独可作座右铭也。[《清代笔记小说大观》（五）第 4883 页]

安徽黄山市黟县也有一副内容相同的古联：

> 惜衣惜食兼惜福；
>
> 求名求利莫求人。

苏州文庙也有俞樾所书的内容相同、文字略有不同的对联：

> 惜时惜衣，不但惜财犹惜福；
>
> 求名求利，只须求己莫求人。

清代光绪帝师翁同龢之父翁心存也手书了内容相近的对联：

> 惜食惜衣皆惜福；
>
> 修孙修子在修身。

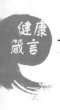

二、读书颐养联

（一）读书养生

51. 地瘦栽松柏
家贫子读书

这是一副古联语，但对今人修身养性、脱贫致富、营造养生环境仍有现实意义。

上联是说松树和柏树具有顽强的生命力和广泛的适应性。不论瘠地岩壑还是石灰岩山地，它们都能生长，且寿逾千载。宋·司马光分别有咏松、咏柏诗："摧颓岩壑间，磊落得天顽。香叶低渐水，余根倒挂山。白猿窥子落，黄鹤认巢还。不久应为石，莓苔旧已班。"（《古松》）"落落抱高节，秀出青云端。无言磵谷幽，自致宫廷难。芳风袭玉宇，余露分铜槃。不使万年木，嘉名高岁寒。"（《柏》）松柏为百木之长。这两种树的品性高雅古朴，器宇不凡，形态上又给人青春常在、奋发刚强的感觉，因而成为长寿的象征。松柏又四季常青，岁寒不凋，如南朝时期宋国刘义庆《世说新语·言语》所云："蒲柳之姿，望秋而落；松柏之质，经霜弥茂。"表现出坚贞高洁的节操。两树材用很广，不仅有很高的经济价值、观赏价值，而且具有药用养生价值。松子可食用、榨油，润肺滑肠；松花润心肺、益气、除风止血；松脂安五脏、除热、久服轻身不老延年。"柏子仁，性平而不寒不燥，味甘而朴，辛而能润，其气清香，能透心肾，益脾胃，盖仙家上品药也。"（明·李时珍《本草纲目·木部》）柏叶（侧柏叶）治肺结核咯血、衄血，胃肠道出血和肺热咳嗽、慢性气管炎等。松树和柏树还能分泌出一种芳香物质，称为"杀菌素"，具有杀灭病菌和抗御病毒的作用，对"老慢支"患者可增强呼吸功能，有消炎、平喘、安神的疗效。

下联中的"子"，泛称人，是说家贫的人们可以通过读书改变命运。如宋人黄庚所云："人无气节何足道，腹有诗书自不同。"（《杂咏》）宋·倪思则说："天下之事利害常相半，有全利而无少害者，惟观书乎？不问贵贱，不问贫富，不问老少，观书一卷，则有一卷之益，观书一日，则有一日之益，以之治天下，以之齐家，以之修身，大而为名，小而为利，无不得所欲，故曰有全利无少害也。"（《经钮堂杂志·卷四·书》）家贫而能读书，重视知识的价值和益处，这是值得继承并发扬的家庭价值观念。

清人蔡福田亦集黄庭坚、梅尧臣诗句成联：

<blockquote>
藏书万卷可教子；

买地十亩皆种竹。
</blockquote>

形象地表明育人最重高洁不移之心志。

52. 有书真富贵

无事小神仙

选自清代周希陶《重订增广》。

宋真宗曾有《劝学文》云："富家不用买良田，书中自有千钟粟。安居不用架高堂，书中自有黄金屋。娶妻莫恨无良媒，书中自有颜如玉。出门莫恨无人随，书中车马多如簇。男儿欲遂平生志，六经勤向窗前读。……"宋代王荆公的《劝学文》也说："贫者因书富，富者因书贵。愚者得书贤，贤者得书利。只见读书荣，不见读书坠。"上联即

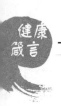

由此引申而来。有书其所以富贵，是因为书犹药也，善读可以医愚，可以涵养德行，变化气质，养人精神，指点迷津，丰富人生，不独明理，而且使人寡过。（明·吕坤《呻吟语·问学》）如英国杰·李·贝内特所言："书籍是作者为我们渡过危险的人生之海而准备的罗盘、望远镜、六分仪和海图。"（《指点迷津的书籍》）在旧时，可以学而优则仕，在当今亦可以提升人的素质，转化为知识经济。

正是：富不读书纵有银钱身何贵，贫而好学虽无功名志气高。

下联出自宋代魏野《述怀》："有名闲富贵，无事小神仙。"所谓神仙，在这里比喻心无愁烦之事、逍遥自在、毫无拘束和牵挂，且能长生久视的人。诗云：不争闲气不贪钱，舍得钱时结得缘。除却钱财烦恼少，无烦无恼即神仙。（明·冯梦龙《醒世恒言》第三十四卷）

晚清状元吴鲁也有一副景仰圣贤修身治学的自勉联：

> 富贵无常，处世勿忘贫贱；
>
> 圣贤可学，立身谨记读书。

认为只有"勿忘贫贱"，看淡功名利禄，才能正确处世。也只有"谨记读书"，才有可能成为道德才智杰出的"圣贤"，并以此为立身的坐标。这种立身行己的人生态度是值得效法的。

清人程铭给湖北黄州睡仙亭题的对联，也很有意趣：

> 无不读书豪杰；
>
> 有打瞌睡神仙。

53. 忠厚培元气
　　诗书发异香

京城南芦草园 12 号门联。

南宋哲学家、教育家朱熹有言："人之寿夭在元气，国之长短在风俗。"（《近思录·为学类》）所谓元气，亦称原气、真气，是维持人体生命活动的最基本物质，包括元阴元阳之气，负载着生命现象。人生所赖，惟气而已，气聚则生，气散则死。人体的气是由先天之精气和后天的水谷之精气及自然界的清气，通过肺、脾胃和肾等脏腑而生存的。根据其组成、分布和功能的不同特点，气又有元气、宗气、营气、卫气等不同称谓。"气者，人之根本也。"（《难经·八难》）培补元气，乃"医家第一活人要义"（清·徐大椿《医学源流论·元气存亡论》），对养生长寿有至关重要的作用。至于如何培补、蓄养元气，历代养生气功学家多有论述。主要有药物调补，情志协调，饮食调节，起居有常，顺时摄养，按摩、导引等。清人金缨根据太乙真人养生七法做了如下概括："少思虑以养心气，寡色欲以养肾气，勿妄动以养骨气，戒嗔怒以养肝气，薄滋味以养胃气，省言语以养神气，多读书以养胆气，顺时令以养元气。"（《格言联璧·摄生》）"忠厚乃处世之本。"（英·狄更斯《老古玩店》）而为人忠实厚道、善良宽容，不仅是人们立身处世的要义，也最有利于培补、蓄养元气。所以，明代学者高濂指出："厚重静定宽缓，乃进德之基，亦为老人养寿之要。"（《遵生八笺·清修妙论·上》）明人洪应明也说："操切者寿夭，而宽厚之士其年必长。"（《菜根谭》）清人郑观应也说："气之温和者寿，质之慈善者寿，量之宽厚者寿，貌之重厚者寿，言之简默者寿。"（《中外卫生要旨》）

诗书何来异香？原因是诗书能给人以生存智慧、生命能量。"多读书达观古今"能使人吸取知识，开阔眼界，明辨是非，趋利避害。明人吴麟徵曾说："多读书则气清，气清则神正，神正则吉祥出焉；读书少则身暇，身暇则邪间，邪间则过恶作焉，忧患及之。"（《家诫要言》）明代御医龚廷贤则进一步指出："读书悦心，山林逸兴，可以延年。"（《寿世保元·延年良箴》）从古至今，不少人都有这样的体验：读书确能调整心态，养气凝神，净化心灵，却病延年。所以清·康熙文华殿大学士张英肯定："读书可以增长道心，为颐养第一事也。"

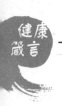

（《聪训斋语》）当然，诗书的异香是不会自动产生的，需要人们去开发、去发掘，只有聚精会神、潜心品读，进入"晨昏忧乐每相亲"（明·于谦《观书》）的意境，诗书才会发出异香。正是：

"诗书有味嚼逾美，编简无花开自香。"（宋·阳景春《句》，《全宋诗》第50册，第31486页）

另一副对联与此联内容相似：

忠厚传家久；

诗书继世长。

清·蒲松龄《省身语录》和金缨《格言联璧》亦有讲培元气、存德行的联语：

事事培元气，此人必寿；

念念存本心，其后必昌。

54. 至乐莫过读书至要莫如教子
寡智乃能习静寡营乃可养生

这是清代文学家蒋士铨撰书并悬于"忠雅堂"用以自励的一副书斋联。选自清代梁章钜《楹联丛话》卷八。

上联语出明代范立本《明心宝鉴·训子篇》："至乐无如读书，至要无如教子。"意即不仅把读书视为最大的快乐，还把教育子女当作最要紧的事情。宋代柳屯田（即柳永）《劝学文》说："父母养其子而不教，是不爱其子也。虽教而不严，是亦不爱其子也。"无论古今，都把教育子女当作"至要"之事，予以重视。如何教子呢？中国历来倡导"居家务期俭朴，教子要有义方"（《朱子治家格言》）。所谓义方，就是教之以为人行事应该遵守的伦理规范和道理。《左传·隐公三年》石碏谏曰："臣闻爱子教之以义方，弗纳于邪。"宋人刘清之的《戒子通录》辑录了家颐如何教子的一段箴言，把教子以义方更加具体化，对后人教子不无启迪："人生至乐无如读书，至要无如教子。父子之间不可溺于小慈。自小律之以威，绳之以礼，则长无不肖之悔。教子有五：导其性，广其志，养其才，鼓其气，攻其病，废一不可。养子弟如养芝兰，既积学以培植之，又积善以滋润之。人家子弟惟可使觌其德，不可使觌利。富者之教子须是重道，贫者之教子须是守节。"

安徽黄山市黟县西递村大夫第也有一副教子联：

> 继先祖一脉真传克勤克俭；
>
> 教子孙两行正路惟读惟耕。

《孟子》云："养心莫善于寡欲。"（《尽心章下》）下联即由此而来。"寡智"即用谋少、嗜欲淡，利于习静，排除杂念，静养修性。"寡营"，即欲望少，不为个人营谋打算。"守默共无吝，抱冲俱寡营"（唐·韦应物《与韩库部会王祠曹宅作》）。少思虑、少钻营，保持心安体静，自然有利于养生。明人谢肇淛就说："余见高寿之人多能养精神，不妄用之，其心澹然，无所营求。"（《五杂俎·人部一》）

55. 闭门即是深山
读书随处净土

选自明代文学家、书画家陈继儒《小窗幽记》。

上联是说，关起门来，家中就是深山一般的环境。当然这深山并不是远离闹市的深山野岭，而在于思想上淡泊名利，心里澄静，不起妄念，这样即使不关闭有形之门，也能感受如处深山的意趣。如清·纪晓岚《息轩》诗所云：

> 贵贱皆有营，百岁谁得闲。
>
> 但使妄念净，即为善闭关。
>
> 古来恬退人，不在居深山。

（《纪晓岚诗文集》卷七）

下联是说，用心读书，到处都是清洁明净的空间。净土，系佛教语。佛教认为，佛、菩萨居住的清净世界，没有尘世的喧嚣，所以叫净土。南朝时期宋国谢灵运《净土咏》："净土一何妙，来者皆菁英。"我们每个人心田中也应有一片净土。这就是用一种心澄意静的心境去面对事物，无论在何种喧嚣的环境，都保持心中一片最明澈的净土，即保持心静，涵养静气不为外物所动，这才是真正的深山。读书需要这种心境，修身养性更需要这种心境和这样一方净土。诗云："自静其心延寿命，无求于物长精神。"（白居易《不出门》）这对于奔波忙碌的现代人是尤其需要的。

清·蒲松龄有联云：

> 读经书则根底厚，看史鉴则议论伟；
>
> 观云物则眼界宽，去嗜欲则胸怀净。

（《省身语录》）

清·张维屏也有一副表现闭门读书、悠闲自得情怀的自题联：

> 闭关宛在深山，好花解笑，好鸟恬情，尽是天生活泼；
>
> 开卷如游往古，几辈英雄，几番事业，都成文字波澜。

56. 闲居足以养老

至乐莫如读书

明代陈继儒《小窗幽记》云："老年人要心闲，闲则乐余年。"上联即由此引申而来。这里的"闲居"是安闲居家，如陆游的"闲居寂无客，柴门昼常关"（《斋中杂兴》之十）。老年人退休以后，不要怅然若失，无所事事，在那里操闲心，生闲气，自寻烦恼，而应自觉适应退休生活的变化，把养生养老放在第一位，让自己身心俱闲，颐养天年。因为"身闲可以养气，心闲可以养神"（清·褚人获《坚瓠己集卷之二·身心俱闲》）。总之，能闲居有利于养老。

"至乐莫如读书",谓予不信,请看南宋·翁森的《四时读书乐》诗:

山光照槛水绕廊,舞雩归咏春风香。

好鸟枝头亦朋友,落花水面皆文章。

蹉跎莫遣韶光老,人生唯有读书好。

读书之乐乐何如,绿满窗前草不除。

新竹压檐桑四围,小斋幽敞明朱曦。

昼长吟罢蝉鸣树,夜深烬落萤入帏。

北窗高卧羲皇侣,只因书稔读书趣。

读书之乐乐无穷,瑶琴一曲来薰风。

昨夜庭前叶有声,篱豆花开蟋蟀鸣。

不觉商意满林薄,萧然万籁涵虚清。

床前赖有短檠在,及此读书功更倍。

读书之乐乐陶陶,起弄明月霜天高。

木落水尽千崖枯,迥然吾亦见真吾。

坐对韦编灯动壁,高歌夜半雪压庐。

地炉茶鼎烹活火,一清足称读书者。

读书之乐何处寻,数点梅花天地心。

（《全宋诗》第 68 册,第 42915 页）

下联即由此化用而来。读书的乐趣,常常妙不可言。所谓精妙处,忍不住击节叫好;伤感处,止不住泪眼婆娑;激愤处,耐不住拍案而起;谐趣处,憋不住哑然失笑。不是亲身体味,是难于感受其乐其趣的。书中体现的喜怒哀乐、爱恨情仇,都可通过阅读来感受。读者还可从书中的警策隽语、独识灼见和奇思高论中,开心窍、启灵性。老年人读书,主要是消遣性的。没有拘束,没有功利要求,喜欢读什么就读什么,喜欢读多少就读多少,完全由自己的兴趣来决定。只要不

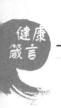

碍作息，不影响健康就行。在书里修身养性，纯净的书香味，每天都会带来好心情。清人张潮说："有工夫读书，谓之福。"（《幽梦影》）读书的享受，在于好书的醍醐灌顶，通体舒泰，使人觉得是一种做人之福，生命之缘。难怪在欧洲人眼中读书始终有着双重属性。它既是获取信息和知识的手段，也是一种优雅的生活态度和生活方式。

明代抗倭名将、军事家戚继光也有一副强调"修身"和"读书"的对联：

> 养性莫若修身；
>
> 至乐无如读书。

57. 为学须入地狱

登山直到高峰

这是中国著名哲学家、宗教学家、历史学家任继愈（1916—2009）自题书斋联。

本来"地狱"是某些宗教认为人在生前做了坏事死后受苦的地方，亦比喻苦难危险的境地。马克思曾在《〈政治经济学批判〉序言》写道："在科学的入口处，正像在地狱的入口处一样，必须提出这样的要求：'这里必须根绝一切犹豫，这里任何怯懦都无济于事。'"

上联即由此转化而来，表明在治学上应不畏艰辛，锲而不舍，像马克思那样，无私无畏，"拿自己的学识为人类服务。"（拉法格《忆马克思》）他曾说："做学问就要立志做第一流的学者，义无反顾，富贵利禄不能动其心，艰难挫折不能乱其气。"

下联则以"登山"为喻，激励自己在科学研究的道路上，不畏崎岖，勇攀高峰。马克思曾在《〈资本论〉法文译本之序与跋》中写道："在科学上面是没有平坦的大路可走的，只有那在崎岖小路的攀登上不畏劳苦的人，有希望达到光辉的顶点。"下联即由此转化而来，也是任继愈一生勤奋耕耘的写照。任继愈曾说："怠为万恶之源，对我们读书人来说更是关键。"

此联不仅表达联作者在学问上敢于"入地狱""到高峰"的鸿鹄之志，也反映了他刻苦治学、献身学术的宏愿与实践。正是靠这种精神，他把自己生命化作了一部部著作、一项项惠及后世的文化工程。2009年7月11日，任老辞世时，有两副挽联对其学术贡献做了高度概括。

中哲西典解佛喻老覃思妙理一代宗师风范，

金匮石渠理册修书继往存绝百世馆员楷模。

论衡三教传承国学千秋业，

出入百家守护文明一代宗。

任老不仅是德高望重、著作等身的学者，也是养生有道、寿登期颐的地仙。他一生研究哲学、宗教的养生心得是："养心第一，养身第二；神养第一，药疗第二；自医第一，求医第二。"他说："养生，主要靠自己，不必天天惦记着自己的健康，顺其自然最好。《老子》中说'外其身而身存'，有其合理性。"他不服用补品，信奉"药补不如食补，食补不如神补"。在"神补第一"的具体做法上，崇尚"五闭目"，即闭目静心、闭目降气、闭目行悦、闭目意驰、闭目卧思。关键是要"静"。"心非静不能明，性非静不能养。"（清·唐彪《读书作文谱》）而读书则是获取知识的渠道，也是涵养静气的摇篮。

58. 天下无如闻道乐
人间惟有养心高

选自宋代蔡格《山居》十三首之八。（《全宋诗》第57册，第35688页）

上联讲"闻道乐"。上联的"无如"，即不如、比不上。唐代崔颢《经华阴》诗："借问路旁名利客，无如此处学长生？""闻道乐"，语

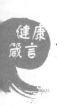

本《论语·里仁》："朝闻道，夕死可矣。""闻道"即领会某种道理。这里的"道"，在古代有多重含义：或指事理、规律；或指政见与世界观；更指道德与正义。《论语·阳货》："子路曰：'君子尚勇乎？'子曰：'君子义以为上。君子有勇而无义为乱，小人有勇而无义为盗。'"意谓君子最看重的是道义。《孟子·公孙丑下》也有"得道者多助，失道者寡助"的名句。上句是说，天下没有比闻道更快乐的事了，反映诗人蔡格崇尚道义、尊敬贤德之人的品格。诗的原文说明了这一点：

> 天下无如闻道乐，人间惟有养心高。
>
> 烟花过眼须臾灭，明德馨香万古牢。

下联讲"养心高"。"养心"，即保养心神，以保持心理的平静状态。孟子说："心之官则思。"（《孟子·告子上》）古人以心为思维器官，故后沿用为脑的代称。为什么"人间惟有养心高"呢？《黄帝内经》说得明白："心者，君主之官也，神明出焉。"（《素问·灵兰秘典论》）又说："心者，五脏六腑之大主也，精神之所舍也。"（《灵枢·邪客》）意思是说，心主神明，是精神、意识、思维等高级中枢神经活动的主宰，对其他脏腑的功能活动起主导作用，"脏腑百骸皆听命于心"（清·徐大椿语）。故"善治生者，先治其心"（宋·曾慥《至游子·黄庭篇》）。"心治则百节皆安"（《淮南子·缪称训》）。宋·陈淳还用诗的语言说明了"养心"的重要："心为形之君，所主一身政。持养常清明，百体皆顺令。"（《心》，《全宋诗》第52册，第32331页）这些都说明养生贵在养心，健身重在健脑的道理。

至于如何养心，可谓仁者见仁，智者见智。清人则提供了三种养心法可以参考。一为读书颐养。清人张英说："人心至灵至动，不可过劳，亦不可过逸，惟读书可以养之。……闲适无事之人，镇日不观书，则起居出入，身心无所栖泊耳。目无所安顿，势必心意颠倒，妄想生嗔，处逆境不乐，处顺境亦不乐。"所以，他认为"书卷乃养心第一妙物"(《聪训斋语》)。二为"泰然处之"。清初太医尤乘在《寿世青编·养心说》中写道:"孟子曰:养心莫善于寡欲。……心无妄动,贪嗔痴爱,是非人我,一切放下。未事不可先迎,遇事不宜过扰,既事不可留住,听其自来,应以自然,任其自去。忿懥恐惧,好乐忧患,皆得其正,此养之法也。"三为"坚闭四门"。《清代名人趣史》载:清初名臣"张文端尝云:'坚闭四门,不许忧喜、荣辱、进退、升沉、劳苦、生死、得失一切之念,阑入其中。或稍疏虞,打入片刻,即忙驱逐,仍前坚守'"。这就是近代医家丁福保所说的"欲养心者其心无忧无怒而后可"(《最真确之健康长寿法》)。

清·蒲松龄和王永彬也有言及"养心"的联语:

> 何思何虑?养心当如止水;
>
> 勿助勿忘,为学譬若掘井。

(清·蒲松龄《省身语录》)

> 守身必谨严,凡足以戕吾身者宜戒之;
>
> 养心须淡泊,凡足以累吾心者勿为也。

(清·王永彬《围炉夜话》)

59. 日月两轮天地眼
诗书万卷圣贤心

这是宋代思想家、教育家、文学家朱熹(1130—1200)为江西庐山白鹿洞书院所题的楹联。意思是说,天地因日月得光,人靠读书致圣。朱熹是北宋以来理学思想之集大成者,是孔子之后中国封建社会最大的思想家。他博极群书,广注经典,对经学、史学、文学、乐律乃至自然科学都有不同程度的贡献。

上联写时不我待的心情。"日月两轮"本指日和月。北周·庾信《镜赋》:"天河渐没,日轮将起。"日月形如车轮,转动之速,因以喻

· 79 ·

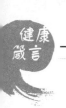

时间的飞逝。"天地眼"，古时以日为天眼，月为地眼，故上联以日月作喻，将炽热发光的太阳和洁白明亮的月亮喻为天地的两只明澈的眼睛，人们的视听言动和事情物理，都尽收其中，一览无余。因此要抓紧时间，进德修业。

下联写为学的归宿。"圣贤"，乃道德才能极高之人，经书诗文则是圣哲先贤智慧的结晶，是人们修身、养德、治学、治业取用不尽的宝贵财富，而读书则是确立和传递伦理道德与各种知识的重要途径。"毕竟词章总余事，读书须得圣贤心。"（清·钱泳《履园丛话》卷八）。联语劝导人们既要善读万卷诗书，又不迷失本性，而以圣贤之心为归宿，以领悟圣贤之心，净化自己的心灵，达到圣贤所期望的境界。正是"多读孔圣之书有仁有义，少饮粗糠之酒无是无非"。从养生角度说，顺应自然，清心寡欲，读书养性，也不失为养生的一个途径。

60. 万卷古今消永日
一窗昏晓送流年

此为南宋长寿诗人陆游的自题联。此联语又见陆游《题老学庵壁》诗："此生生计愈萧然，架竹苦茅只数椽。万卷古今消永日，一窗昏晓送流年。太平民乐无愁叹，衰老形枯少睡眠。唤得南村跛童子，煎茶扫地亦随缘。"（载《陆游集》第二册）唐代文学家刘禹锡也有与此联内容相似的联语可一并品读：

> 一卷素书消永日；
>
> 三山仙路寄遥情。

（《和苏十郎中谢病》）

上联的"永日"，指从早到晚，用卷帙浩繁的古今书籍消磨整天时间。陆游自幼好学，自称"我生学语即耽书，万卷纵横眼欲枯"。他一生酷爱读书，把自己的书房取名为书巢，还书了"万卷古今消永日；一窗昏晓送流年"的楹联。"万卷古今"喻书数量之多，内容涉猎之广。

> 书编屡绝铁砚穿，口诵手抄那计年。
>
> 不是爱书即欲死，任从人笑作书颠。

（陆游《寒夜读书》其二）

反映了陆游刻苦读书的痴迷程度。

下联的"一窗昏晓"喻读书神情专注，夜以继日。精炼准确地概括了作者终生与书为伴，以书开导人生的读书生涯。他的《抄书》诗写道：

> 书生习气重，见书喜欲狂。
>
> 捣蘖潢刜藤，辛苦补散亡。
>
> 且作短檠伴，未暇名山藏。
>
> …………
>
> 储积山崇崇，探求海茫茫。
>
> 一笑语儿子，此是却老方。

晚年罢官家居，七八十岁了，还研读《资治通鉴》，蝇头小字，日课二万言，"读书有味身忘老，报国无期涕每倾"（《不寐》），"白发无情侵老境，青灯有味似儿时"（《秋夜读书每以二鼓尽为节》）。真是一位读书到老不疲、爱国至死不渝的英雄豪杰。

此联正是这位长寿诗人夜以继日、常年不辍的读书写作生活的真实写照。这也是他得以享受86岁高龄的重要原因。

61. 除却诗书何所癖
独于山水不能廉

此联系清代乾隆时军机大臣鄂文端（尔泰）的赠友（法渊若）联。（清·梁章钜《楹联三话》卷下）宋·戴复古有"田园自乐陶元亮，乡里多称马少游。除却读书无所好，有时闲作北岩游"（《赵升卿有官

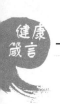

不肯为里居有贤声访之于深巷中》）的诗句（《全宋诗》第54册，第33573页），此联即化用此语。

联中"癖"与"廉"二字用得极有特色，机巧神妙，是常人所难能为的。"癖"即癖好、嗜好，本含有贬义，可上联用"癖"生动地表现了友人对诗书的酷爱之情。这种读书成癖的境界，对读书人来讲，非但不能去，简直不可无。清文学家张潮的《幽梦影》云："花不可以无蝶，山不可以无泉，石不可以无苔，水不可以无藻，乔木不可以无藤萝，人不可以无癖。""人无癖不可与交，以其无深情也。"（明·张岱《陶庵梦忆》）心有灵犀一点通。古今中外，大凡真正的读书人都有这种癖好。俄国作家马·高尔基就说："读书——对于一个有文化教养的人，是种高尚的享受；我珍视书籍，它是我热爱的癖好。"（《读一本令人不安的书》）可以说，疗精神之饥渴，补心灵之贫寒，谋事业之有成，非书莫为。人若无癖，难以学有所成和事有所成。

"廉"即不苟取、不贪，本是褒义，下联却反其意而用之，讲对山水不能"廉"而应"贪"，贪山水之景，贪山水之情，尽情观赏享用，以陶冶性情。苏轼《前赤壁赋》云："天地之间，物各有主，苟非吾之所有，虽一毫而莫取。惟江上之清风，与山间之明月，耳得之而为声，目遇之而成色，取之无禁，用之不竭，是造物者之无尽藏也。"意思是应当享用眼前清风明月的美景，显示了联作者旷达超脱的情怀。下联正是对上述内容的活用。

读书的癖好与对山水的流连，对养生同样是十分需要的。

无独有偶，同时代的郑板桥也有类似的一联：

> 除却诗书无所好；
>
> 独有山水不能怜。

清代书法家、诗文家王文治为浙江嘉兴陈园的题联，也反映了读书人对书味鱼水相依的感情：

道心静似山藏玉；

书味情如水养鱼。

62. 愁得酒厄如敌国
病须书卷作良医

此为南宋长寿诗人陆游《枕上作》一诗的颔联（《全宋诗》第 40 册，第 24957 页），时年 72 岁。

俗话说酒不解真愁。上联是说，心中的愁烦事如果遇着盛酒的器皿，犹如遇着敌国，只会愁上加愁。唐代诗人李白就有"抽刀断水水更流，举杯销愁愁更愁"的诗句（《宣州谢朓楼饯别校书叔云》）。上联与此诗句有异曲同工之妙。其实，用酒驱愁不但无济于事，且对身体有害。正如陆游所言："用酒驱愁如伐国，敌虽摧破吾亦病。"（《病酒新愈独卧苹风阁戏书》）

下联则讲愁烦时虽不能用酒消愁，可生病时则须书卷作良医。读书不但可以启智、医愚、养性，而且还是治病的一种辅助疗法。春秋时的鲁国，一位名叫闵子骞的人，因名利不遂，忧虑成疾，后来读孔子书，开了心窍，正确对待自己的志向，病就好了。《三国演义》有"读书祛头风"的描述，说的是"曹操读了陈琳'讨曹檄文'，惊出一身冷汗，久受折磨之头风霍然而愈"。北宋文学家、史学家欧阳修在《东斋记》中写道："每体之不康，则或取六经百氏若古人述作之文章诵之，爱其深博闳达、雄富伟丽之说，则必茫乎以思，畅乎以平，释然不知疾之在体。因多取古书文字贮斋中，少休，则探以鉴焉。"陆游不仅有近万首诗作，而且有医著《陆氏续集验方》，他也有诗云：

儿扶一老侯溪边，来告头风久未瘥。

不用更求芎芷辈，吾诗读罢自醒然。

（《山村经行因施药》）

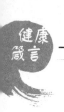

希腊谚语说："书籍是心灵的良药。""忧愁非书不释，愤怒非书不解，精神非书不振。"（清·熊伯龙《贻谷堂诗文集》）另据世界卫生组织监测中心调查，肝炎、糖尿病、脑血管病等常见病的死亡率，与患者文化程度呈负相关关系，文化程度越高，得病后的死亡率越低，长寿的可能性越大。美国人寿保险公司对年逾百岁老人的调查，其中多数人有爱好读书的习惯。可见"书中自有妙药"。

为什么读书能却病延年呢？第一，读书能使人移情、摆脱不良情绪困扰、化解积郁、宽畅胸怀，促进身心两健。德国哲学家叔本华曾说："书中自有无穷乐趣。""没有别的事情能比读古人的名著更能给我们精神上的快乐。"（《生存空虚说》）第二，读书有利于健脑防衰。英国散文家斯蒂尔有言："读书之于心灵犹如体育之于身体。"其实，读书是一种心理运动，读书、咏诵，不仅视觉器官和口腔要运动，思绪也要随着书中的情节、感情、哲理、节奏、音韵而起伏变化。还要心脑不停地思索，从中获得启迪。现代医学认为，在这个过程中，可以使大脑皮层的兴奋与抑制达到相对平衡，血液循环加速，体内新陈代谢加快。能促进有益的激素和活性物质的分泌，从而增强机体的免疫力和抗病能力。美国神经生理学家科里斯指出："脑子用得越少，越易老化。"第三，好的书籍、诗文，因其优美的描写，生动的情节，风趣的文字和叙事论理的逻辑，对读者的精神产生微妙的影响，能够增加生活情趣，调达情志，淡化郁情，平衡人体的阴阳气血。如果朗读，效果更佳。这样会扩大肺活量，恰似深呼吸运动，起到气沉丹田、呼吸绵绵的效果。

当然，读书还能获取养生保健知识，有益健康。

据媒体介绍，国外也流行"读书疗法"，使许多慢性病患者加快康复步伐。

63. 一生惟有读书乐
百计莫如为善高

选自民国时期胡瑞芝《养正录》。

清人吴恺在《读书十六观补》曾引尤袤（延之）的话说："饥读之以当肉，寒读之以当裘，孤寂读之以当友朋，幽忧而读之以当金石琴瑟，其嗜书之笃如此，读书者，当作此观。"看来联语作者深谙读书的意趣，体悟书是一座快乐的富矿，储存了大量浓缩的欢愉因子，所以自认为一生惟有读书乐。读书的快乐，一在求知欲的满足，二在与活在书中的灵魂的交流，三在自身精神的丰富和提升。其实，读书不仅有乐趣，而且能塑造人的品格。因为优秀的书籍是知识的载体，更是人类崇高道德和美好价值的宝库。对一个醉心读书的人来说，中外古今圣哲先贤、仁人志士的嘉言懿行会对他产生潜移默化的影响，令他仰慕钦敬，见贤思齐。所以，古人说："立身以立学为先，立学以读书为先。"有几副联语，道出了读书与立品修德的内在联系：

> 立品定须成白璧；
>
> 读书何止到青云。
>
> 读书即未成名，究竟人高品雅；
>
> 修德不期获报，自然梦稳心安。

（《格言联璧·学问类》）

英国哲学家、科学家培根也曾说："读史使人明智，读诗使人聪慧，演算使人精密，哲理使人深刻，道德使人高尚，逻辑修辞使人善辩。总之，'知识能塑造人的性格'。"（《论读书》）

南朝时期宋国刘义庆《世说新语·贤媛》有言："百行以德为首。"下联即由此引申而来。善为德本，仁包万善，积善成德，积恶贻祸。故刘备《遗诏》："勿以恶小而为之，勿以善小而不为。"清人申居郧则

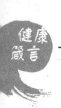

用更浅显的语言剖白古人劝人为善的心迹："天下第一好事，莫如诱人为善，圣贤所以为圣贤，只是欲天下后世之人皆入于善。"（《西岩赘语》）下联就是对这些遗训的高度概括。而且古代先贤总是把读书与为善联系在一起。明人杨继盛被严嵩陷害，在就义前的家书中说："读书，见一件好事，则便思量我将来必定要行；见一件不好的事，则便思量我将来必定要戒。见一个好人，则思量我将来必要与他一般；见一个不好的人，则思量我将来切休要学他。则心地自然光明正大，行事自然不会苟且，便为天下第一等好人矣。"（《谕应尾应箕两儿》）

与此联内容近似的还有：

> 读有益书身心爽，行无愧事梦魂安。

> 读万卷书才宽眼界，种千钟粟要好心田。

> （清·石成金《联瑾》）

> 习读书之业，便当知读书之乐；

> 存为善之心，不必邀为善之名。

> （清·王永彬《围炉夜话》）

> 世上几百年旧家，无非积德；

> 天下第一等好事，还是读书。

> 选自《楹联续话》卷二（清·姚文田督学自题联）。

中国出版家、商务印书馆董事长张元济也题有：

> 数百年旧家无非积德；

> 第一件好事还是读书。

64. 读书自课三余子

涉世披带百忍图

这是清道光十六年（1836）进士、近代诗人郑献甫的厅堂自题联。

上联是说读书治学要利用一切空闲时间，"子"系指时态。"自课"，在这里是指自己完成既定的学业。宋代苏轼有"有客独自吟，清夜默自课"（《病中大雪数日未尝起观虢令赵荐以诗相属戏用其韵答之》）。"三余"是指东汉末董遇利用"三余"读书的典故。汉献帝兴平年间，战乱频仍，旱灾连年，董遇与兄只好逃亡外地，以打柴为生。在极为艰难的情况下，他仍利用一切空闲时间坚持学习，成为三国时期著名学者。有人向他求教，他总是要人先读百遍，谓"读书百遍，而义自见"。从学者说苦无时间，董遇回答："当以'三余'。"即"冬者岁之余，夜者日之余，阴雨者时之余也"（《三国志》卷十三《钟繇华歆王朗传》注引《魏略》）。"三余"就是三种空闲时间，冬天农活少，是一年中的空闲时间；夜间不便下地干活，是一天中的空闲时间；阴雨时也是一种短时的空闲时间。读书自课能利用"三余"，孜孜以求，就会学业有成。

下联是说经历世事，待人处事要带着"和为贵，忍为高"的意图。所谓"百忍"即百般忍耐，事指唐郓州寿张人张公艺，九代同堂。麟德年间，高宗（李治）祀泰山，路过郓州，亲幸其宅，问其义由。公艺请纸笔，但书百余"忍"字（《旧唐书·孝友传·张公艺》）。后以"百忍成金"形容忍耐的可贵。俗话说，忍得一时之气，免得百日之忧。一切诸烦恼，皆从不忍生。片时不能忍，烦恼日月长。故人之气量要宏大，宏大则容人之所不能容，忍人之所不能忍。这样既可和睦家庭气氛，又可调节自身情绪。故明·胡文定说："人能常忍得身安。"忍之一字，不仅是养生大法，也是"应世之要法"（清·石成金《传家宝》第二集）。当然，遇到原则问题则是不能忍的，应晓之以理，分辨是非；非原则问题则应以"忍为高"。

65. 门前莫约频来客
座上同观未见书

宋代楼钥"句"。选自《全宋诗》第47册，第29561页。

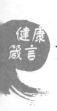

楼钥，宋文学家，字大防，号攻媿主人。宋孝宗隆兴元年（1163）进士，累迁吏部尚书、参知政事。钥居官持正有守，忧国忧民，治学"博极群书"，堪称"一代文宗"。这是他的一副书斋联。他惜时如金，不愿招惹那些俗气的"频来客"聊天扯淡；但若有奇书异卷，必定要邀请同仁好友共赏，切磋学问，砥砺品德，陶冶性情。书斋主人对待客人的两种迥然不同的态度，正体现出联作者读书求友的一片苦心。清代乾隆年间的藏书家黄丕烈，可算是这方面的例证，他每得到一部书，就绘图征诗，又于每年除夕，邀好友到他的"读未见书斋"或"士礼居"，以清酒蔬果祭书，并请人绘图记其事。

清书画家、诗文家金农也有内容相同的一联：

　　　　奇书手不释；

　　　　旧友心相知。

无独有偶，现代作家端木蕻良在 1942 年春为了闭门写作，在桂林住所门口也贴了"谢绝来宾"的纸条。一天，欧阳予倩想约端木蕻良写京剧《王翠翘》，吃了闭门羹。他看到门上的"谢绝来宾"四字，诗兴大发，就在旁边写下了这首《谢客诗》：

　　　　女儿心上想情郎，

　　　　日写花笺十万行。

　　　　月上枝头方得息，

　　　　梦魂又欲到西厢。

端木蕻良看到这首诗，觉得有趣，就让它一直留在门上，起着闭门谢客的作用。

表面看来俨然是一首情诗，写一女子对情人的执着追求和痴迷爱恋。实际上是一首"杜门谢客"诗，也是写给一些"频来客"看的。这首诗的真正含义是：自己工作很忙碌，无暇和一些爱聊天的闲人长谈，希望那些"频来客"多加体谅。俗话说：节约时间就等于延长生命。"因为生命正是由时间组成的。"（［美］富兰克林《格言历书》）善于节约和支配时间，使有限的生命更有价值，这也是科学养生观的一个重要内容。

清人许乃济也有一副类似的书斋联：

> 但有余闲惟学帖；
>
> 即逢佳人莫谈天。

中国现代画家张大千为绍兴戒珠寺的题联，则从另一角度劝人们"读人间未见书"：

> 懒思身外无穷事；
>
> 得读人间未见书。

66. 胸无城府心常泰
　　腹有诗书气自华

"城府"，比喻人的心机深隐难测，犹如城府之深邃。胸无城府，语本元代脱脱等《宋史·傅尧俞传》："尧俞厚重言寡，遇人不设城府，人自不忍欺。"后指为人胸怀坦荡，不用心机。清代掌生氏《长安看花记·秋芙传》："其为人胸无城府，坦易可交。"上联是说：胸无城府、坦荡率真、诚恳待人的人就会有和谐的人际关系和安宁舒泰的心境。明代医家王文禄曾言："一切病皆生于心，心神安泰，病从何生？"（《医先》）说明胸怀坦荡，对人以诚相待，不仅是一种高尚的德行，也有利于人的身心健康。"书有未曾经我读，事无不可对人言"，正是这种坦然心态的写照。

下联出自宋代苏轼《和董传留别》："粗缯大布裹生涯，腹有诗书气自华。"意思是说：虽然过着穿粗丝土布的淡泊生活，但腹有诗书却使自己的气质，包括生理和心理等素质得到了升华。这里的气，既指人的元气、生命力，也指人的精神状态与气质，而满腹诗书不独能增

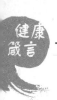

强人的生存智慧，也能升华和改变人的气质。汉代王充曰："人以气为寿，形随气而动。"（《论衡·无形》）宋代张载则指出："为学大益，在自求变化气质。"（《语录钞》）明人陈继儒《安得长者言》："读书不独变人气质，且能养人精神，盖理义收摄故也。"这里所谓变化气质，就是对一个人精神情怀的陶冶与涵养，帮助一个人获得高尚的品格、卓越的见识，把人与生俱来的动物性变化成理性。英国散文家、剧作家斯蒂尔也说："读书之于心灵犹如体育之于身体。体育保持、加强、增进着健康；读书则焕发、培养和坚定着德行。"这些都说明读书，令腹有诗书对提升人的道德涵养，升华人的气质，增进人的身心健康和陶冶情操，有着重要的作用。正是：

> 花香莫若书香远；
>
> 厨味无如世味高。
>
> 天下奇观看尽，不如书本；
>
> 世间滋味尝来，无过菜根。

67. 绎志多忘嗟老大
　　读书有味且从容

这是清末洋务派和湘军首领左宗棠在任两江总督期间，为江苏学政黄体芳1882年倡办的江阴南菁书院题写的对联。

上联的"绎"原意为抽丝，引申为寻求事理，亦指陈述。《礼记·射义》："绎者，各绎己之志也。"孔颖达疏："绎，陈也，言陈己之志。""嗟"，叹息悔恨。"老大"。一词化用汉·乐府古辞《长歌行》："少壮不努力，老大徒伤悲。"左宗棠在谕子的家书中曾指出："读书做人，先要立志……志患不立，尤患不坚。……如果一心向上，有何事业不能做成？"（《咸丰十年正月三十日与孝威孝宽》）上联即是鼓励书院学生立志向上，不断寻究事理，经世致用，就不致因蹉跎岁月老无所成而悲叹。

下联的"读书有味"，出自南宋时期陆游《不寐》诗："读书有味身忘老，报国无期涕每倾。""从容"，即不慌不忙。陆九渊曾引一学者诗云："读书切戒在慌忙，涵泳工夫兴味长。未晓无妨权放过，切身须要急思量。"（宋·陆九渊《语录》）南宋哲学家、教育家朱熹也指出："读书之法：要当循序而有常；致一而不懈；从容乎句读文义之间；而体验操存践履之实。"（《答陈师德书》）联作者对此则有自己独到的心得，他在咸丰十一年正月二日《与孝威》的信中说："读书要循序渐进，熟读深思，务在从容涵泳以博其义理之趣，不可只做苟且草率工夫，所以养心在此，所以养身在此。"这里所谓"涵泳"是在水中潜行，也就是说必须入水，与水相合，才能了解水，得到滋养润泽。下联就是年近七旬的联作者介绍读书"有味"的切身体验。

在左氏看来，读书不仅要循序渐进，而且贵在"实行"。他为湘阴左氏新祠的题联，就反映了这种见解。

纵读数千卷奇书，无实行，不为识字；

要守六百年家法，有善策，还是读书。

68. 闲中觅伴书为上

身外无求睡最安

此联为清书法家刘墉题苏州耦园还砚斋联。

耦园，位于苏州市东北角。始建于清初，最早叫涉园，是太守陆锦的私人园林。后来为苏淞道台沈秉成购得，并扩建装修。因住宅东西两侧各有一园，故名耦园，并寓有沈秉成偕夫人严永华夫妇归田隐居之意。古时两人并耕为"耦"，"耦"又通偶。还砚斋系书房。

这是一副摘句联，出自明代陆绍珩《醉古堂剑扫·卷五·素》。在现实生活中，人们工作之余或退休之后，如何休闲，在休闲中觅什么

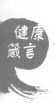

为伴，各人的情趣嗜好不同，方式也各异。有益友清淡，岸边垂钓，楸枰对弈，方城搏杀，看花听鸟，小酌娱客，与人共舞，抚琴赏宝，当下更有迷恋网络游戏人生的。这些伴虽然能各适其意，各有各的乐趣，但在耦园园主和书联者看来，"万般皆下品，惟有读书高。"因为"天下之事，利害常相半，有全利而无小害者，惟书"（《醉古堂剑扫·醒》）。读书向称为雅事乐事，是足不出户的旅游。尤其是舍去功利的自由看书读书，如林语堂所言：能让人"开茅塞，除鄙见，得新知，增学问，广识见，养性灵"（《论读书》）。且神交古人，思接千载，心通四海。使人有心旷神怡、豁然开朗之感。从养生角度言，读书能滋润人的心田，能养心凝神。曾国藩谈到这种体验时说："每日稍闲，则取班、马、韩、欧诸家文，旧日所酷好者一一温习之，用此以养吾心而凝吾神。"（《曾国藩嘉言钞·治学》）所以闲中觅伴选择书，乃是有益身心的至高无上的选择。如英国文学家切斯特菲尔德所言："知识对于高龄的人来说，是个舒服的养老院、幽雅的闲居所。"

同样，人到无求品自高。"身外无求"，就是不为名缰利锁这些身外之物所束缚，保持空灵澄澈的心境。诗云："不忮不求，何用不臧！"（《邶风·雄雉篇》）即不嫉妒不贪求，怎么会不得到善的回应呢。"于世少取求，俯仰有余快。"（《曾国藩嘉言钞·不求》）相反，如果汲汲于名利，整日奔竞浮躁，心劳神疲，睡觉也不会安稳。"睡最安"，这是难能可贵的养生之道。笠翁曾说："养生之诀，当以善睡居先。睡能还精，睡能养气，睡能健脾益胃，睡能坚骨壮筋。"（《李渔随笔全集·闲情偶记》）所以，"安寝乃人生最乐"（清·张英《聪训斋语》）。

此联表现了耦园主人舍弃名利、脱俗寡欲、得闲读书、修身养性的心境和情趣。

与此联内容相近的还有清代梁同书题苏州拙政园绣绮亭联：

闲寻诗册应多味；

得意鱼鸟来相亲。

69. 斗酒纵观廿一史
炉香静对十三经

此联为崇祯进士、明末著名民族英雄史可法（1602—1645）所撰。

上联讲观史。"斗酒"指善饮而气概豪迈。斗为古代盛酒的器具。《诗经·大雅·行苇》："酌以大斗，以祈黄耇。""纵观"，指博览，恣意观看。苏舜钦《答范资政书》："日甚闲旷，得以纵观书策。""廿一史"，明嘉靖时校刻的史书，在宋人所称"十七史"外，加宋、辽、金、元四史合为"二十一史"。（顾炎武《日知录·监本二十一史》）这二十一史，即《史记》《汉书》《后汉书》《三国志》《晋书》《宋书》《齐书》《梁书》《陈书》《魏书》《北齐书》《周书》《隋书》《南史》《北史》《新唐书》《新五代史》《宋书》《辽史》《金史》《元史》等。"廿一史，全在兹。载治乱，知兴衰。"所以，"观史功夫要当考其治乱兴废之所以然，察其人之邪正。"（宋·张栻《理性大全》）"如身在其中，见事之利害，时之祸患；必掩卷自思，使我遇此等事，当作如何处之。"（宋·吕祖谦《先正读书诀》）

下联讲读经。"炉香"，熏炉里的香气。在古代，不少文人都有焚香读书的雅好。北宋诗人陈与义（1090—1138）有《焚香》诗："明窗延静书，默坐消尘缘。即将无限意，寓此一炷烟。……炉香袅孤碧，云缕霏数千。悠然凌空去，缥缈随风还。"南宋诗人陆游也有诗云："官身常欠读书债，禄米不供沽酒资。剩喜今朝寂无事，焚香闲看玉溪诗。"（《假中闭户终日偶得绝句》之三）品香的过程是一种精神和嗅觉的审美过程，能安神、静心，给人以空灵平和。"静对"，即静心面对。"十三经"，指十三部儒家经典。自汉代开始把《诗》《书》《易》

《礼》《春秋》称为五经，唐代把《周礼》《仪礼》《礼记》《公羊传》《谷梁传》《左传》《诗》《书》《易》称为"九经"，唐文宗刻石经，将《孝经》《论语》《尔雅》列入经部，宋代又将《孟子》列入，因有十三经之称。古人云：唯有经书最善，可以益人神智。（《魏书·李称传》）研读经书，"不独读玩其文章，谈说义理而已；一言一句，皆以养心冶性，事亲从政，取友接物，得失忧乐，一考之于书。"（宋·黄庭坚《书赠韩琼秀才》）所以，古人读书，都"以经为主。经术深邃，则观史易知人之贤不肖；遇事得失，易以明矣"（宋·黄庭坚《先正读书法》）。

联语以"廿一史""十三经"泛指传统文化之精华，借以表明自己勤学博览、刻苦奋发的决心和抱负。此联运笔纵横大气，气韵生动，工整典雅，明心见志，是一副很好的读书养性的对联。

古人云："研理于经，可以正天下之是非；征事于史，可以明古今之成败。"（清·纪昀《四部总序》）读此联，对于今人观史读经、养心怡性仍有借鉴意义。

70. 无事且从闲处乐
有书时向静中观

这是清代画家、诗人方薰（1736—1799）的自题联。此联系摘书元代画家、诗人倪瓒的诗句。

上联言无事时以悠闲自得为乐。"闲"一般指悠闲、安闲、休闲、闲适、闲达、闲雅之意。明人谢肇淛对此有一段精彩论述："所谓闲者，不徇利、不求名，澹然无营，俯仰自足之谓也。而闲之中可以进德，可以立言，可以了死生之故，可以通万物之理，所谓'终日乾乾欲及时'也。今人以宫室之美，妻妾之奉，口厌粱肉，身薄纨绮，通宵歌舞之场，半昼床第之上，以为闲也，而修身行己，好学齐家之事，一切付之醉梦中，此是天地间一蠹物，何名利不如之有！"（《五杂俎》卷十三）可见，人们对"闲"有不同理解。如何休闲，不仅表现人的智慧，也最见个性，是"个性释放"的时机，最可见人的贤愚雅俗和真伪善恶。它对人的健康也是一柄双刃剑。高雅的休闲，有助于提高生活质量乃至生命质量，有利于身心健康；相反，则会损害健康，使人疾病丛生，甚至早衰夭寿。上联讲的能给联作者带来快乐的"闲"，无疑是一种高雅积极的休闲。

下联讲时常以静心读书自娱。"静"，指寂静、安静、平静、静心，也指精神贯注专一，是道家的一种修养之术。《云笈七签》卷九九："修炼之士当须入静。"静心读书犹如穿越时空，与智者先贤对话，尽情享受前人用智慧与思想设下的盛宴。可以说，书是灵魂的居所，书是精神的家园，书是深情的朋友，书又是疗伤的良药。明人刘荣嗣《答卢德水》说："以书作声歌，以古人当朋友，以节劳减食当医药，此亦尘世修仙之诀矣。"静心读书可以获得无穷乐趣。联作者以悠闲为雅，以读书为乐，以淡于利禄、修身养性为尚，耻于奔竞钻营，一生不应科考，布衣终老，被称为"浙西高士"。联作者的这种生活态度和生活情趣，对于那些利禄之徒的无耻钻营来说，自有高下之别，此联正表现了他作为高士的生活态度和生活情趣。

中国宗教学家、社会活动家、书法家赵朴初曾游西安广仁寺，并应约为该寺书写了此联。

清人刘子年书斋联亦云：

> 无事此静坐；
>
> 有福方读书。

71. 有关家国书常读

无益身心事莫为

这是无产阶级革命家、教育家徐特立（1877—1968）的题赠联。

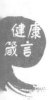

联作者原名懋恂，字师陶，又名立华，湖南长沙人。年轻时，有感于社会的不平，取"特立独行，高洁自守，不随流俗，不入污泥"之意，改名徐特立。曾任长沙师范、湖南省立第一女师校长，1927年加入中国共产党，参加南昌起义和中央红军长征，1938年任八路军驻湘办事处代表，路经湘潭时，曾在湘潭十三总长丰公盐号借宿，青年店员王汉秋请题字留念，他慨然应允。翌年，徐特立精心撰书此联寄赠。

联语熔铸了联作者对青年的无比关心和殷切期待，告诫青年读书、做事都要有选择。

上联的"家国"，即家与国，亦指国家。《资治通鉴·唐肃宗至德二载》："十一月，广平王俶、郭子仪来自东京，上劳子仪曰：'吾之家国，由卿再造。'"上联是鼓励人们常读有关家国的书，树立崇高的理想，培养爱国情操，自觉地把个人命运和国家的前途紧密联系在一起，以增强民族自豪感、责任感和使命感。特别是在当时，我们的民族和国家处于抗日救国的生死关头，作为青年更应关注国家大事，以国家和民族的利益为重。所以这个"有关家国"的书必须"常读"不懈，持之以恒。中华人民共和国成立后，他又告诫我们，读书不仅要有选择性，而且要有计划性和目的性。指出"学习要有事业和职业的目的"，"解决思想和工作中的问题"，并且"要把古今中外的知识都学到手，来为今天的革命和建设事业服务"（《革命前辈谈修养》）。

同样，做事也应有选择，当然这选择不是拈轻怕重，唯利是图，投机钻营，而是不做"无益身心"健康的事，像明代"海青天"海瑞所言："干国家事，读圣贤书。"

与此联内容相近的还有由清·丁善庆撰书的粤西教署联：

> 人生穷达岂能知，趁早须立此可为圣贤，可对帝天之志；
>
> 客告是非且莫管，得闲要读我有益身心，有关世道之书。

（清·梁章钜《楹联丛话》卷八）

清人陈弘诚亦有一联：

> 行无愧事；
>
> 读有用书。

72. 最有味卷中岁月
定自称花里神仙

这是清同治状元、官至大学士的陆润庠的"世补斋"自书联。全联为：

读书取正，读易取变，读骚取幽，读庄取达，读汉文取坚，最有味卷中岁月；

与菊同野，与梅同疏，与莲同洁，与兰同芳，与海棠同韵，定自称花里神仙。

上联讲读书之益：读《尚书》懂得"五福""六极"之别，享有顺天而得的幸福；读《易经》知道"穷则变，变则通"的道理；读《离骚》领会其幽情和坚持理想、至死不屈的品格；读《庄子》生出旷达，明"长生安体乐意"之道；读汉文，可从中领略文中的朗朗正气，使人初衷不改，意志弥坚。总之，"多读书达观今古，可以免忧"（明·吴麟征《家诫要言》），充分领略卷中岁月的情趣。

下联则以花喻志：像菊那样随遇而安，"春露不染色，秋霜不改条"（晋·袁崧《菊》）；像梅那样，枝疏而风韵洒落，株老而苍劲古朴，"凌厉冰霜节愈坚，人间乃有此癯仙"（南宋·陆游《射的山观梅二首》之二）；像莲那样"出淤泥而不染，濯清涟而不妖"（宋·周敦颐《爱莲说》）；像兰那样"虽无艳色如娇女，自有幽香似德人"（明·余同麓《咏兰》）；像海棠蕴藉含蓄，"爱惜芳心莫轻吐，且教桃李闹春风"（金·元好问《同小辈赋未开海棠》）。《群芳谱》形容海棠"其花甚丰，其叶甚茂，其枝甚柔，望之绰绰如处女"！唐人誉之为

"花中神仙"。花，乃大自然的精英，被视为美的象征。它总是生机盎然，给人带来活力、愉悦和希望。难怪有人云："谁非过客，花是主人。"人们往往从花里感悟人生，涵咏花的品性，吸收美和健身的营养，陶冶性情，充花里神仙。

今人胡中柱先生也有一副关于读书养性、赏花养神的佳联：

读史取正，研易取变，览庄取达，咏骚取坚，吟诗取幽，诵内典取和，卷中浑然忘日月；

伴梅同疏，养兰同清，栽竹同逸，采菊同傲，赏莲同洁，供水仙同韵，花里自在作神仙。

两联有异曲同工之妙，可同时体味。

73. 士所尚在志行远登高万里鹏程关学问
业必精于勤博闻强识三余蛾术惜光阴

此为清代学者、诗人朱珔（兰坡）（1769—1859）题志勤堂联。选自清代梁章钜《楹联续话》卷二。

此联上下联首句末嵌志勤堂名，并紧扣"志"与"勤"二字抒发议论。

上联讲立志，下联讲勤学。《孟子·尽心章上》："王子垫问曰：'士何事？'孟子曰'尚志'。"三国·诸葛亮《诫子书》则指出："非学无以广才，非志无以成学。"而且"志当存高远"（《诫外甥书》）。上联强调士人求学贵在立志，"志不立，天下无可成之事"（明·王守仁《教条示龙场诸生》）。"行远登高"亦作"行远升高"，语本《书·太甲》："若升高，必自下；若陟遐，必自迩。"及《礼记·中庸》："君子之道，辟（譬）如行远，必自迩；辟如登高，必自卑。"后遂以"行远登高"比喻为学由浅入深，逐步提高。要实现"鹏程万里"的高远之志就必须有真才实学。所以学问的深浅好坏直接关系到前程的大小。

如何为学，以实现高远之志呢？首先要"勤"。唐·韩愈《进学解》："业精于勤，荒于嬉。"天才就是勤奋，就是无止境地刻苦勤奋学习的能力。其次要"博闻强识"，即见闻广博，记忆力强。语出《礼记·曲礼上》："博闻强识而让，敦善行而不怠。"第三，要珍惜光阴，善于利用一切闲暇时间学习。即巧用"三余"，"冬者岁之余，夜者日之余，阴雨者时之余也。"（《三国志》卷十三《钟繇华歆王朗传》注引《魏略》）利用冬、夜、雨"三余"时间读书。"蛾术"比喻勤学，语本《礼记·学记》："蛾子时术之。"陈澔集说："蛾子，虫之微者，亦时时术学衔土之事而成大垤，比喻学者由积学而成大道也。"

成就事业，固然要志存高远、业精于勤，同样，延年益寿也要有目标追求。理想和追求是燃烧着的生命之火。实践证明，在晚年生活中珍惜光阴，有追求新知、追求新的奉献的目标，乃是保持健康活力和提高生活质量的关键因素。现年104岁的著名语言学家周有光的长寿秘诀就是："一生不放弃求知，不放弃探索创新，不放弃生命的热情、欢乐和希望。"《周有光文化论稿》《百岁新稿》《周有光百岁口述》等著作的先后问世，就是明证。

湖南金鹗书院也有内容相近的一联：

> 业精于勤，问天下读书人曾几个断齑画粥；
> 学成乎志，愿世间当道者更多些爱国忧民。

74. 饶书长悦其人多寿
拥笔善娱此士延年

此联上联讲读书，下联讲写作。读与写结合，都有益于延年益寿。因为读书使人的头脑充实，写作则使人精确。北宋文学家、史学家欧

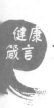

阳修"至哉天下乐，终日在书案"，60 多岁后依然读书不辍，他删改《黄庭经》，以自然之道，养自然之生，悟出独特的读书养生法。宋人李淑癖好读书，提出读书"三味"论，认为经书味同"太羹"（肉汁），史书味同"折俎"（宴典中的肉食），子书味同"醢醢"（用鱼肉等制成的酱），各益于身体（《邯郸书目》）。明代政治家、诗文家于谦对读书写作更是一往情深。他写道："书卷多情似故人，晨昏忧乐每相亲。眼前直下三千字，胸次全无一点尘。"（《观书》）

清人陈席珍为云南大理西云书院题联亦云：

> 读书养气；
>
> 敬业乐群。

为什么读书写作有益于养生呢？清代戏曲作家、养生家李渔做了精妙的回答："予生无他癖，惟好著书。忧借以消，怒借以释，牢骚不平之气借以铲除。因思诸疾之萌蘖，无不始于七情，我有治情理性之药，彼乌能崇我哉！"（《闲情偶寄》卷六·疗疾第六）可见，读和写随着思绪的表达、变化和转移，能起到调节情感、平衡心理、淡化忧郁和修身养性的作用。从这个意义上说，读书写作不啻是一味养生保健的良药。有人对 16 世纪以来欧美 400 位杰出人物的寿命进行研究。其中科学家的平均寿命为 79 岁，是最长寿的一族。中国也有人对秦汉以来 3000 多位著名学者的寿命做过统计，发现其平均寿命为 65.18 岁，远高于其他人群的寿命。

年近期颐的书法家、诗人冯亦吾的《偶书》也道出了同样感受：

> 寄寓人世间，未尝一日闲。
>
> 诗书敦雅好，亲友共攀谈。
>
> 偶有挥毫兴，权当乐事看。
>
> 文章思绪发，废寝并忘餐。

75. 佳思忽来书能下酒
侠情一往云可赠人

选自明代陈继儒《小窗幽记》。

上联是说，美好的情思突然来时，无须佳肴，有书便能佐酒。饮酒重在情趣。读书人读到思与神接、物我两忘的地步，一本好书用来下酒就不奇怪了。可以说，佳肴是口感的美食，而一本好书却是心灵的美食。因此，今天我们常常把一些优美、轻松、富有教益的美文说成是"心灵的鸡汤"，其义即与此同。宋人龚明之《中吴纪闻》卷二就记有苏子美（舜钦）《汉书》下酒的生动故事："子美豪放，饮酒无算，在妇翁（岳父）杜正献家，每夕读书以一斗为率。正献深以为疑，使子弟密察之。闻读《汉书·张子房传》至'良与客狙击秦皇帝，误中副车'，遽抚案曰：'惜乎！击之不中。'遂满引一大白。又读至'良曰：始臣起下邳，与上会于留，此天以臣授陛下'，又抚案曰：'君臣相遇，其难如此！'复举一大白。正献知之大笑，曰：'有如此下酒物，一斗诚不为多也。'"清初名臣陈廷敬撰的《于成龙传》也说到于成龙读唐诗下酒的故事："夜酒一壶，直钱四文，无下酒物，亦不用箸筷。读唐诗写俚语，痛哭流涕，并不知杯中之为酒为泪也。"

南朝时期齐梁道士陶弘景答齐高帝萧道成的诏书云："山中何所有？岭上多白云。只可自怡悦，不堪持赠君。"下联即化用此诗。侠情是一种见义勇为、舍己助人的感情。侠情一发，即使手中无物，云亦可以赠人。赠人以物有尽亦有失，赠人以意无尽亦无失。以云赠人，千里随君而往，抬头便见，岂不更见情意的深致。其实，心中一旦不拘泥形式，情意又何在纤纤之物？

诗人芦芒也有类似的书斋联：

> 雅兴忽来，诗能当酒；
>
> 豪情一往，剑能赠人。

76. 身无半亩心忧天下
读破万卷神交古人

此联是清末洋务派和湘军首领左宗棠十五岁时所作，左宗棠少负奇才，其业师、湖南城南书院山长贺熙宁曾赠联曰："开口能谈天下事，读书先得古人心。"三十年后又为左氏家塾重书了一次，期望"儿辈诵之""志趣固不妨高也"。

上联讲立志。联作者认为，自己虽然家无半亩土地，收入难以维持温饱，心里却关心着国家民族的前途和命运。心忧天下，化用范仲淹《岳阳楼记》"先天下之忧而忧"的句意。他的《感事四首》的诗句"书生岂有封侯想，为播天威佐太平"，也反映了他的这种"义与天下共安危"的志向。

下联讲读书。"读破万卷"乃化用杜甫《奉赠韦左丞丈二十二韵》"读书破万卷，下笔如有神"句意，极言阅读之广。"神交"，这里是指彼此没有见面，但精神相通，互相倾慕。正如高尔基所说："读一本好书，就是与许多高尚的人交谈。"读破万卷，就是与许多智者进行心灵的对话，灵魂的神交。联作者认为，只有广泛阅读各类书籍，向古代贤哲仁人请教和做精神上的交流，借助古人的思想，开发自己的思想，才能有的放矢，经世致用。联作者还指出："读书可以养性，亦可养身，只要工夫有恒，不在迫促也。"（左宗棠家书：咸丰十一年十二月一日《与孝威》）认为"读书静坐，养气凝神"乃延年却病的好办法。

> 读古人书，须设身处地以想；
> 论天下事，要揆情度理三思。

清诗人、书法家何绍基的这一联，对于如何神交古人、心忧天下会有启发，可把两联同时品读。

另有一副集字联，也有助于领会"神交古人"的情趣：

何必开门，明月自然来入室；

不须会友，古人无数是同心。

（清·陆以湉《冷庐杂识》卷六）

只要与古人"同心"，并"设身处地以想"，对书中的圣贤之道就能心领神会。

清·魏源也有两副读书联，很有教益：

读古人书求修身道；

友天下士谋救时方。

读万卷书贵能用；

树千秋德莫如滋。

77. 言易招尤对人须少谈几句
书能明理教子宜多读两章

选自清代石成金《传家宝·联瑾》。

"招尤"，即招致他人的怪罪或怨恨。明人陈继儒《岩栖幽事》云："多读两句书，少说一句话。"此联由此衍化而来。《旧唐书》卷94《徐彦伯传》谈到慎言时说："言者，德之柄，行之主，志之端，身之文也。君子之枢机，动则物应，得失之见也。可以济身，亦以覆身。"故清·朱用纯《治家格言》有"处世戒多言，言多必失"的格言。民间亦有"言多语失，食多伤心"的谚语。多言除易招尤以外，"多言最使人心志流荡，而气亦损。少言不惟养得德深，又养得气完，而梦寐亦安。"（明·宋纁《古今药石》）所以从慎言和尊重朋友的角度讲，"对人须少谈几句"还是可取的。这正是"风流不在谈锋盛，袖手无言味最长"（宋·黄升《鹧鸪天》）。

严之推《严氏家训》说："读书学问，本欲开心明目，利于行耳。"

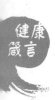

正因为书能明理、利行、变人气质，养人精神，所以下联教儿孙多读两章，是十分必要的。

清·梁章钜《楹联丛话》卷八，有相同一联，只是表述的文字有所不同：

> 言易招尤，对朋友少说几句；
>
> 书能益智，劝儿孙多读数行。

《楹联丛话》卷八又一格言联云：

> 与世不言人所短；
>
> 临文期集古之长。

78. 书是良田传世休言无厚产
　　仁为安宅居家何用有华堂

选自清代窦镇《师竹庐联话·卷十一·格言》。

上联把书比作"良田"，极言书的重要。在佛教语里，田为生长之意。作为土地肥沃的良田，在中国传统农耕社会，为人们提供衣食之源，更是人们安身立命的所在。把书比作良田，以耕田比喻读书，故称书为"书田"。宋代王迈《送族侄千里归漳浦》诗："愿子继自今，书田勤种播。"元代袁桷《广招》"揖虚漠而言旋兮，耕书田以振厉。"这也反映了我们中华民族"忠厚传家久，诗书继世长"的优良传统。对于书的作用，国外的先贤也有许多生动的比喻和精彩论述。俄国哲学家、作家赫尔岑说："书，这是这一代人对另一代人精神上的遗言，这是将死的老人对刚刚开始生活的年轻人的忠告，这是准备去休息的哨兵向前来代替他的岗位的哨兵的命令。"英国文艺复兴时期的戏剧家莎士比亚则说："书籍是全世界的营养品。生活里没有书籍，就好像大地没有阳光；智慧里没有书籍，就好像鸟儿没有翅膀。"同时期的法国人文主义思想家蒙田也说："书籍是人类给自己创造的太阳。"它给人温暖、光明、智慧和品质。"书能使受益者逢凶化吉。"（［美］爱默生）有书作为良田，辛勤耕耘可以使人成人成才。古人云："家有余粮鸡犬饱，户多书籍子孙贤。"（《水浒传》第二回）所以有书和"书香"传世就不要说没有丰厚遗产，因为精神财富更为可贵，它也可以变为物质财富。

下联把"仁"比作安宅。语本《孟子·离娄上》："仁，人之安宅也；义，人之正路也。"意思是说，仁，是人类最安适的住宅，义是人类最正确的道路，也是养生的重要内容。只要心存仁爱之心，淡泊明志，志存高远，仁义待人，居家即使没有华丽的厅堂，也是快乐幸福的。

清代蒲松龄《省身语录》和金缨《格言联璧·惠吉类》中也有内容相同的联语：

> 留福与儿孙，未必尽黄金白镪；
> 种心为产业，由来皆美宅良田。

湖北罗田县的赵渔琴（晚清廪生）在其官厅也有一副劝人读儒书、种心田的对联：

> 读兵书惧战，读律书惧刑，读儒书战刑不惧；
> 耕尧田忧水，耕汤田忧旱，耕心田水旱无忧。

福建长汀馥轩公祠联和苏州东山镇杨湾村明善堂联亦与此联相似：

> 积德润身如积玉；
> 遗书教子胜遗金。
> 积金积玉不如积书教子；
> 宽田宽地莫若宽厚待人。

（二）种竹养性

79. 伴我书千卷
可人竹一丛

此为清人郑板桥书斋联。据传说，竹子的生长与北极星座之气有关。堂前、窗前广栽竹林，会给主人带来好运，子孙繁衍，家族兴旺，健康长寿。竹子又有虚心、劲节、自强不息、不娇不艳、不媚不俗的秉性，"竹本无心，何必节外生枝"。所以历代不少文人"寓意于物"，都酷爱竹林。据《晋书·王徽之传》载："尝寄居空宅中，便令种竹。或问其故，徽之但啸咏指竹曰：'何可一日无此君。'"王维则"独坐幽篁里，弹琴复长啸"（《竹里馆》）。杜甫"平生憩息地，必栽数竿竹"。苏轼所出生的苏府更是"门前万竿竹，堂上四库书"。苏轼爱竹流传最广的一首诗是在杭州通判任上作的《於潜僧绿筠轩》："可使食无肉，不可使居无竹。无肉令人瘦，无竹令人俗。人瘦尚可肥，俗士不可医。"苏轼的从表兄、湖州知州文同则爱竹成癖，不仅画竹，还以诗文咏竹、写竹。苏辙曾在《墨竹赋》中写他"朝与竹乎为游，暮与竹乎为朋，饮食乎竹间，偃息乎竹荫"。并将藏墨竹的堂屋，命名为"墨竹堂"。郑板桥则几乎一生都沉浸在书山和竹丛之中，种竹、赏竹、画竹成了他的至爱。"惟有竹为君子伴，更无众卉与同栽。""从今不复画芳兰，但写竹韵萧萧寒。"即使经济困难到卖字画为生的程度，也丝毫不减爱书、爱竹的志趣。有联为证：

贫不卖书留子读；

老犹栽竹与人看。

有书为伴，与竹为邻，这也是良好的养心养身的内外环境。

为什么许多文人雅士如此爱竹呢？明人王守仁说得很清楚："竹有君子之道四焉：中虚而静，通而有间，有君子之德。外坚而直，贯四时而柯叶无所改，有君子之操。应蛰而出，遇伏而隐，雨雪晦明，无所不宜，有君子之时。清风时至，玉声珊然，中采齐而协肆夏，揖逊俯仰，若洙泗群贤之交集；风止籁静，挺然特立，不挠不屈，若虞廷群后端冕正笏，而列于堂陛之侧，有君子之容。"（王守仁《君子亭记》）

另有三副颂松竹的联语：

> 万松春不老；
>
> 多竹夏生寒。

（宋·戴复古《次韵谢敬之题南康县刘清老园》，《全宋诗》第 54 册，第 33479 页）

> 山有此生未能至；
>
> 竹为一日不可无。

（清·梁章钜《楹联丛话·卷之十一》）

> 高人自与山有素；
>
> 老可能为竹写真。

（清书画家赵之谦赏竹的自题联）

80. 格超梅以上
品在竹之间

这是清代篆刻家、书画家黄易自题的一副格言联。

在我国人民的心目中，梅、兰、竹、菊是高雅、纯洁、坚贞、刚正的象征，素称花中的"四君子"，一直受到人们的尊敬和赞颂。松、竹、梅还有"岁寒三友"的美称。元人王冕咏梅诗云："冰雪林中着此身，不同桃李混芳尘；忽然一夜清香发，散作乾坤万里春。"（《白

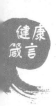

梅》）这就是梅花精神。梅为清客。它苍雅清秀，暗香流溢，节坚而高洁。上联以梅自喻，激励自己要有梅花那种"顶风雪""不争春""香如故"的超逸品格。

翠竹，虽无牡丹富丽、青松雄伟、桃李妖艳，但它刚强正直，宁折不屈。"宁知霜雪后，独见松竹心。"（南朝·梁·江淹《效古》）"竹死不变节，花落有余香。"（唐·邵谒《金谷园怀古》）

> 霜清木叶老，摇净一何速。
>
> 依依色不改，犹有凌寒竹。

> （清·纪晓岚《绿意轩》）

它夏不畏酷暑，冬不屈雪霜，生不避贫壤，伐而后复生。且"心虚异众草，节劲逾万木"（宋·文同《咏竹》），被视为中华民族传统美德的化身。下联作者以竹为喻，警策自己要有竹的虚心与节操。"梅寒而秀，竹瘦而寿"（清·俞樾）。联作者对梅、竹情有独钟，赋予深刻的内涵，可见作者精神境界之高。清·蒲松龄也有赞誉竹、松的联语：

> 心与竹俱虚，问是非何处安脚？
>
> 貌偕松共瘦，知忧喜无由上眉。

> （《省身语录》）

在民间，有梅开富贵，竹报平安之说，具有吉祥如意、身体康泰的寓意。人们植梅栽竹，可以净化心灵，平添雅趣。不仅如此，梅、竹还有直接的药用价值。如梅实（乌梅），酸、涩、温，入肝、脾、肺、大肠经，可治肺虚久咳、久泻、久痢、虚热烦渴、蛔虫病腹痛、便血、尿血、血崩和牛皮癣。梅根，可治胆囊炎、风痹、瘰疬等。竹叶，甘、淡、寒，入心、胃经，清热除烦、凉心止惊，治热病烦渴、口舌生疮、小儿惊痫等。竹沥，即竹油、竹汁，入心、肝、肺经，清热、豁痰、镇凉，治中风昏迷、痰涎壅塞、肺热多痰、咳喘胸闷、热病神昏惊厥、小儿惊痫等。至于竹笋，则既是美味佳肴，为"素食第一品"，又是疗效可靠的中药。《千金要方》记载"竹笋味甘，微寒，无毒，主消渴，利水道，益气力，可久食"。但竹笋含有较多草酸钙，尿路结石、肾结石患者不宜多食。

赞咏并效法梅竹精神的对联还有几副：

竹方生便直；

梅到死犹香。

（南宋·周密《齐东野语》卷四）

月映竹成千个字；

霜高梅孕一身花。

（清·袁枚题江苏扬州个园）

心肠铁石梅知己；

肌骨冰霜竹可人。

（中国画家黄宾虹自题书室联）

品格自超梅以上；

交游只在竹之间。

（苏州同里镇碧云山房联）

虚心劲节，山间翠竹常为友；

铁骨幽香，帘外红梅堪作师。

（桐乡县乌镇西路正厅内柱联）

品若梅花香在骨；

人如翠竹清为神。

清末张涤庵有一副师竹效梅联，写得动情：

不趋炎，不附势，也不贫贱骄人，所贵乎名与实符，一片虚心师竹子；

有热肠，有傲骨，是有根本真我，等到了春生寒极，十分香意酿梅花。

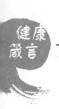

81. 水能性淡为吾友
竹解心虚即我师

此联是清代大臣、学者、文学家阮元集引唐代白居易《池上竹下作》的颈联,为沈阳故宫衍庆宫题写的。联语以水、竹的特征为喻,进而赋予哲理,形象而深刻地提出修身养性、治学待人所应采取的态度。

水是自然之血脉,宇宙之汁液。上联的意思是以清静淡泊的水为友,谦下不争。《老子·八章》云:"上善若水。水利万物而不争,处众人之所恶,故几于道。居善地,心善渊,与善仁,言善信,政善治,事善能,动善时。"这就是老子讲的水之七德(七善)。苏辙在《老子解》(又名《道德真经注》)中对此解释说,水无所不利,"避高趋下,未尝有所逆,善地也;空虚寂寞,深不可测,善渊也;利泽万物,施而不求报,善仁也;圆必旋,方必折,塞必止,决必流,善信也;洗涤群秽,平准高下,善治也;遇物赋形,而不留于一,善能也;冬凝春冰,涸溢不失节,善时也"。居善七句,皆圣人利物不争之行,这也是上善若水之德。以水为友就应像水一样为人处世。

下联的意思是要以虚怀若谷的竹为师,虚心劲节。作者将竹拟人化,竹虽直而有节,但能理解"心虚"的重要。它"未出土时便有节,及凌云处尚虚心"(李苦禅《吟竹联》)。这里的"心虚"非胆怯之意,而是指内心空明而无成见,谦虚而不自满,这种品格堪为人们治学、待人之师。白居易另有一首咏竹诗:

> 不用裁为鸣凤管,不须截作钓鱼竿。
>
> 千花百草凋零后,留向纷纷雪里看。

（《题李次云窗竹》）

白氏认为,竹子的价值不仅在于实用方面,如制作笛箫、鱼竿、生活劳作的竹器等,更重的是有审美价值。如竹身有节、外坚中空、偃而复伸，特别是在千草百花凋零的严冬，它还那么青翠，虽然风吹雨打，雪压、霜侵，却仍然那么坚贞顽强、清高孤直，多么让人喜爱啊！因而竹多雅号，玉管龙种、青士君子、郁离潇碧，也有叫碧虚郎和竹郎的。我们如能以恬淡之水为友，以"心虚"之竹为师，治学修身，当获益匪浅。

1963 年，无产阶级革命家、军事家叶剑英的《题竹》诗，进一步揭示了以竹为师的深刻含义：

> 彩笔凌云画溢思，虚心劲节是吾师；
>
> 人生贵有胸中竹，经得艰难考验时。

82. 虚心竹有低头叶
傲骨梅无仰面花

此联为清书画家、文学家郑燮的自题联。梅、兰、竹、菊素称花中四君子，象征着中华民族所推崇的几种道德标准。联语采用借物言志的手法，借竹、梅象征自己的人格和操守。上联是说，竹性坚韧，"死不变节"，但有虚心的品格。竹叶向大地下垂，竹内空心仿佛俯首，这是对谦虚形象的赞美。竹"心虚异众草，节劲逾万木"，视竹为君，在文人墨客的笔下，着墨是最多的。"自是子猷偏爱尔，虚心高节雪霜中。"（唐·刘兼《新竹》）传说苏东坡不擅丹青，却好画竹，并视墨竹为墨君，题诗道：壁上墨君不解语，见之当可消百忧。

下联赞扬梅无"仰面花"的傲骨精神。花开常遇漫天雪，却有暗香袭人来。根据包满珠主编的《花卉学》介绍，按梅枝条的生长姿态可分为三类十二型，一般梅花的花蕊不向上，特别是垂枝梅类，小枝向下垂，开花时花向下，表明梅有"凌寒独自开"（王安石《梅花》）的阴柔之傲却无仰面的媚态。联语显示了作者有傲骨而无傲气，谦虚待人而又不屈服权贵的可贵品格。

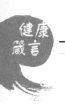
有一副佚名的学竹效梅联，很有警策意义：

效梅傲霜休傲友；

学竹虚心莫虚情。

而应"品若梅花香在骨；人如翠竹清为神"。

下面一联则从另一角度写花和竹同人的关系。

有福不离花世界；

无愁常喜竹平安。

淮上程蔼人字元吉撰，选自《随园诗话补遗》卷八。俗谚说：常在花间走，活到九十九。此联是说有福气的人总不离花的世界，无愁烦的人常喜欢竹报平安。

83. 种数竿竹能却俗
读半卷书可养心

清代徐君彦自题联。

上联语本宋代苏轼《於潜僧绿筠轩》："可使食无肉，不可使居无竹。无肉令人瘦，无竹令人俗。人瘦尚可肥，俗士不可医。"意思是种竹可消除俗气。这里所谓俗，指粗俗、庸俗，不高雅。一个人应向竹学其"未出土时便有节，及凌云处更虚心"的品格。对于竹的品格，唐代诗人白居易的《养竹记》做了精彩描述："竹似贤，何哉？竹本固，固以树德。君子见其本，则思善建不拔者。竹性直，直以立身。君子见其性，则思中立不倚者。竹心空，空以体道。君子见其心，则思应用虚受者。竹节贞，贞以立志。君子见其节，则思砥砺名行，夷险一致者。夫如是，故君子人多树之为庭实焉。"所以有联语云：

亮节虚怀竹品质；

高风崇德松精神。

爱新觉罗·玄烨《庭训格言》云："学以养心，亦所以养身。盖杂念不起，则灵府清明，血气和平，疾莫之撄，善端油然而生，是内外交相养也。"清人萧抡在谈到读书能养心时有个精妙的比喻："人心如良苗，得养乃滋长，苗以水泉溉，心以理义养。一日不读书，胸臆无佳想，一月不读书，耳目失精爽。"此乃古人切身体悟。下联极言读半卷书就可以养心，如能养成读书的癖好，则更会心安而寿永。

与此联内容相近的还有二联：

> 独坐每将书作伴；
>
> 闭门常与竹为邻。

> 世间清品至兰极；
>
> 贤者虚怀与竹同。

（清·梁章钜《楹联丛话·卷之十一·集字》）

另一位清代学人则深谙养生之道，把读书、静坐、种菜、栽花与养身、养心联系起来，给今天的老人养生以有益的启示。

> 半日读书，半日静坐；
>
> 一亩种菜，一亩栽花。

（吴恭亨《对联话》卷十一）

84. 咬定几句有用书可忘饮食
养成数竿新生竹直似儿孙

选自《郑板桥诗词文选》。

上联谈读书要有选择和书的有用性。所谓"咬定"，就是要牢固掌握，而且要全神贯注，抓住要旨。作者在《焦山别峰庵雨中无事书寄舍弟墨》中说："魏晋而下，迄于唐、宋，著书者数千百家。其间风云月露之辞，悖理伤道之作，不可胜数，常恨不得始皇而烧之。……吾弟读书，《四书》之上有《六经》，《六经》之下有《左》《史》《庄》《骚》，贾、董策略，诸葛表章，韩文杜诗而已，只此数书，终身读不

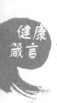

尽，终身受用不尽。"对于"有用书"中的要旨，须精思涵咏，一旦领会其意，便欣欣然，乐以忘食。此即陶渊明《五柳先生传》所云："好读书，不求甚解，每有会意，便欣然忘食。"

下联讲要像培育儿孙那样养成新生竹。唐代白居易在《养竹记》中赞颂竹的"竹本固""竹性直""竹心空""竹节贞"诸多品格时说："夫如是，故君子人多树之为庭实焉。"郑翁正是如此，他亦认为竹有"倔强不驯之气""惟有此君医得俗"，故要像培养儿孙那样"养成数竿新生竹"，也要把儿孙教育成贞直不屈的人。

作者爱栽竹，也爱画竹。他在题画竹诗中道出了栽竹画竹养性摄生的作用："不是春风，不是秋风；新篁初放，在夏月中。能驱吾暑，能豁吾胸。君子之德，大王之雄。"（《郑板桥诗词文选》）这表明他画竹，除了以画写意，表达他清高不俗的人格外，还治愈了他的抑郁症，并成为他晚年养性的重要内容。一次，他的好友张衡来访，见郑气色甚佳，病状全消，感悟道："你常画竹，精神所托，情感得以宣泄，画竹又须观竹、品竹，以动生气，凝神平气，气顺畅达，抑郁之疾也自然而解，真可喜可贺矣。"

作者还为广安门外白云观华室题写了内容相似的另一副对联：

> 咬定一两句，终身得益；
>
> 栽成六七竿，四壁皆清。

今人方予的咏竹联，列举历史上与竹有关的典故，写尽了竹的风姿和名士的仰慕，值得一并品读：

亮节领风骚，品尊三友，名列四君，引高朋笑傲林泉，六逸七贤齐拱手；

清流招毁誉，杜恨万竿，郑思一叶，任墨客激扬文字，千评百说只摇头。

（李文郑，牛书友主编，《中国当代佳联鉴赏》，中州古籍出版社，2002）

三、调心养神联

（一）神志养生

清心寡欲

85. 寡欲能高寿
有德可延年

"欲"是欲望、欲求，源于人自身的需要，与人生的乐趣希望密不可分。人生在世，要生存，要发展，总会有各种各样的需要。"人情欲生而恶死，欲荣而恶辱。"（《吕氏春秋·论威》）从社会来讲，不断满足人们日益增长的物质文化需要，乃是社会发展的动力。欲望是人的本能，节制欲望却非人人所能。所谓"节制就是用理智的头脑有力地支配情欲和其他邪恶的意念冲动，使之适可而止"（古罗马·西塞罗《修辞学的创新》）。譬如食、色，这是人之大欲，但如果暴食暴饮，恣情纵欲，则会伤身损命。"咎莫大于欲得"（《老子·四十六章》），"患生于多欲"（汉·刘安《淮南子·缪称训》）。"贪欲者，众恶之本；寡欲者，众善之基。"（明·王廷相《慎言·见闻篇》）这是至理名言。司马光指出："君子多欲则贪慕富贵，枉道速祸；小人多欲，则多求妄用，败家丧身。"（《训廉示康》）这种多欲、贪欲，只会败德伤身，甚至银铛入狱。清大臣、学者、诗文家魏象枢说："清心寡欲，寿之骨

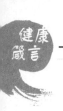

也。"（《寒松堂集》）另一位清代诗人申涵光进一步解释："人能清心寡欲，自然血气和平，却疾多寿。"（《荆园小语》）这都说明只有寡欲才能高寿。如何才能"寡欲"？简单说来，一是知足，即知道满足；二是知止，即适可而止。"富贵不知止杀身，饮食不知节损寿。"（明·胡文焕《省心法言·养性保命》）"知足不辱，知止不殆，可以长久。"（《老子·四十四章》）"故寡欲者，养身之要也。"（清·程鹏程《急救广生集》卷一）

　　下联"有德可延年"则揭示了道德修养与人长寿的内在联系。两千五百多年前的儒家创始人孔子就明确提出了"大德必得其寿"（《礼记·中庸》）的精辟见解；道家也认为"德全而神不亏"（《庄子·刻意》）、"德全者形全"（《庄子·天地》）；我国最早的重要医学经典《黄帝内经》在总结先民养生之道时也指出：上古之人"所以能年皆度百岁，而动作不衰者，以其德全不危也"（《素问·上古天真论》）。无论是儒家、道家还是医家以及后来传入我国的释（佛）家，都把修德积善与延年益寿联系在一起。养寿须修德，这是我国历代养生家的共识，这一共识也得到了世界卫生组织的认同。世界卫生组织曾在著名的卫生大宪章中指出："健康是一种躯体上、精神上和社会适应的完好状态，而不是没有疾病及虚弱现象。"1990年重新完善了的健康定义，则认为一个人只有在躯体、心理、社会适应和道德四个方面都完好，才算完全健康。显然，世界卫生组织已把道德修养纳入到健康的范畴。这一健康新概念把健康的内涵扩大了，更有利于人们注重身心健康，延年益寿。可以说：这副联语指出了人们延年益寿的一般规律。正是：

　　　　大德必寿；寡欲延年。

　　　　所欲不求大；得欢常有余。

　　　　　　　　　　　　（清·袁枚《随园诗话》卷三）

86. 淡心复静虑
神怡体自舒

上联是说，心里淡泊名利，就可以涤除一切杂念，复归到"安神静虑，万想俱遣"的佳境。"静虑"，这是养性的基本要求。古人云："静漠恬淡，所以养性也。"（汉·刘安《淮南子·俶真训》）这种以"淡"为贵，"淡"以养生的思想，可以上溯到先秦时期。《老子·三十一章》提出："恬淡为上。"（以保持淡漠不贪求为好）庄子则进一步指出："平易恬淡，则忧患不能入，邪气不能袭，故其德全而神不亏。"（《庄子·刻意》）"淡"以养生不仅是养生之道，也是一种人生难得的境界。正如清人沈复在《养生记道》中所言："俭以养廉，淡以寡欲，安贫之道在是，却疾之方亦在是。"（载《浮生六记》）有了恬淡的心境，就不会为患得患失所恼，自然就会神怡。

山西灵石童心园有一联云：

> 居家莫享清福，淡饭粗茶有真味；
>
> 处事须知艰难，临深履薄是常情。

下联的"神怡"，谓精神安适愉快。神怡则身心轻松舒适。养生贵在"养心"，健身重在"健脑"。由恬淡而到神怡，这正是养心健体的要旨。

正是：

> 风恬浪静中，见人生之真境；
>
> 味淡声希处，识心体之本然。

（明·洪应明《菜根谭》）

意谓耐得住寂寞，守得住清贫，就会在声色货利中不失本性，也最能看得出人格的纯真与高尚。

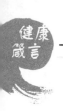

87. 欲寡精神爽
　　心宽福寿长

上联出自清代周希陶编《重订增广》"欲寡精神爽，思多血气衰"。人生在世，欲念难免，"盖凡声色、货利、权势、事功之可欲者，皆谓之欲。"（清·王夫之《读四书大全说》）福寿康宁，也是人之所同欲。可以说，"人是欲望的复合物"。没有欲望，就没有文明时代的"动力"。但从修性养生的角度来说，则要注意欲望的适度。《吕氏春秋》有言："凡生之长也，顺之也。使生不顺者，欲也。故圣人必先适欲。"（《吕氏春秋·重己》）可见，欲寡才能精神爽，纵欲必成灾。清人金缨在《格言联璧·存养类》中做了进一步的概括：

> 人之心胸，多欲则窄，寡欲则宽。
>
> 人之心境，多欲则忙，寡欲则闲。
>
> 人之心术，多欲则险，寡欲则平。
>
> 人之心事，多欲则忧，寡欲则乐。
>
> 人之心气，多欲则馁，寡欲则刚。

这就是说，一个人心胸的狭窄与宽广，心境的忙乱与清闲，心术的坦诚与险恶，心事的忧虑与乐观，心气的气馁与刚强，都与欲念多少相关联。所以，"多欲为养生第一病。"

下联则强调要心宽。烦恼易成疾，心宽可延年。东晋道教理论家、医学家葛洪曾指出："常以宽泰自居，恬淡自守，则身形安静，灾害不干。"（《抱朴子·养生论》）清人郑观应也说："量之宽宏者寿。"（《中外卫生要旨》）只有心怀宽阔，有容人的雅量，对事能提得起，放得下，方能增福添寿。

《重订增广》还辑有一联：

> 少而寡欲颜常好；
>
> 老不求官梦自闲。

此联同样明白如话，说明寡欲、少求，有益于身心健康。

清末曾任内阁协理大臣和北洋政府总统的徐世昌也有一联：

善摄生要当寡欲；

能处世必先让人。

寡欲清心，能受苦方为志士；

宽宏大量，肯吃亏不是痴人。

（山西灵石绿门院联）

88. 乾坤容我静
名利任人忙

清代梁章钜《楹联丛话》卷七中有"小楼容我静，大地任人忙"的楹联，近代文学家、翻译家、画家苏玄瑛（法号苏曼殊）为浙江普陀山普济寺所题写的对联，与梁联似有渊源关系。

上联的"乾坤"，指天地、江山，亦指时局、大局，如元代马致远《陈抟高卧》第一折："治世圣人生，指日乾坤定。"又如清代秋瑾诗："拼将十万头颅血，须把乾坤力挽回。"（《黄海舟中日人索句并见日俄战争地图》）"静"，指镇定宁静，专一不变。《庄子·刻意》："纯粹而不杂，静一而不变。"成玄英疏："纵使千变万化，而化恒静。""静"亦指佛教的澄心静虑，坐禅入定。

下联的"名利"，指个人的名位和利益。作为一代诗僧的作者虽淡化个人名利，但深于情，感时忧国，颇有情辞并茂的作品。"相逢莫问人间事，故国伤心只泪流"（《东居杂诗》）。联语中的"静"和"忙"是相对的，但二者又统一于"容"和"任"之中，作者强调"静"，鄙视"忙"。朗朗乾坤容许"我静"，澄心静虑"养性修身"；喧嚣的大千世界也任凭"人忙"，表达了作者要保持出家人的本色和生活方式，而不与汲汲于名利之人为伍的思想。《无字真经·养真篇》有言：

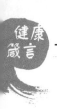

"名利杀人，甚于戈矛，何也？戈矛杀人，人知避之；名利杀人，死而不悔。"故名利之欲为养生之大忌。联语提出的超然自逸、淡泊名利的养生观，还是可取的。

89. 名利是缰锁
富贵如浮云

此为清代周希陶编《重订增广》的一副联语。全联为：

名利是缰锁，牵缠时，逆则生憎，顺则生爱；

富贵如浮云，觑破了，得亦不喜，失亦不忧。

其主旨是教人们"不汲汲于荣名，不戚戚于卑位"（唐·骆宾王《上吏部裴侍郎书》）。唐·白居易在《闲坐看书贻诸少年》中则说："书中见往事，历历知福祸。多取终厚亡，疾驱必先堕。劝君少干名，名为锢身锁。劝君少求利，利是焚身火。"宋代秦观《水龙吟》亦有"名缰利锁"句。上联的"名利是缰锁"即由此化用而来。从养生角度言，主张淡泊名利，视名利为身外之物；但同时又赞扬靠奉献赢得名利，并把个人名利融入国家名利之中的人们。"名利淡于水，事业重如山"，正是那些杰出人物的写照。如果一味贪图个人名利，甚至见利忘义，那名利就会成为捉弄他的缰锁，顺则生爱，逆则生憎。所以，古人提醒人们："名为公器无多取，利是身灾合少求。"（唐·白居易《感兴二首》之一）

下联"富贵如浮云"，语本《论语·述而》："不义而富且贵，于我如浮云。"南朝时期梁国江淹《效阮公诗十五首》（其二）也有"富贵如浮云，金玉不为宝"。指富贵利禄变幻无常，不足看重，且生不带来，死不带去，看破了，想开了，豁达超脱了，就会"得亦不喜，失亦不忧"，有利于保持心灵的宁静。

如何对待富贵名利，下列几联值得一读：

富贵非吾愿；

安乐值钱多。

（宋·罗大经《鹤林玉露》乙编卷三）

明神宗时，张瀚题吏部堂联：

功名身外事，大就何妨小就何妨；

富贵眼前花，早开也得迟开也得。

（转引自清·阮葵生《茶余客话》卷十二）

富贵无常尔小子勿忘贫贱；

圣贤可学我清门但读诗书。

（清·蒋心余题。梁章钜《楹联丛话》卷八）

清代蒲松龄有两副联语则从另一面说明了如何对待富贵贫穷的问题：

富贵是无情之物，你看得他重，他害你越大；

贫穷乃耐久之交，你处得他好，他益你反深。

（《省身语录》）

处富贵之时要知贫贱之痛痒；

值少壮之日须念衰老之心酸。

（《省身语录》）

90. 富贵如浮云休言子弟登龙虎
金钱身外物莫代儿孙作马牛

这是清代书画家、文学家郑燮赠金国元联。

上联的"富贵如浮云"，化用《论语·述而》："不义而富且贵，于我如浮云。"意思是说，用不正当的手段而得来的富贵，在我看来好像浮云。后以"富贵浮云"指富贵利禄变幻无常，不足看重。"登龙虎"，即科举得中。唐贞元八年（792），欧阳詹与韩愈、李绛等23人

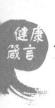

联第，时称龙虎榜。后谓会试中选为登龙虎榜。"荣华花上露，富贵草头霜。"上联是说，富贵利禄变幻无常，不必把子弟干名得利、升官发财看得过重。

下联的"身外物"，指名誉、地位、财产等都是个人身体以外的东西。唐代杜甫《绝句漫兴》之四："莫思身外无穷事，且尽生前有限杯。"鲁迅《热风·知识即罪恶》也说："大约钱是身外之物，带不到阴间的。""莫代儿孙作马牛"，语出宋代徐守信《诗三首》之一："遥望南庄景色幽，前人田土后人收。儿孙自有儿孙福，莫与儿孙作马牛。"谓子孙自会创造他们的幸福，长辈不必操劳、担忧。元·无名氏《渔樵记》第三折亦有："儿孙自有儿孙福，莫与儿孙作马牛。"安徽黄山市黟县有一副古联写得更为直白：

儿孙自有儿孙福；

莫替儿孙作马牛。

下联是说，长辈应想得开，应让子孙自己努力奋斗，长辈不必为之当牛作马，须知"积金以遗子孙，子孙未必能守"。作为即将离退休或已离退休的老年人更应视"富贵如浮云""金钱身外物"，才能快乐随缘，寝食得安，颐养天年。

当然，作为老年人，既有子孙，当为子孙计，这是人之常情。问题是如何为子孙计。宋人倪思提出的为子孙计的八项原则值得人们记取。即："种德，一也；家传清白，二也；使之从学而知义，三也；授以资身之术，如才高者命之习举业、取科第，才卑者命之以经营生理，四也；家法整齐、上下和睦，五也；为择良师友，六也；为娶淑妇，七也；常存俭风，八也。"（《经钥堂杂志》卷四）湖北罗田《晏氏庚午宗谱》载"先祖遗训"也特别强调"积德"："积金以贻子孙未必能守，积书以贻子孙未必能读，不如积德以为子孙长远计。"（《圣瑞公训词八则》）

91. 养心莫善寡欲
至乐无如读书

这是明代收复台湾的名将郑成功的自题联。反映郑成功把清心寡欲作为修身养性的要义，将读书作为人生一大乐事。

上联语出《孟子·尽心章句下》："养心莫善于寡欲。"意思是说修养身心的最好方法是少私寡欲。寡欲能使人胸怀坦荡，品质高尚，净化心灵。正如明人沈嘉树所云：历史上"言养生者不一家，大都讲求服食导引，与夫炼养之法，虽浅深不同，而莫不以寡欲为本"（《〈养病庸言〉吴承潞序》）。明代医家龚居中也说："若能清心寡欲，久久行之，百病不生。"（《福寿丹书·延龄篇》）

如何才能寡欲呢？四川灌县青城山上清宫的对联，对人们会有启示：

> 欲求寡欲先无我；
>
> 为所当为不问他。
>
> （朝阳洞联）

下联语出明代范立本《明心宝鉴·训子篇》"至乐无如读书，至要无如教子"。有道是书中自有千般乐。读书不但可以获得知识，启迪智慧，还可以从中获得调节情感、平衡心理、淡化郁情和修身养性的乐趣，使脑子越用越活，从而推迟大脑衰老，有利于身心健康。所以，读书被认为是"令人心旷神怡的思维体操"。有医林状元之誉的明代御医龚廷贤的《延年良箴》指出："诗书悦心，山林逸兴，可以延年。"被誉为学习型皇帝的康熙帝也说："学以养心，亦所以养身。盖杂念不起，则灵府清明，血气和平，疾莫之撄，善端油然而生，是内外交相养也。"（《庭训格言》）

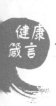

92. 厚性情薄嗜欲
直心思曲文章

清代朱恂叔撰。（吴恭亨《对联话·卷十·杂缀一》）以格言入对联，最能发人深省。

上联"厚性情"语本南朝时期宋国范晔《后汉书·卓茂传》："厚性宽中近于仁。""薄嗜欲"，语出《战国策·楚三·苏子谓楚王》："节身之嗜欲以与百姓。"意思是说节制自己的嗜欲以利百姓。西汉经学家、文学家刘向也曾指出："嗜欲者，逐祸之马也。"（《说苑·敬慎》）意思说，不良嗜好私欲，就像追逐祸患的马。当然，人不可能没有嗜欲，"嗜欲喜怒之情，贤愚皆同。贤者能节之，不使过度；愚者纵之，多至失所。"（唐·吴兢《贞观政要·慎终》）问题的关键不在于有无嗜欲，而在于能不能节制嗜欲，如果能"节身之嗜欲以与百姓"就更为可贵。从养生角度讲，"制嗜欲可以保性命"（宋·李昉等《太平御览·养生》）。明代御医龚廷贤在《寿世保元》中也强调摄养要"薄滋味，省思虑，节嗜欲，戒喜怒，惜元气，简言语，轻得失，破忧沮，除妄想，远好恶，收视听"。这些都说明"厚性情，薄嗜欲"是符合养生义理要求的。清代石成金《传家宝·快乐联瑾》中有一联也反映了"厚性情，薄嗜欲"的思想。

薄取而寡营，落得一生之精神不扰；

厚养而宽待，赢得日后之受用有余。

与此相反：

贪心胜者，逐兽而不见泰山在前，弹雀而不知深井在后；

疑心生者，见弓影而惊杯内之蛇，听人言而信世上之虎。

（清·蒲松龄《省身语录》）

清代袁枚《随园诗话·卷四》云："凡做人贵直，而作诗文贵曲。"

下联由此化用而来。下联则告诫人们做人贵在耿直，诚实守信，心地善良；作诗文贵在曲折有致，鸿篇巨制讲究起伏跌宕，短篇佳作应曲径通幽，尺水兴波。诗云："有磨皆好事，无曲不文星。"（《随园诗话·卷四》）

93. 睡至二三更时凡功名都成幻境
想到一百年后无少长俱是古人

此系邯郸吕仙祠联。（选自清·梁章钜《楹联丛话》卷三）吕仙祠坐落在河北邯郸市北 10 公里处的黄粱梦村，始建于北宋年间，后屡有损毁又不断修葺。这座历史悠久、规模宏伟的道观是依托唐文学家沈既济的传奇小说《枕中记》的故事而建的。故事说在唐开元七年（719），得仙术的吕翁在邯郸道上的一家客店，遇到了进京赶考的穷书生卢生。"生与翁共席而坐，言笑殊畅。"生本想"建功树名，出将入相"一享荣华富贵，但自叹久困、苦不得志。谈毕，而目昏思寐。吕翁便授以青瓷枕，并说枕此枕可以得志。当时店主人正蒸黄粱米饭。卢生倚枕便睡，梦中回到山东老家，娶名门闺秀崔氏女为妻，考中进士，出将入相，历尽富贵，五子十孙，一门兴旺，在朝五十余年，年逾八十。可醒后店主的黄粱尚未熟。卢生惊讶道，这岂是梦吗？吕翁谓生曰：人生之道，不就是这样吗？此联紧扣卢生梦游的故事主题，启示世人，追求功名富贵只是"一枕黄粱"。

上联的"更"是旧时夜间计时的单位，一夜为五更，每更约两小时，如半夜三更。"功名"，封建时代指科举称号或官职名位。"幻境"，乃虚幻奇异的境界。上联是说，即便确实获得了"功名"，而待睡至二三更时，双眼一合，百事暂忘，也都成幻境了；何况是卢生梦中的"功名"，就更没有什么实际意义了。

下联的"古人"，系"死"的婉称，人去世婉称为"作古"或

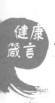

"百年""千古"等。下联是说，人生不过百年，想到百年以后，现在的人不论年龄大小，都将成为"古人"。所以，卢生得到吕翁的点化，醒悟道："夫宠辱之道，穷达之运，得丧之理，死生之情，尽知之矣。此先生所以窒吾欲也。"觉悟到少私寡欲或节制贪欲，才是人生道路的正确选择。卢生梦游的故事曾在不少知识分子中引起共鸣，清代有一位怀才不遇的知识分子陈潢就在吕仙祠的卢生殿留下了一首有趣的绝句：

> 富贵荣华五十秋，纵然一梦也风流。
>
> 而今落拓邯郸道，愿与先生借枕头。

此联虽然宣扬了人生如梦的消极的人生哲学，但对某些利令智昏者，对哪些汲汲于非分之想的贪求者，也不失为一帖"窒欲"的清醒剂。

94. 平居寡欲养身临大节则达生委命
治家量入为出干好事即仗义疏财

选自清代蒲松龄《省身语录》和金缨《格言联璧·惠吉类》。

明代许相卿《许云邨贻谋》有"平居寡欲养身，临大节则达生委命；治家量入节用，徇大义当芥视千金"。这副联语即由此转化而来。上联的"达生"指参透人生，不受世事迁累的处事态度。北齐颜之推《颜氏家训·勉学》："素怯懦者，欲其观古人之达生委命，强毅正直，立言必信，求福不回，勃然奋厉，不可恐慑也。"又说："夫生不可惜，不可苟惜……行诚孝而见贼，履仁义而得罪，丧身以全家，泯躯而济国，君子不咎也。"（《颜氏家训·养生》）上联是说，平日闲居清心寡欲，修养自身，重大关头则要豁达坦然舍生忘死从容效命；这就是儒家倡导的"士大夫当为天下养身，不当为天下惜身"（《格言联璧·敦品类》）的积极养生观。

下联讲居家生活要量入为出，节约用度。如北宋司马光所言："制财用之节，量入以为出。称家之有无，以给上下之衣食，及吉凶之费，皆有品节，而莫不均一。裁省冗费，禁止奢华，常须稍存赢余，以备不虞。"（《居家杂仪》）救困扶危时则慷慨解囊、仗义疏财，如窦燕山所为。窦燕山，即窦禹钧，五代后晋时人。家居地处燕山一带的蓟州渔阳（今河北唐山遵化），故后人称窦燕山。窦家业丰裕，但每岁量其所入，除留下三伏和腊月的余粮，其余全部用来救济施舍贫困人家，而家唯俭朴。后来他连续生了五个儿子，又在他家宅南边建造书院，书院房舍40间，集书千卷，延四方名儒教书授学，对贫困子弟免收学费。对自己的五个儿子教以义方，其五子先后登科及第。当时有一位叫冯道的丞相曾赠诗说："燕山窦十郎，教子有义方。灵椿一株老，丹桂五枝芳。"（元·张光祖《言行龟鉴》卷四）《三字经》也说："窦燕山，有义方，教五子，名俱扬。"因为他仗义疏财，乐善好施，年八十二，谈笑而逝。

95. 无欲自然心似水
有营何止事如毛

选自宋代赵师秀《呈蒋薛二友》。（《全宋诗》第54册，第33853页）

上联是说，一个人在没有什么贪欲和奢求时，他的心自然如止水，非常平静。正如明代哲学家、文学家王廷相所言："人心淡然无欲，故外物不足以动其心，物不能动其心则事简，事简则心澄，心澄则神安，故'感而遂通天下之故'。是故无欲者，作圣之要也。"（《王廷相集》第三册《慎言·见闻篇》）

下联是说，人一旦有了营谋或追逐，过分热衷于名利，内心就会躁急不安，那缠身之事岂止如牛毛之多。正是"小人好争利，昼夜心营营"。对于修身之士，只有知足常乐，无所营求，才有利于长寿。明文学家谢肇淛在《五杂俎》卷五中写道："余见高寿之人多能养精神，不妄用之，其心淡然，无所营求，故能培寿命之源。"

享寿87岁的清文学家尤侗在《静箴》中说："君子养身，莫善于静。静如止水，静如明镜。"如何使自己的心静如止水呢？清人沈复在《浮生六记·养生记道》中的一段话可供借鉴："心无止息，百忧以感之，众虑以扰之。若风之吹水，使之时起波澜，非所以养寿也。大约从事静坐，初不能妄念尽捐，宜注一念。由一念至于无念，如水之不起波澜。寂定之余，觉有无穷恬淡之意味，愿与世人共之。"此联主要是劝人们不要过分奢求，而要劳逸有度，注意身心健康。有道是：

心体澄彻，常在明镜止水之中，则天下自无可厌之事；

意气和平，常在丽日光风之内，则天下自无可恶之人？

（明·洪应明《菜根谭》）

96. 无欲常教心似水
有言自觉气如霜

这是明末学者、诗文家、官至左都御史的刘宗周题御史台联，选自清代梁章钜《楹联续话》卷一。刘宗周（1578—1645），字起东，号念台。浙江山阴（今绍兴）人，万历二十九年（1601）进士。为人尚气节、重操守，敢言勇谏，多次受到打击和罢斥。天启初为礼部主事，历右通政，以劾魏忠贤等，削籍归。崇祯初召为顺天府尹，后授工部左侍郎，累擢左都御史。以劾马士英等人，不见用，告老还乡。曾筑证人书院，讲学于蕺山，人称蕺山先生。其学以诚意为主，慎独为功，是晚明著名理学家。南明政权覆亡，绝食而卒。门人私谥正义，清朝追谥中介。

上联是说，没有贪欲，心地就像水一样纯洁清澈。这里的"无欲"，指没有贪欲、贪求。《论语·颜渊》："苟子之不欲，虽赏之不窃。"意思是说：假如你无贪欲，就是赏民使之为盗，民亦知耻而不窃。汉代桓宽《盐铁论·执务》亦云："上清静而不欲，则下廉而不贪。"故《反身录》引申孔子的话说："苟子之不欲，虽赏之不窃，此拨乱反治之大机，救时定世之急著也。盖上不欲则源清，本源一清，斯流无不清，在在皆清，则在在不复妄取。"（《论语集释》第997页）上联警策自己克制私欲，正如他自己所言："万起万灭之私，乱吾心久矣，今当一切扫除，以全吾湛然之性。"（刘宗周《人谱类记》）使心地纯洁，如水一样清澈平静。《庄子·德充符》有言："人莫鉴于流水，而鉴于止水。"心如止水，便宠辱不惊，贫富不移。

上联讲无欲则刚，下联则讲直言正谏，说出话来自觉有霜洁般的刚正威肃之气。霜，比喻高洁，如霜操。陆机《文赋》："心懔懔以怀霜，志眇眇而临云。"亦比喻严正、严厉。南朝时期梁国刘勰《文心雕龙·奏启》："必使笔端振风，简上凝霜。"刘宗周任左都御史即"言官"之长，职责是"正己以正百僚"。使"大臣法，小臣廉，纪纲振肃"（《明史·刘宗周传》）。弹劾贪官污吏，"面言主之过失"。据《通典·职务六》载："御史为风霜之任，弹纠不法，百僚震恐，官之雄峻，莫之比焉。"后因称御史台为"霜台""霜署"，御史的奏章为"霜简"。刘氏对此感触颇深，因此他以此联自警，扫除私欲，让自己淡然无欲，使外物不能动其心。只有这样，方能言之凿凿，刚直不阿。

此联语带禅机，警世惕厉。"心似水""气如霜"的比喻，形象生动，与其身份十分切合，既可视为修身养性的格言，又可作为当今纪检监察干部的"霜镜"。

97. 矜名未若逃名趣

练事何如省事闲

选自明代洪应明《菜根谭》和清代蒲松龄《省身语录》。

上联的"矜名"，即看重名声或妄自夸耀自己的名声。《后汉书·袁术传》："术虽矜名尚奇，而天性骄肆，尊己凌物。"上联是说，自夸名声不如逃避名声更有志趣。因为"矜名"，太看重自己的名声，往往容易斤斤计较，甚至浮夸，弄虚作假，是一种轻狂浮躁的表现，而"逃名"则是谦虚谨慎的美德。所以说，自夸名声倒不如隐姓埋名，多干实事富有情趣。明人何伟然说得好："让利精于取利，逃名巧于徼名。"（《呕丝》）当然，人生在世，想留个好名声，无可厚非，但不能为名所累。如蒲松龄的联语所云：

> 立业建功，事事要以实处着脚，若稍慕虚名便成伪果；
>
> 讲道修德，念念要从虚处立基，若稍计功效便落尘俗。

（《省身语录》）

"练事"，即熟谙世事，阅历丰富，通晓世故人情。下联是说，熟谙世事而又精通人情世故不如省事恬静修身养性清闲。一句话，就是要平静低调为人处事，方利于人的身心修养。宋代享寿72岁的诗人陈普在介绍自己"养心寡欲"的感受时写道：

> 心体自然安用养，多因迷欲易成昏。
>
> 但能寡欲无私累，本体清明理自存。

（《养心寡欲》）

98. 欲除烦恼须成佛

各有来因莫羡人

清代袁枚《随园诗话》卷八记："过润州，见僧壁对联云：要除烦恼须成佛，各有来因莫羡人。"

又作"欲除烦恼先忘我，各有因缘莫羡人"（清·金缨《格言联璧》）。

又作"欲除烦恼须无我，想求康乐莫贪心"。

这三副联语，揭示了人们烦恼的根源和驱除烦恼的方法。人们之所以有种种烦恼，多由多欲贪求而来。古人有言："患生于多欲。""人多欲亏义，多忧害智，多惧害勇。"（西汉·刘安《淮南子·缪称训》）相反，如果像《素问·上古天真论》所言："志闲而少欲，心安而不惧，形劳而不倦，气从以顺，各从其欲，皆得所愿。"那就没有什么烦恼可言了。世界上，"仙没有，无欲即仙。"（明·陈继儒《养生肤语》）

英国作家布朗说："长期的心灰意懒以及烦恼足以致人贫病枯萎。"那么，怎样驱除烦恼呢？三副联语提供了三种方法，即：一是"须成佛"，即弃恶向善，戒除贪嗔痴三毒，宁心敛神，跌坐修禅，达到佛教修行的最高果位。二是要"先忘我""须无我"，也就是要少私寡欲。"没有烦恼的贫穷，胜于苦恼重重的富有。"（古希腊·米南德《残篇》）三是不要贪心。贪心烦恼多，知足自常乐。各人有各人的情况，各人有各人的机缘，不要盲目攀比和羡慕别人。这样才心情平和康乐，不致产生烦恼。"洁身自好，免除一切烦恼。"（［美］德莱塞《锁链》）

99. 欲除烦恼须无我
历尽艰难好作人

此联为清代军事家、诗人彭玉麟（字雪琴）的诗句。好多楹联书的作者或转抄者都误以为此联是俞樾的自题联，其实此联是彭雪琴致俞樾的信中使用的诗句。俞樾在《与次女绣孙谈人生》时说："昨得彭雪琴侍郎书，有诗云：'欲除烦恼须无我，历尽艰难好作人。'此言有味，故为汝诵之。"俗话说，劝君莫烦恼，烦恼催人老。烦恼，人皆有之，但烦恼的内容则因人而异，然追根求源，烦恼都从"我"字而来。无我则无私，心底无私天地宽，有何烦恼可言？所以"无我"是根除烦恼的良药。"欲除烦恼须无我"，实在是深谙哲理的人生经验之谈。

同样，在人生的航程中，不会永远一帆风顺。"艰难困苦，玉汝于成。""历尽艰难好作人。"已为大量事实所证明。对联以"过来人"的口气，中肯地向人们提出劝诫，富有启迪性。1924年4月22日，爱国将领冯玉祥的独生子冯洪国要出外学习，临行时冯玉祥也题书此联以教子。他深情地说："这是我写给你的，也是写给我自己的。要无我，才能为民众，为大家。自己一点怨言都没有，甘心情愿为百姓效劳。你年纪尚小，不知道做人的难处。做一个好人必须经过磨炼。"

100. 勤浴无病勤欲病
学道不忧学盗忧

选自某地一家浴室的门联。

此联化用明代范立本《明心宝鉴·正己篇》："频浴身安频欲病，学道无忧学盗忧。"

上联告诫人们要净洁自处，清心寡欲。勤浴，其含义有三：一是沐浴。古时称洗发为沐，洗身为浴。故《楚辞·渔父》有"新沐者必弹冠，新浴者必振衣"之说。汉代王充《论衡·讥日》谓："洗去足垢，盥去手垢，浴去身垢皆去形之垢。"所以自洁清也。皮肤是人体的第一道防线。洗澡有保持皮肤清洁、舒经活络、调和气血、解除疲劳的作用。二是浴面，又名干洗脸，系自我按摩方法之一（此外还有全身按摩）。先将双手擦热，贴在面下部，两手中指分别放在鼻翼两侧迎香穴处，向上推擦至额角后而下，经耳门穴而返回面下部。反复多次，有畅通气血、祛风散寒、提神醒脑等作用。常用以防治感冒、鼻炎、头痛、失眠等。三是浴德，修养德行，涤虑洗心。《礼记·儒行》："儒有澡身而浴德。"孔颖达疏："浴德，谓沐浴于德，以德自清也。"三者都有益于身心健康，故言"勤浴无病"。显然，浴面、浴德要勤，而洗澡次数则不宜过频，否则会使皮肤缺少油脂而变得干燥，会耗真气而使人感到疲倦。洗澡"必于密室",免冒风邪。浴后尤宜避风,"浴后当风,腠理开,风易感。"(清·曹庭栋《养生随笔·盥洗》)洗澡也不能过饥过饱。

勤欲,指放纵情欲。从养生角度讲,只有节制私欲和情欲,清净淡泊,才是根本的却病延年之道。明人余继登在《典故纪闻·卷一》中说:"人但能清心寡欲,使气和体平,疾病自少。"

下联中的"学道"是指追求"仁""义"的道德实践。《易·说卦》:"是以立天之道曰阴与阳,立地之道曰柔与刚,立人之道曰仁与义。"联语下半句即告诫人们要加强道德修养,守道不移则无忧;而贪婪学盗,只能贻害自己。联中"勤""病""学""忧"四字重出,为同字同义相对,"浴"与"欲","道"与"盗"四字则是同音异字、异义相对,经排比成联,读来尤觉笔转意绕,文情跌宕。

民国·胡瑞芝《养正录》中也有一副劝诫人们淡泊名利、节制情欲的对联:

> 利薮名场埋俊杰;
>
> 爱河欲海丧英雄。

联语说有多少俊杰被埋葬在名利场中,又有多少英雄沦丧在欲海爱河里!语极警策,令人深思。

101. 淡泊明志心当健
平易近人道不孤

此为中国诗人刘大白赠湖畔居士联。

上联的"淡泊",即恬淡,不追逐名利,生活俭朴。《东观汉记·郑均传》:"好黄老(指黄帝、老子,即好黄老之学),淡泊无欲,清静自守。""明志",即表明心志。三国时期蜀国诸葛亮《诫子书》:"夫君子之行,静以修身,俭以养德,非淡泊无以明志,非宁静无以致远。"上联是说，"淡泊明志"即是恬淡寡欲，方能有清明高远的志向。不汲汲于名利，不戚戚于得失，只有这样，身心才会健康。淡泊明志，这是人生的最高境界，淡泊也是心理养生的"保健品"。

下联的"平易近人"，指态度谦逊温和，使人容易亲近。唐·白居易《策林》十二："故周公叹曰：'大夫平易近人，人必归之。'""道"，指道德、道义。语云："德不孤，必有邻。"（《论语·里仁》）意思是说，有德之人，态度谦逊、和蔼可亲的人，人们必然会与之相聚为伴。有良好的人缘和人际关系，这对于成就人的事业和身心健康是不可缺少的基本条件。

102. 淡如秋菊何妨瘦
清到梅花不畏寒

此联作者姚步瀛，清同治进士，曾任湖南慈利知县，为官清正，这是他为官署题写的对联。

"菊花如志士，过时有余香。"（宋·陆游《晚菊》）上联以秋菊明志，警策自己淡泊名利，宁静处世。时值秋天，草木凋零，山寒水瘦，唯独菊花"不随众草出，能后百花荣"（明·李梦阳《菊花》）。傲霜临风，竞放吐艳，姿容万千，清香阵阵。正如南宋诗人陆游所咏："菊花如端人，独立凌冰霜。……纷纷零落中，见此数枝黄，高情守幽贞，大节凛介刚。"（《陶渊明云三径就荒松菊犹存盖以菊配松也余读》）

正是菊花这种"能后百花荣""大节凛介刚"的顽强精神和坚贞品格，赢得花中君子的美誉，历来为世人赞赏传颂，尤为那些不趋世俗、节操高尚的志士仁人所钟爱。何妨瘦的"瘦"，指瘦削、清瘦。宋代李清照《醉花阴》词："莫道不消魂，帘卷西风，人比黄花瘦。"瘦，亦指贫困、不富裕。上联是说，只要人有淡如菊的品格和操守，自然就与世无争了。

其实，古往今来，人们喜爱菊花，除了它象征的品格以外，它还与人们的生活息息相关。"菊为寿客。"（宋·龚明之《中吴纪闻》卷之四）明代杰出的医药学家李时珍在《本草纲目》草部谈到白菊时说："其苗可蔬，叶可啜，花可饵，根实可药，囊之可枕，酿之可饮。自本至末，罔不有功。"这就是说在我国三千多种菊中除可供观赏外，还有不少实用菊。如主产广东的食用菊，其品种有蜡黄、细黄、细迟白、广州大红等；主产浙江、河南、安徽的茶用菊，如杭菊、怀菊、滁菊、亳菊等，还有作为药用的黄、白菊，包括茶用菊，及歙县的贡菊、河北的泸菊、四川的川菊等。故西晋文学家潘岳的《秋菊赋》云："既延期以永寿，又蠲疾而弭痾。"宋代范成大《范村菊谱序》云："神农书以菊为养生上药，能轻身延年。"元代曹之谦的《白菊》有："见说寒英能愈疾，拟开三迳著茅亭。"明代唐寅《菊隐记》则说："盖菊乃寿人之草。"

"冰雪林中着此身，不同桃李混芳尘。"（元·王冕《白梅》）下联以梅花为喻，激励自己要清身洁己，贫而乐道。在我国，梅与松、竹向有岁寒三友的美誉，几千年来，我国人民素爱梅花，不仅积累了种梅的丰富经验和赏梅的高雅情趣，而且留下了至今留传不绝的咏梅诗词。如"疏影横斜水清浅，暗香浮动月黄昏"（宋·林逋《山园小梅》），写梅之风韵："雪满山中高士卧，月明林下美人来"（明·高启《梅花》），状梅之体态："冰姿不怕雪霜侵"（清·秋瑾《梅》），"凌厉冰霜节愈坚"（宋·陆游《射的山观梅》），赞梅坚贞不屈的品格。有了"清到梅花不畏寒"的精神，也就无私无畏了。

还有两副内容相同或相似的颂菊咏梅联：

一副是近代诗人高燮赠南社同人、挚友郑逸梅（1894—1992）先生的：

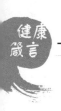

人淡如菊；

品逸于梅。

郑的居室联则有：

梅花数点；

月色一寮。

另一副是旧时绍兴三味书屋悬挂的对联：

屋小如船；

人淡似菊。

103. 素甘淡泊心常泰
曾履忧危体愈坚

这是享寿 93 岁的著名教育家、国学大师、古典文献学家、书画家、文物鉴定家启功教授自题的书斋联。启功给书斋取名"坚净居"，意为"一拳之石取其坚，一瓢之水取其净"。此联从书斋着笔，阐述自己的人生哲理。

"淡泊"，即恬淡寡欲，不追求名利。宋代苏轼《赵德麟字说》："今君学道观妙，淡泊自守，以富贵为浮云。"上联即由此化用而来。意思是说，平素乐于淡泊，襟怀坦荡，心里就泰然舒畅。启功的另一幅赠友联正反映了他素甘淡泊的品格：

若能杯水如名淡；

应信村茶比酒香。

"忧危"，即忧虑惶惧或忧患危难。《书·君牙》："心之忧危，若蹈虎尾，涉于春冰。"下联是说，只有小心谨慎地经历忧患危难的考验，困知勉行，才能体愈坚。这里的"体"，既指形体，也指心神、德行。正如中国无产阶级革命家谢觉哉所云："困难不仅可以磨炼我们的意志，还可以锻炼我们的身体。"（《青年人怎样锻炼自己》，1961）

此联既是作者精神风貌的生动写照，也是他修身养性经验的精辟总结。

104. 计利当计天下利
求名应求万世名

此联是国民党元老于右任1961年撰赠友人蒋经国（1910—1988）的。清代金缨《格言联璧·从政类》有一则联语："利在一身勿谋也，利在天下者谋之；利在一时勿谋也，利在万世者谋之。"此联即化用此语而来。

联语明白晓畅，但含义深刻，反映了儒家积极入世的名利观。关于"名"与"利"，古人历来评论较多，唯明人庄元臣评析较详。他说："人之好名者，其等有三：有好闾阎之名者，有好士大夫之名者，有好圣贤之名者，同为名而品第殊矣。惟利亦然，有好目睫之利者，好终身之利者，好子孙数十世之利者。好闾阎之名与目睫之利者，众人也；好士大夫之名与终身之利者，君子也；好圣贤之名与子孙数十世之利者，圣贤也。人之所异者，惟其所好名利者，有远近大小之不同而已矣。"（明·庄元臣《叔苴子外编》卷二）那么好圣贤之名与利有何特点呢？其显著特点是"修仁服义，履中蹈和，出入绳墨之中"和求"子孙数十世之利""以遗隐德于后世"（明·庄元臣《叔苴子外编》卷二）。联语作者正是从这样的圣贤之道的名利观出发，鼓励蒋氏从民族的长远利益和国家的前途出发，以国家统一大业为重，"计天下利""求万世名"。蒋经国亦将此联挂在办公室内以自勉。1981年，85岁高龄的屈武先生出任辛亥革命70周年纪念活动筹委会秘书长，曾挥毫书此联"奉赠蒋先生"。1982年7月24日，全国人大常委会副委员长廖承志为奉劝蒋经国以国家和民族利益为重，致信蒋经国又特意引用了此联。

"淡泊以养寿，亦非慕名高。"（宋·陆游《居家自戒》）历来养生家为了追求长寿目标，是主张淡泊名利的。但长寿，不仅是生命活得时间长，也包括"死而不亡者寿"（《老子·三十三章》）。意谓为世立德、立功、立言的人，为天下人谋利益，为子孙万世留荣名，死而永垂不朽的人，也是寿。在这点上传统的养生观与科学的人生观是一致的。

1986 年 4 月 25 日，时任中共中央总书记的胡耀邦曾改写一副古联（这副古联是曾任咸丰、同治年间南阳知府的顾嘉蘅为南阳武侯祠所撰的楹联：心在朝廷，原无论先主后主；名高天下，何必辨襄阳南阳），以铭心志：

> 利归天下何必争多得少得；
>
> 心在人民原无论大事小事。

反映了马克思主义的为政观和利益观。

105. 宁为宇宙闲吟客
怕作乾坤窃禄人

选自唐代杜荀鹤《自叙》诗的颔联。

全诗为：

> 酒甕琴书伴病身，熟谙时事乐于贫。
>
> 宁为宇宙闲吟客，怕作乾坤窃禄人。
>
> 诗旨未能忘救物，世情奈值不容真。
>
> 平生肺腑无言处，白发吾唐一逸人。

（《全唐诗》第 20 册，第 7975 页）

"宇宙"，指天地，高诱注："四方上下曰宇，古往今来曰宙，以喻天地。""闲吟客"，指吟诗作文的闲人。"乾坤"象征天地阴阳；亦指国家、天下。"禄"，指俸禄、利禄，为食俸禄而居官位。"窃禄人"，言无功受禄的人。作者杜荀鹤曾累举进士不第，漫游闽越、荆楚、梁宋等地，复归隐山中十五年，大顺二年（891）登进士第，时危世乱，复归旧山。"四海内无容足地，一生中有苦心诗。"（《冬末自长沙游桂岭留献所知》）他说："世间何事好，最好莫过诗。一句我自得，四方人已知。生应无辍日，死是不吟时。"（《苦吟》）上、下联是说，宁可为天地间吟诗作赋、有德而隐居的闲人，也怕做对国家无功而空食俸禄的庸俗官吏。这一联警句，上下对仗，一取一舍，泾渭分明，表现出诗人自奉淡泊、冰清玉洁的品格。

106. 损之又损栽花种竹尽交还乌有先生
忘无可忘焚香煮茗总不问白衣童子

选自明代洪应明《菜根谭》。这副对联是要人们把一切世俗杂念减损到不能再减损的程度，只留下些栽花种竹、焚香煮茗的闲情雅趣。上联的"损之又损"，语本《老子·四十八章》："为学者日益，为道者日损；损之又损之，以至于无为，无为而无不为。"意思是说，从事于学习的人知识一天天增多，从事于道的人情欲一天天减损；减损它再减损它，以至于达到无所施为；无所施为就会无不为。《孔子家语·三恕》也谈到"损之又损"之道。子曰："聪明睿智，守之以愚；功被天下，守之以让；勇力振世，守之以怯；富有四海，守之以谦。此所谓损之又损之道也。"这是要人们学会做减法，假如我们减损了一些东西，如浮躁、焦虑、贪欲、嗔怪、蝇头小利的竞争之念，种种人生的得失之忧，这些东西损之又损，心灵就会平静，人生就可能完满。上联的"乌有先生"，是汉代司马相如《子虚赋》中虚拟的人名，意为无有其人。意思是说要把物质欲望减损到最低限度，寄情栽花种竹，把世俗烦恼都交还给乌有先生。

下联的"忘无可忘"，语出《庄子·天地》："忘乎物，忘乎天，

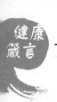

其名为忘己。忘己之人，是之谓入于天。"意谓学道之人要忘掉一切，甚至连自身的存在都忘掉，才可以达到天道的境界。下联中的"白衣童子"，特指送酒的人。南朝时期宋国坛道鸾《续晋阳秋·恭帝》："王宏为江州刺史，陶潜九月九日无酒，于宅边东篱下菊丛中摘盈把，坐其侧。未几，望见一白衣人至，乃刺史王宏送酒也。即便就酌而后归。"后因以为重阳故事。宋代司马光《和同舍对菊无酒》："尽日柴门外，白衣来不来。"清代沈骏《九日》诗曰："有酒赏重阳，无烦白衣至。"下联是说要让脑中再没有什么烦恼可忘的了，倾注焚香煮茗，不问白衣童子为谁送酒而进入忘我境界。

107. 身被名牵樊笼鸡鹜
心为形役尘世马牛

此联选自明代陈继儒《小窗幽记》。

联语是说，身被名缰利锁牵扯、拘束，就如樊笼中的鸡鸭不得自由，心为形骸所役使、拘束，即为口腹之欲所驱使，便如同人世间的牛马听人驱使一样。怎样摆脱"身被名牵""心为形役"的状态呢？听听三国魏时官至司空、封京陵侯的王昶的训诫，也许不无益处。他说："览往事之成败，察将来之吉凶，未有干名要利，欲而不厌，而能保世持家、永全福禄者也。"因此他教育后人要"遵儒者之教，履道家之言"，把儒家积极用世与道家的知足保身结合起来，"故以玄默、冲虚为名"（《戒子浑·深书》）。再读读金代医学家李杲的议论也许会受到启发："名与身孰亲，身与货孰多？以隋侯之珠，弹千仞之雀，世必笑之。何可取之轻而弃之重耶！……安于淡泊，少思寡欲，省言语以养气，不妄作劳以养形，虚心以维神，寿夭得失，安之于数，得丧既轻，血气自然谐和，邪无所容，病安增剧？"（《脾胃论·远欲》）这段话从医学角度说明了淡泊名利对健康长寿的重要意义。

清文学家蒲松龄《省身语录》中有一联同样具有警策作用：

> 欲不除，似蛾扑灯，焚身乃止；
>
> 贪不了，如猩吃酒，鞭血方休。

从"自省"的角度，如何窒欲制贪呢？蒲氏也有一联：

> 欲心正炽时，一念看病，兴似履冰；
>
> 利心至贪处，一想到死，味同嚼蜡。

（《省身语录》）

108. 石火光中争长竞短
　　蜗牛角上较雌论雄

选自明代洪应明《菜根谭》，全联为：

> 石火光中争长竞短，几何光明；
>
> 蜗牛角上较雌论雄，许大世界。

上联是说人生就像击石发出的火光一闪即逝，在这短暂的人生中去争名夺利岂不虚度了光阴。上联化用白居易的《对酒》："蜗牛角上争何事，石火光中寄此身；随富随贫且欢乐，不开口笑是痴人。"要人们珍惜时间，不要为利禄而斤斤计较，不论生活是富是贫，都应该快乐地过好每一天。

下联典出《庄子·则阳》："有国于蜗之左角者，曰触氏；有国于蜗之右角者，曰蛮氏，时相与争地而战。"苏轼在《满庭芳》中曾引用此典："蜗角虚名，蝇头微利，算来着甚干忙。"下联引用此典，是说在如蜗牛角那样狭小的地方争强夺胜，能有多大意义。读这段联语，联想到清人沈复《浮生六记》中的一段引文，会使人有大梦得醒之感："世事茫茫，光阴有限，算来何必奔忙！人生碌碌，竞短论长，却不道荣枯有数，得失难量。看那秋风金谷，夜月乌江，阿房宫冷，铜雀台荒。荣华花上露，富贵草头霜。机关参透，万虑皆忘。夸什么龙楼凤

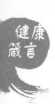

阁，说什么利锁名缰。闲来静处，且将诗酒猖狂。唱一曲归来未晚，歌一调湖海茫茫。逢时遇景，拾翠寻芳，约几个知心密友，到野外溪旁。或琴棋适性，或曲水流觞，或说些善因果报，或论些古今兴亡。看花枝堆锦绣，听鸟语弄笙簧。一任他人情反复，世态炎凉。优游闲岁月，潇洒度时光。"（《浮生六记·卷六》）

109. 清心寡欲不服四物
省事休嗔不服四君

选自明代吕坤《续小儿语》。

上联是说，人能清心寡欲，火不动而水常足，则血无耗，自然无须服用四物汤。

下联是说省事休嗔，事不繁杂而心不恼怒，则气无损，当然无须服用四君子汤。吕坤系明代学者，万历进士，官至刑部左、右侍郎。他善于养生，享寿83岁。人问及其养生经验，告之曰："以寡欲为四物，以食淡为二陈，以清心省事为四君子。无价之药，不名之医，取诸身而已。"吕坤此言是一种比喻的说法，无非是说明寡欲、淡食、清心省事对于养生保健的重要性。联中的四物、四君，是两个最常用的中医方剂。四物即四物汤：熟地黄12克，当归、白芍各9克，川芎6克。水煎服。本方能滋肾补血养肝，和血行气调经，能治疗心悸失眠、头晕目眩、妇女月经失调等症，且对细胞免疫有促进作用。联中的四君即四君子汤：人参、白术、茯苓各9克，炙甘草6克。水煎服。本方能益气补中，健脾养胃，可治疗脾胃气虚、气短乏力、食少便溏等症，且能增强机体细胞免疫和体液免疫机能。

清代梁文科《日省录》中也有一联与此联相近：

清心不如省事；

养身莫若寡欲。

110. 贪嗔痴即君子三戒
戒定慧通圣经五言

清代张仲甫撰，载梁章钜《楹联续话·格言》。

佛经云："贪淫、恚怒、愚痴之毒，处于人身，不早以道除斯祸者，必有危殃。犹愚民贪执炬火自烧其手也。"（《四十二章经》）《佛说大安般守意经》进一步指出："三毒者，一为贪淫，二为嗔恚，三为愚痴。人皆坐是三事死，故言毒也。"上联依据佛教的教义，认为人生所经历的生、老、病、死这些"苦"皆因人有贪（淫）、嗔（怒）、愚痴的欲望和情志，要从苦海解脱，就要泯灭贪、嗔、痴"三毒"。这与圣人孔子所倡导的"三戒"即少时戒色、壮时戒斗、老时戒得（即贪欲）是一致的（《论语·季氏》）。正如宋人王勃所言："欲不可纵，争不可常。勿轻小忿，将成大殃。"（阮阅《诗话总龟后集卷之三》）这是必须警戒的。

下联概括佛教的戒（律）、禅（定）、（智）慧三学，即防非止恶曰戒、息虑禁缘曰定、破惑证真曰慧，这三者与儒家倡导的"定""静""安""虑""得"五言是息息相通的，应该认真恪守。所谓圣经五言是指《礼记·大学》所言"知止而后有定，定而后能静，静而后能安，安而后能虑，虑而后能得"。这"五言"的大意是说，知道要达到至善的境界，就有了坚定的信念；有了坚定的信念，内心才会宁静；内心宁静才会遇事安详；只有遇事安详，才思虑周到；只有思虑周到，才能达到修身养性的"至善"境界。

联语把佛家的"万念归一、清心涤虑"和儒家"止于至善""仁者寿"的重要道理糅合一起，劝人注重修身养性无疑是可取的，可作为养生的座右铭。

清文学家蒲松龄也有四宜四忌的修身养性联语，可一并赏析：

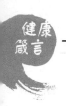

宜静默，宜从容，宜谨严，宜俭约，四者切己良箴；

忌多欲，忌妄动，忌坐驰，忌旁骛，四者关心大病。

（《省身语录》）

111. 欲无尔我见不养生而寿
须有老庄书处尘世亦仙

选自当代陈子展《谈谈联语文学》。上联出自《孟子·公孙丑》："尔为尔，我为我，虽袒裼裸裎于我侧，尔焉能浼我哉？"意思是说：你是你，我是我，你纵然在我旁边赤身露体，怎么能沾污我呢？有了这样的不为外物所动的品格和心态，即使不注重养生也会长寿。明人吕坤曾说："我身原无贫富贵贱得失荣辱字，我只是个我，故富贵贫贱得失荣辱如春风秋月，自去自来，与心全不牵挂，我到底只是个我。夫如是，故可贫可富可贵可贱可得可失可荣可辱。"（《呻吟语·修身》）一切皆随遇而安。这样心才会平和，身体才会安康。

下联是说只要有主张无为寡欲，自我超脱的老庄书（即《老子》《庄子》），处在人世也如在仙境一般。明人陈继儒说："仙没有，无欲即仙。"（《养生肤语》）"知足者仙境，不知足者凡境。"（洪应明《菜根谭》）

国民党元老、著名书法家于右任对友人京周也书赠了此联：

不养生而寿；

处尘世亦仙。

宋代许月卿《神静》诗亦有：

神静何须卜；

心闲即是仙。

（《全宋诗》第 65 册，第 40542 页）

112. 汲水浇花亦思于物有济
扫窗设几要在予心以安

清代汪退谷自题书室联。选自清代梁章钜《楹联丛话》卷八和吴恭亨《对联话》卷十一。汪退谷即是汪士鋐（1658—1723）的号，又号秋泉，字文升。清代诗文家，江南长洲（今江苏苏州）人，康熙三十六年（1697）进士，授编修，官至右中允。工诗古文辞，与其兄份、钧，弟俊齐名，时称"吴中四汪"。著有《秋泉居士集》《瘗鹤铭考》，编有《近光集》《黄山志续集》等。《对联话》作者吴恭亨称此联是"字句恬适，悟道有得之作也"。

上联讲济人利物之道。上联的"汲"，引水于井也。"于物有济"，这里的"物"，指他人、公众。即帮助别人，有利公众。"济"，益也，《老子·五十二章》："济其事。"宋代朱熹《记外大父祝公纪事》云："岁大疫，亲旧有尽室病卧者，公每清旦辄携粥药造之，遍饮食之而后返，日以为常，其他济人利物之事不胜记，虽倾资竭力无吝色。"明代沈受先《三元记·博施》："一点仁心天地知，济人利物孰能如。"上联是说，即使做汲水浇花这样的小事，也要想到济人利物之道，"勿以善小而不为。"（晋·陈寿《三国志·蜀书·先主传》）

下联讲少欲心安之理。下联的"扫"，除也。"几"，是古人坐时凭依或搁置物件的小桌。有"几席"，古人凭依、坐卧的器具。《史记·礼书》云："疏房床第几席，所以养体也。""几杖"，坐几和手杖，皆老者所用。"几杖，所以扶助衰也。"（《白虎通义·改仕》）"予"，我也。宋代王安石《云山诗送正文之》诗："溪穷埌断至者谁？予独与子相谐熙。""安"，静也，"安者，谓少欲而心安也。"（《鬼谷子·本经阴符七篇》）下联是说，扫除窗尘，摆设几席几案，要考虑有利自身养

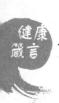

体静心，使"予心以安"。如何才能"予心以安"呢？这里最重要的是少欲，一戒自私自利之念，少欲不贪才心安，心才不致为形所累。二要戒浮躁之心。古人云："神静而心和，心和而神全；神躁则心荡，心荡则形伤。""故恬和养神，则自安于内。清虚栖心，则不诱于外。"（宋·张君房《七部语要·适珠》，载《云笈七签》卷之九十）如此才会心安。三要弃非分之想，才能知足常乐。宋·陆游说得好："心安由知足，身贵为无求。"（《学易二首》之一）说到底，知道满足，没有贪求，就自能"予心以安"了。

知足常乐

113. 知足常乐
能忍自安

这是一副谚语联。选自清人石成金《传家宝·联瑾》和金缨《格言联璧》。

上联是说，知道满足的人时常感到欢乐。这里有个心态问题。宋代诗人林逋说："知足者贫贱亦乐，不知足者富贵亦忧。"（《省心录》）所以，"唯知道知足者，无往而不乐。"（宋·倪思《经鉏堂杂志》卷六）应该说，从物质上得到的满足，总是有一定限度的。不知足的人，得到再多都不会感到满足，更不会感到幸福。贪得的心，是烦恼的根源。怎样才能使人感到满足呢？关键是要"少私寡欲"，"少欲则易足，易足则身心安乐。"（清·冯斑《钝吟杂录·家戒下》）对于老年养生来说，拥有知足常乐的心态，才是淬炼心智、净化心灵的最佳途径。享年 94 岁的电影明星顾也鲁（1916—2009）有一首《养生诗》写得好：

无忧无虑又无求，何必斤斤计小筹！

明月清风随意取，青山绿水任遨游。

知足胜过长生药，克己甘为孺子牛；

切勿得陇又望蜀，神怡梦稳慢白头。

（2005年9月5日《新民晚报》）

下联是说，遇事能忍，心里就会安宁。忍，在人品上是一种涵养、宽容、大度，是心怀远大者的自我克制，也是处世立业的一种人生态度。自古以来，国人似乎特别看重忍：如"必有忍，其事有济"（《尚书·君陈》）；"小不忍，则乱大谋"（《论语·卫灵公》）；"小不忍害大义"（汉·司马迁《史记·梁孝王世家》）；"百行之本，忍之为上"（元·许明奎、吴亮《忍经》）。民间也有"忍能生百福，和可致千祥""一勤天下无难事，百忍堂中养太和"的谚语。至于以唐·张公艺名义写成的《百忍歌》在旧时流传更广。《百忍歌》云："仁者忍人所难忍，智者忍人所不忍。思前想后忍之方，装聋作哑忍之准。忍字可以走天下，忍字可以结邻近。忍得淡泊可养神，忍得饥寒可立品。忍得勤苦有余积，忍得荒淫无疾病。"当然，对"忍"也要具体分析，不能不分场合、对象，不分是非曲直，一味地逆来顺受，忍气吞声。相反，对坏人坏事，则要"横眉冷对"，伸张正义，对亲属、同事、乡邻和非原则之事，则要忍让大度，和谐相处。从这个意义上说，提倡忍耐、忍让，对于修身养性仍不无积极作用。

劝君：

知足心常乐；

能忍身自安。

114. 不思八九

常想一二

这是国民党元老、著名爱国诗人、书法家于右任挂在客厅中的养

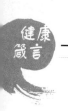

生联。

于右任先生一生饱经沧桑，淡泊名利，荣辱自安，享寿86岁。友人请教他的养生之道，他指指客厅上的这副对联，笑而不言。这副对联还有一个横批：如意。暗示事事能符合心意，称心如意。古人云：不如意事常八九，可与语人无二三（宋·方岳《别子才司令》）。宋·辛弃疾也感叹："叹人生，不如意事，十常八九。"（《贺新郎·肘后俄生柳》）斯联正源于此。"人生十事九堪叹"（陆游《春雨》），这似乎是人们生活中常有的事。如何对待生活中如意的事或不如意的事呢？于右任的态度就是随时调整自己的心态，常想一二，"用心感恩，庆幸、珍惜人生中那如意的十分之一二，最终以豁达与坚韧去化解并超越苦难。"（宋三弦、李孟苏《健康蓝宝书》）老年人怀旧是正常的事，但心境应是快乐的净土，多忆甜，少想苦，多想愉快的事情，多品味生活中美妙、温馨的一面，这样就会笑口常开，活得愉快，使自己保持洒脱豁达的心境。倘若心为物役，患得患失，就只会被悲观、绝望窒息心智，人生的道路就举步维艰，甚至会伤身损寿。

"老来万事等闲看，圆缺阴晴顺自然。"决定生命品质的不是"八九"，而是"一二"，常想"一二"的理念，会使我们超越烦恼，并把它化为生命中的养料。中老年人应当充分发挥自己涵养老道的优势，保持乐观的情绪，无论遇到怎样的不如意或不顺心的事情，都要面对现实，从容对待，重视心理微调，才能永葆身心健康。

115. 知足知不足

有为有弗为

这是诗人、小说家、散文家冰心（谢婉莹）的故居紫藤书屋的联语，系其祖父谢子修集古人名言而成的自勉联，并作为教育后代的家训。

上联的"知足"语本《老子》的"知足不辱",即指对物质享受、名利、地位，要知道满足，不能贪求。知足才不致受屈辱。这里既包含"明哲保身"的思想，也蕴含着抑制非分欲求、保持身心和谐的合理内核。"知不足"语出《礼记·学记》："学然后知不足……知不足，然后能自反也。"大意是说，只有通过学习，然后才能了解自己的不足，知道了自己的不足之处，然后才能反过来努力学习。清人王永彬也曾说："知足之心，可用之以处境，不可用之以读书。"（《围炉夜话》）"知不足"表现了积极的进取精神、强烈的求知欲望和谦虚好学的态度。对学问、对事业要不断进取，永不满足。

下联的"有为"是指有作为。语本《礼记·儒行》："爱其死以有待也，养其身以有为也。"即是说，珍惜生命，是为了等待发挥作用的机会；保养身体，是希望有所作为。这是儒家积极用世的态度。"有弗为"，指对不符合正义道德的事坚决不做。语本《孟子·离娄下》："人有不为也，而后可以有为。"大意是说，人要有所不为，才能有所为。下联提出了有为与弗为的界限：即对好事、善事、利国利民的事要积极做；对错事、恶事、损人利己的事，要坚持弗为。

冰心曾对祖父的家训联做过独到的诠释：对有些事要知足，如生活上；对有些事则永不能知足，如学习、事业上；有些事一定要做，而有些事则是坚决不能做。她时时把此联挂在书斋内，以示谨遵祖训。联语短短十个字，充满辩证法，言近而旨远，可以作为广大读者治学、修身、处世的座右铭。

116. 知分心自足

委顺身常安

选自唐代白居易《咏怀》（载《白居易全集》卷第七）。

上联知分的"分"，指本分，即指职责、权利等的限度。知分就是

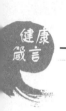

"知生之有分，不务分之所无"（唐·司马承祯《坐忘论·简事》）。亦如明人何景明所言："功不可躐等取也，分不可踰得也。"（《赠向先生序》）知分，就是要有自知之明，安于本人所处的地位和身份。满足恰如其分的物质生活和待遇，量自己的条件，过该过的日子，安分守己，不求分外不当之物，不做非分之想，不做过分的企求。这样，心里就会知足常乐。如另一明人吕坤所言："'本分'二字，妙不可言。君子持身不可不知本分，知本分则千态万状一毫加损不得。""故学者养心先要个知分。知分者，心常宁，欲常得，所欲得自足以安身利用。"（《呻吟语·修身》）法国作家、社会活动家罗曼·罗兰则从理解幸福的角度说明了知分的含义，他说："没有一个人是完全的。所谓幸福，是在于认清一个人的限度而安于这个限度。"（《约翰·克利斯朵夫》）

下联的"委顺"，谓自然所赋予的和顺之气。语本《庄子·知北游》："生非汝有，是天地之委和也；性命非汝有，是天地之委顺也。"庄子这话是说，人是天地造化的结果，人的诞生和性命都是天地间阴阳二气调和在人身上的体现，是自然的安排。"委顺身常安"即由此化用而来。人要使自己"身常安"，并健康长寿，就必须委顺于天地，"与天地合其德，与日月合其明，与四时合其序"（《易·乾·文言》）。一句话，人的起居行止要符合天道自然的规律，遵守日月交替运行，阴阳变化之道，顺应春生、夏长、秋收、冬藏之序。

上下联意谓知道本分，心里就会满足；能顺应自然，形体就会安泰。虽反映诗人的消极心理倾向，却合于养生义理。

另有二联也与此联内容相近：

四海和平之福只是随缘；
一生牵惹之劳总因好事。

（清·蒲松龄《省身语录》）

随缘穿衣吃饭；

切实做事为人。

117. 安分身无辱

知几心自闲

选自宋代邵雍《安分吟》（《全宋诗》第 7 册，第 4574 页）。

唐代白居易《咏拙》诗有："以此自安分，虽穷每欣欣。"上联即由此化用而来。所谓"安分"，就是要求自己规矩老实、安守本分、知分知止。无奢求之恋，不做过分之举，就不会有过失以致屈辱其身。宋人倪思也说："知足安分，妄念不起是已。若不知足安分，妄念纷然，无事静坐，其病反甚焉耳。"（《经锄堂杂志》卷六）

上联讲为人，下联则是讲处事。下联的"知几"，谓有预见，能看出事物发生变化的隐微征兆。《易·系辞下》："知几其神乎。君子上交不谄，下交不渎，其知几乎。几者动之微，吉之先见者也。君子见几而作，不俟终日。"这就是说，"几"是"动之微""吉之先见者也"。即事物运动变化刚刚露头，事体的吉凶还不明显只是有些苗头和征兆时，就能预见或知晓，因而在为人处事时能够把握分寸与尺度，就叫"知几"。故古人有"达者贵量力，至人尚知几"的诗句（唐·吴筠《览古》诗之十二）。

上下联是说，持身能守规矩、安本分，就不会自取其辱；处事能见时知几之变，有先见之明，则心神恬静悠闲。"身无辱"，"心自闲"，自然有利于身心健康。

劝人守分、安分的联语还有：

守分安贫，何等清闲，而好事者，偏自寻烦恼；

持盈保泰，总须忍让，而恃强者，乃自取灭亡。

（清·王永彬《围炉夜话》）

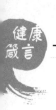

唯安分守身自无大过；

能知人论世更见长才。

（清·朱应镐《楹联新话》卷八）

忍辱则争端自息；

安分则妄想可除。

守本分而安岁月；

凭天理以度春秋。

（民国·胡瑞芝《养正录·达观》）

另一副集字联，则提出了更高的要求：

岂独安分守身为事；

欲作顶天立地之人。

118. 心安由自足
身贵为无求

此为宋代陆游《学易》诗的颔联。（《全宋诗》第 40 册，第 25333 页）

此联明白如话，浅显易懂，但底蕴很深。《老子》有言："知足不辱，知止不殆，可以长久。"（《老子·四十四章》）意思是说，知道满足就不会遭到侮辱，知道休止就不会遇到危险，可以长存下去。上联即由此化用而来。因为知足之人，就不会以利自累，也不会为势利所诱，能"体道同德，绝名除利，立我于无"（汉·严遵《道德指归论·名身孰亲论》），心里总是安定的。

俗谚说：人不求人一般高，人要求人得弯腰。所谓"无求"，就是指不贪求或无求于人。《诗·邶风·雄雉》："不忮不求，何用不臧。"大意是不嫉妒不贪求，那还有什么不好的呢？宋代学者倪思曾指出："贵而谄佞求人，非贵也；富而贪求吝啬，非富也；……然则孰为贵？

不求为贵；孰为富？知足为富。"（《经锄堂杂志》卷四）要做到"无求"，就要能"俭"。清人钱泳在谈到"俭"时说："谭子《化书》云：'奢者心常贫，俭者心常富。'故吾人立品，当自俭始。凡事一俭，则谋生易足；谋生易足则于人无争，亦于人无求。无争无求，则闭门静坐，读书谈道，品焉得而不高哉！"（《履园丛话》卷七）

全联是说，心里安适是由于自己知道满足；自己能自尊自贵是因为没有贪求或无求于人，故无求品自高，"无求觉身贵"（陆游《东篱杂题》）。而"贱物贵身"（即贵惜自身），也是"延龄之术"（唐·宋之问语）。

与此联内容相似的还有三副联语，一副是沈醉先生作为座右铭的联语：

> 有事身方健；
>
> 无求品自高。

另一副是百岁退休教师张梦萍的门联：

> 知足心长乐；
>
> 无贪品自高。

接引庵则有：

> 知足心常乐；
>
> 无私梦亦香。

119. 知止则不殆

安闲更得宜

选自现代学者谷向阳教授编著的《中国唐诗联集成》。

上联出自唐代白居易《高仆射》诗："玄元亦有训，知止则不殆。"（《白居易全集》卷一）这里的"玄元"，指老子。唐初乾封元年（666）二月追号老子为"太上玄元皇帝"，天宝八年（749）六月又加

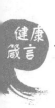

尊号为"圣祖大道玄元皇帝"，简称"玄元"。"玄元亦有训"，即指《老子·四十四章》："知足不辱，知止不殆，可以长久。"意思是说，知道满足就不会受到屈辱，知道适可而止就不会遇到危险，这样才能保持长久。这是老子贵身爱生思想的重要体现。所以，中国近代启蒙思想家严复说："知足知止，两知字大有事在。不然，亦未可以长久也。"

上联的"知止"，即要懂得适可而止。《大学章句》云："为人君，止于仁；为人臣，止于敬；为人子，止于孝；为人父，止于慈；与国人交，止于信。"朱熹作注后说："天下之事，皆有以知其所止而无疑矣。"止，可以说在我们社会生活中是无所不在的。例如开车，不可能没有刹车，有了刹车，就能进止自如，安全行进。无论做什么事情，都有一个"度"，当行则行，当止则止，过度了，过头了，就可能适得其反。养生也是如此，法于阴阳，和于术数，是健身之度；起居有常，不妄作劳，是起居劳逸之度；先饥而食，食饮有节，是饮食之度；酒饮微醉，花看半开，是饮酒赏花之度；乐而不淫，哀而不伤，是悲欢之度；衽席之上，乐而有节，是房事之度等。所以，《礼记·曲礼上》强调："欲不可纵，志不可满，乐不可极。"意在知止。知止，反映一个人的淡定与从容，是智慧、修养、道德的综合体现。知止，方能面对诱惑而保持本色。知止，才能平安，才能淡定，才能快乐，才不会出现危险。只有知其所止，才能"止于至善"。

下联语出白居易《偶作寄朗之》诗："自到东都后，安闲更得宜。"（《白居易全集》卷三十七）"安闲"，即安静清闲、安逸舒适之意。"得宜"，即得其所宜、适当。唐大和年间，白氏曾几次为太子宾客分司东都（洛阳），工作环境比较清闲舒适，让白氏心满意足。而这正是养生所需的良好的内外环境。

120. 家坐无聊亦念食力担夫红尘赤日
官阶不达尚有高才秀士白首青衿

选自清代蒲松龄《省身语录》和金缨《格言联璧·持躬类》。即居家闲生烦闷，应想到靠劳力吃饭的挑夫在炎炎赤日中辛劳奔走；职位不够显达，但还有才能卓越的优秀人才到老仍是平民布衣。明人陈继儒说："人只把不如我者较量，则自知足。"（《小窗幽记》）清人沈复在《浮生六记·养生记道》中则做了一番自劝自解的比较："将啼饥者比，则得饱自乐；将号寒者比，则得暖自乐；将劳役者比，则悠闲自乐；将疾病者比，则健康自乐；将祸患者比，则平安自乐；将死亡者比，则生存自乐。"退一步想，可得自在之乐，唯知足者能之。这里的关键是要知道满足，正如古希腊哲学家伊壁鸠鲁所言："谁不知足，谁就不会幸福，即便他是世界的主宰也不例外。"（《著作残篇》）

无独有偶，另一位清人李渔则在《闲情偶寄》中特地介绍了"退一步法"："我以为贫，更有贫于我者；我以为贱，更有贱于我者；我以妻子为累，尚有鳏寡孤独之民，求为妻子之累，而不能者；……以此居心，则苦海尽成乐地。"他说："所谓退步者，无地不有，无人不有。想至退步，乐境自生。"

正是：

> 退一步行即是安乐法；
>
> 道三个好广结欢喜缘。

> （清·石成金《传家宝·联瑾》）

121. 富贵贫贱总难称意知足即为称意
山水花竹无恒主人得闲便是主人

此联为张英所撰，悬其草堂之中（《聪训斋语》）。清代沈复《浮生六记·养生记道》、梁章钜《楹联丛话》、金缨《格言联璧》均辑有

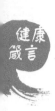

此联。张英（1637—1708），字敦复，号乐圃，安徽桐城人，康熙六年（1667）进士，官至文华殿大学士兼礼部尚书。

张英解释此联时说："其语虽俚，却有至理。天下佳山胜水，名花美箭无限，大约富贵人役于名利，贫贱人役于饥寒，总无闲情及此。唯付之浩叹耳。"（《聪训斋语》）上联从不知足说起，"富贵贫贱"总难称意，但要称心如意，就要知足。正如明代洪应明《菜根谭》所言："富贵是无情之物，看得它重，它害你越大；贫贱是耐久之交，处得它好，它益你反深。故贪商於而恋金谷者，竟被一时之显戮；乐箪瓢而甘敝缊者，终享千载之令名。"这里分别引用了贪恋富贵和乐于清贫的两个典故：前者指楚怀王因贪商於六百里之地而囚死于秦；石崇奢建金谷园为赵王伦所杀。后者一指颜回"以道充为贵，身安为富"，乐于箪瓢陋巷；一指子路"不以贫富动其心"而甘缊袍之敝与狐貉之盛并立。因而同享千载美名。故孔子赞扬说："善哉，回也！夫贫而如富，其知足而无欲也；贱而如贵，其让而好礼也；……若回者，其至乎！"（程树德撰《论语集释·卷十一·雍也上》）

下联亦用反衬手法，说山水花竹，自然美景，没有恒久的主人，谁有空闲，谁就可以去观赏，领略其妙趣。只有"得闲"者才能成为山水花竹的"主人"。沈复说："能知足，能得闲，斯为自得其乐，斯为善于摄生也。"（《浮生六记·养生记道》）

与此联下联内容相近的还有一联：

> 风花之潇洒，雪月之空清，唯静者为之主；
>
> 水木之荣枯，竹石之消长，独闲者操其权。

（明·洪应明《菜根谭》）

122. 无求胜在三公上

知足常如万斛余

清代杜静台书斋联。载清代朱应镐《楹联新话·格言》。

俗话说，人不求人一般高。上联则进一步指出，"无求胜于三公上"，即比"三公"还高，极言"无求"（无贪求）品格之美。这里的"三公"是古代中央三种最高官衔的合称。周以太师、太傅、太保为三公；西汉以丞相（大司徒）、太尉（大司马）、御史大夫（大司空）为三公，东汉以太尉、司徒、司空为三公。唐宋沿东汉之制，明清沿周制，但只用作大臣的最高荣誉。明人徐渭自题居室联亦云：

> 无求不着看人面；
>
> 有酒可以留客谈。

反映古代文人不愿交结逢迎权贵的傲然性格。即使要"求"，则须如明文学家文徵明（衡山）的联语所言"求己莫求人"：

> 惜食惜衣，非为惜财缘惜福；
>
> 求名求利，但须求己莫求人。

下联则谓知足常比家有万余担粮食还富。《老子》云："知足之足，常足矣。"（《老子·四十六章》）大意是说，知道满足的富足，就永远富足呢。从这个意义上可以说"知足者富"。下联即化用此语。这里的"斛"是容量单位，古时以十斗为一斛。意谓知道满足就常如有万担粮食一样富裕。《楹联新话》评论此联说："名言可佩。"唐末五代道士杜光庭则进一步指出："心足则物常有余，心贪则物常不足。"（《道德真经广圣义》卷三十五）

清代文学家、养生家石成金则演绎此联，使其内涵更为深刻。

> 无求胜三公，人人有贵于己，思则得之；
>
> 知足饶万斛，物物皆备于我，乐莫大焉。
>
> （清·石成金《传家宝·快乐联瑾》）

123. 知止自能除妄想

安贫须要禁奢心

选自明代范立本《明心宝鉴·安分篇》和清代石成金《传家宝·

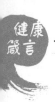
绅言》。

"知止"，是说懂得适可而止，亦即知足。《老子》说："知止不殆。"（《老子·四十四章》）大意是说知道适可而止就能避免危险。当然知道适可而止也就能消除妄想。相反，不知止，就会产生不切实际的胡思乱想。正如西汉·韩婴《韩诗外传》卷五所云："贪物而不知止者，虽有天下不富矣。"这样，岂不空添烦恼。

"安贫"，即自安于贫穷。语出南朝时期宋国范晔《后汉书·蔡邕传》："安贫乐贱，与世无营。"但是要安贫，就必须制止挥霍浪费、追求过分享受的念头。宋代李昉等辑的《太平御览·养生》说："若能摄生者，当先除六害，然后可以驻颜。一曰薄名利，二曰禁声色，三曰廉货财，四曰损滋味，五曰屏虚妄，六曰除嫉妒。"本联讲的"知止""安贫""除妄想""禁奢心"，正是古人强调的为驻颜延年当戒除六害的主要途径。

清代石成金《传家宝·快乐联瑾》中还有一副倡导"廉节不贪""知足无求"的瑾联：

> 黄金至宝非为宝，廉节不贪吾所宝；
>
> 白玉奇珍不是珍，知足无求自有珍。

124. 但于得时思失时
知足常乐不极乐

安徽黄山市黟县古村落已有950年的历史，2001年被联合国教科文组织列入《遗产名录》，此为黟县古楹联中的一副。

鉴于世俗之人，多轻身而殉名货，贪得而不顾危亡，故老子问之曰："名与身孰亲？身与货孰多？得与亡孰病？甚爱必大费，多藏必厚亡。"（《老子·四十四章》）意思是说，名声和生命哪一个珍贵？生命和财物哪一个重要？获得与丧失哪一个更有害？过分的吝惜必定会造成极大的耗费，过多的收藏必定会造成严重的损失。怎样对待得与失呢？金代著名医学家李杲提出应采取"得丧既轻"的态度，他说："寿夭得失，安之于数，得丧既轻，血气自然谐和，邪无所容，病安增剧？"（《脾胃论·远欲》）上联是告诫人们要安分养恬，顺其自然，"得则若固有之，不得本非我有也，欣戚不加焉。"（何坦《西畴常言》）

下联告诉人们，要有知足常乐的心态，一个知足的人生活才能美满。但天下没有绝对的满足，只有相对的满足。古人常将人生的满足比喻为"得"或"福"，将人生的不满足比喻为"失"或"祸"，二者不仅相互依存，而且又是互相转化的。此联充满辩证法，告诫人们在得时要想到失时，要知足常乐但不能极乐，否则会乐极生悲。只有这样才能保持心理的平和。

宋代邵雍《代书寄前洛阳簿陆刚叔秘校》诗的颈联，也表达了同样的意思：

> 知行知止唯贤者；
>
> 知足常乐不极乐。

宋代倪思《经锄堂杂志》卷六也有一联反映古人的辩证思维和处世态度：

> 富饶须念贫穷日；
>
> 安乐当思病苦时。

125. 事能知足心常惬
人到无求品自高

此为清代陈白崖的自题联。

事宜知足，人贵无求，两者应是待人处事的准则。《老子》云："知足者富。"（《老子·三十三章》）上联即化用此语，谓真正懂得满足的人心境才会称心、快意。正如《佛遗教经》所云："知足之人，虽卧地上，犹为安乐；不知足者，虽处天堂，亦不称意。"清代石成金《传家宝》辑录的青阳祖师醒世语中有一段知足吟颇有道理：

> 我爱知足好，复作知足吟。
>
> 知足不知足，都由自己心。
>
> 知足福无量，不知祸尤深。
>
> 读我知足吟，烦恼不相寻。
>
> 屋不在高堂，安稳便为好。
>
> 妻不在容貌，贤德便为好。
>
> 衣不在锦绣，温暖便为好。
>
> 食不在珍馐，腹饱便为好。

下联推进一步，从"知足"升华到"无求"，提到了人品的高度。淡泊名利的人，自然品节高尚。曾国藩曾言："求者贪名贪利，怀土怀惠，所谓未得患得，既得患失之类也。"（《同治九年六月四日札记》）故曾氏提出："将欲立品，先去求心。"（《同治九年六月四日札记》）这正是"无求方觉人情厚，克己始知世路宽"（清·陈介祺《联句》）。

陈白崖是《楹联丛话》作者梁章钜的老师，梁极为欣赏此联，说："斯真探本之论，两言可以千古矣。"（《楹联丛话》卷八）这一评价很有见地。这里的"知足"和"无求"是针对个人欲望而言的，这对一心图谋私利的人不无现实意义。至于做学问、创事业则要有不知足和不断进取的追求精神，这一点我们的前人也说得很清楚。清人王永彬在《围炉夜话》中说："求备之心，可用之以修身，不可用之以接物；知足之心，可用之以处境，不可用之以读书。"

有的楹联书作者误认为此联为纪晓岚所撰，其实纪氏在《训次儿》的书信中写得很明白："先师陈白崖先生尝手题于书言曰：事能知足心常惬，人到无求品自高。斯真探本之论。尔当录作座右铭，终身行之。"

下面还有咏颂"知足常乐"的三副佳联:

知足是人生一乐;

无为得天地自然。

（近人集《兰亭序》字作楹帖。清·梁章钜《楹联丛话·格言》）

知足一生得自在;

静观万类无人为。

（清·梁章钜《楹联丛话·卷之十一·集句》）

岂可说无求，淡饭粗衣求便足;

还须知保命，贬酒缺色命才安。

（清·石成金《传家宝·联瑾》）

126. 事因知足心常乐
人到无求品自高

这是时年94岁的著名作家冰心（1900—1999）仿清代学者陈白崖的对联，给《祝您健康》杂志社题写的一副养生妙联。虽然只有一字之改，但活用了"知足常乐"的成语，使联语变得更通俗浅显。"知足""无求"既是品格的写照，又是冰心得以长寿的经验总结。宋·陆游曾言:"无求觉身贵，好俭失家贫。"（《东篱杂题》之四）宋代学者倪思亦指出:"寡求则有廉耻，是谓善人。""君子所以贵乎俭者，为其寡求耳。"（《经钼堂杂志》卷五）老作家于联中极言"知足""无求"之乐之高，把修心之事和理人之情透析得一目了然。说明老作家深谙此联真谛，乃高寿百年。有道是:心无杂念身长健，人不奢求品自高。当然，这里的"知足"和"无求"不是指在事业上和艺术上，而是指对待个人的生活和待遇上。这层意思笔者在诠释"知足知不足，有为有弗为"一联时已做过说明。中国工程院院士、年近期颐的裘法祖

161

（1914—2008）教授也曾阐发过"知足"与"不知足"之间的妙理：
"做人要知足，做事要知不足，做学问要不知足。"显示了他的高尚
情操。

又作"知足心常乐；无求品自高"。

另有两联也与此联内容相似：

<blockquote>

俸薄俭常足；

官卑清自尊。
</blockquote>

（宋·赵彦彬《句》《全宋诗》第 55 册，第 34442 页）

<blockquote>

知足者身贫而心富；

贪得者身富而心贫。
</blockquote>

（清·石成金《传家宝·联瑾》）

湖南永兴文明书院亦有一副讲人品的联语：

<blockquote>

文章有骨方为贵；

人品无求始算高。
</blockquote>

127. 与其十事九如意
未若三平两满休

上联为假设句。"如意"，为符合心意。"十事九如意"，事实上是
不可能的，这里不过是假设而已。在现实生活中倒是"不如意事常八
九"（宋·方岳《别子才司令》），"人生十事九堪叹"（宋·陆游《春
雨》），这是人生体验的真谛。"与其"为连词。在比较两件事的利害得
失而表示有所取舍时，"与其"用在舍弃的一面。即使十事九如意，不
如三平两满休。意在强调"三平两满"，知足常乐。

下联的"三平两满"，典出宋代陈叔方《颖川小语》卷下："俗言
三平二满，盖三遇平，二遇满，皆平稳得过之意。"宋代黄庭坚（号山
谷道人）《四休居士诗三首并序》（《全宋诗》第 17 册，第 11437 页）：

"太医孙君昉，字景初，为士大夫发药，多不受谢。自号四休居士。山谷问其说，四休笑曰：粗茶淡饭饱即休，补破遮寒暖即休；三平二满过即休，不贪不妒老即休。山谷曰：此安乐法也，夫少欲者不伐之家也。知足者极乐之国也。"宋代辛弃疾《鹧鸪天·登一丘一壑偶成》也有"百年雨打风吹却，万事三平二满休"。按宋人的口语，"三平二满"即日子将就得过、平稳过得去的意思。"休"即罢休、停止。意即有"三平二满"（即衣、食、住平平常常，满足于已有的名与位）的平淡生活就足够了。

"三平二满"也好，"四休"也好，无非是提倡人们寡欲知足，不做非分的、无法实现的妄想，满足于有限的可以实现的愿望。倒不是要人们仅过"粗茶淡饭""补破遮寒"的生活，而在于保持心态平静安详、心情舒畅，以利身心健康。

128. 贪得者分金恨不得玉作相怨不封侯
知足者藜羹旨于膏粱布袍暖于狐貉

这是选自明代洪应明《菜根谭》的一则联语。全联为：

贪得者，分金恨不得玉，作相怨不封侯，权豪自甘乞丐；

知足者，藜羹旨于膏粱，布袍暖于狐貉，编民不让王公。

上联勾画了贪得者贪求无度的种种心态，分金想得玉，做了宰相想封侯，整天贪求高官厚禄、衮衣玉食。实际上那些权豪自甘做精神乞丐。古往今来的贪官污吏哪个不是这副贪婪嘴脸？这里联想到一首贪得者的民谣，远胜于《解人颐》中的不知足诗：

终日奔波只为饥，才得饱来便思衣。

衣食两般皆丰足，房中又少美貌妻。

娶下娇妻并美妾，出入无轿少马骑。

骤马成群轿已备，恨无田产少根基。

买下良田千万顷，叹无官职被人欺。

七品五品犹嫌小，四品三品仍觉低。

一品当朝为宰相，又想来把君王替。

心满意足为天子，更望万世死无期。

若要此人心满足，除非南柯一梦西。

这是对那些贪得无厌、心为形役的人的绝妙嘲讽。

下联从知足者常乐着笔，称赞自知满足的人恬淡自适，即使吃粗食野菜、穿粗布棉袍也比衮衣玉食饱暖，这种过着普通百姓生活的人实际上比王公贵族还要高贵。这种生活态度不仅利于修德，也利于养生。有道是：寻常衣食随时度，分外资财莫妄求。下联中的藜是一种一年生草本植物，也叫灰菜，嫩叶可食，藜羹就是用藜煮成的羹。编民即是编入户籍的普通平民。

清代钱德苍辑的《解人颐》也有一首《知足歌》：

人生尽受福，人苦不知足。

思量事累苦，闲着便是福。

思量疾厄苦，无病便是福。

思量患难苦，平安便是福。

思量死来苦，活着便是福。

也不必高官厚禄，也不必堆金积玉。

看起来一日三餐，有许多自然之福。

我劝世间人，不可不知足。

当然，这里说的知足，并非指学业和事业上的不思进取，而是针对无休止的奢求和欲望。懂得知足，不仅是一种智慧的生活方式和修炼成熟的表现，同时也是一帖养生保健的良方。

129. 过分求福适以速祸
安分远祸将自得福

选自明代范立本辑《明心宝鉴·安分篇》。

《老子》有言："祸兮，福之所倚；福兮，祸之所伏。"《文子·微明篇》则进一步指出："利与害同门，祸与福同邻，非神圣莫之能分。故曰：祸兮福所倚，福兮祸所伏。孰知其极？"上联根据祸福倚伏之理，告诫人们求福莫要过分，以至适得其反。何谓福？《礼记·祭统》："福者，备也，备者百顺之名也，无所不顺谓之备。"福即事事顺利。《尚书·洪范》曰："一曰寿，二曰富，三曰康宁，四曰攸好德，五曰考终命。"这是中国古人对"福"做出的最早阐释。韩非则说："全寿富贵之谓福。"（《韩非子》卷六）其实，福是随缘。它只是生命的一种感受，一种人生的向往和追求。它不是让你去企盼没有的东西，只是让你珍惜自己的拥有。如何远祸而避害呢？《淮南子·诠言训》有一段精彩议论值得细品："利则为害始，福则为祸先。唯不求利者为无害，唯不求福者为无祸。侯而求霸者，必失其侯；霸而求王者，必丧其霸。""故非道而行之，虽劳不至；非其有而求之，虽强不得。故智者不为非其事，廉者不求非其有。"（《韩诗外传》卷一）而应"守其分，循其理，失之不忧，得之不喜"，保持常态。

下联出自白居易《咏拙》诗："以此自安分，虽穷每欣欣。"安分，即是安守本分。下联是上联的补充，说明只有安于本分，保持良好的心态，才得远祸而得福。《菜根谭》曰："福不可徼，养喜神以为召福之本；祸不可避，去杀机以为远祸之方。"上、下联是说，过分地求福，往往将使祸事突如其来；而对于突如其来的灾祸如安然处之，自然能够逢凶化吉。

130. 要足何时足知足便足
求闲不得闲偷闲即闲

选自清代朱应镐《楹联新话·卷一·格言》和金缨《格言联璧》。

此联教人在生活和物质享受上要随遇而安，无求过美。人的需求是无止境的，满足感是相对的。"知足者常足，不知足者无足也。"（晋·葛洪《抱朴子·知止》）何时才能得到满足呢？能适可而止，知道满足便是足。正如英国作家豪厄尔所云："适可而止是最大的财富。"

同样，人生在世，不可不忙，不得不忙。然而，人生又不可没有休闲，不可不懂休闲。没有闲暇的人生就像永远拉紧的弦，像从不加油的车。当然，终日游手好闲、无所事事固然是浪费生命，但对春花秋月、良辰美景毫无亲近感和喜悦感，又何尝是热爱生活、懂得人生的乐趣？休闲与生命不可分割，休闲本身就是生命的一部分，因而也是养生内容的一部分。"云淡风轻近午天，傍花随柳过前川，时人不识余心乐，将谓偷闲学少年。"（宋·程颢《春日偶成》）想必明道先生也是一位忙人，但为了提高生命质量，也注意忙中偷闲。下联是说想求得清闲而未得清闲，能在忙中"挤"出和"抽"出空闲时间便是闲。所以，黟县一副古联云：

> 得一日闲便是福；
>
> 作千年计并非愚。

后李觐文辑《身世准绳》（载清·窦镇《师竹庐联话》卷十一·格言）对此联变动了四字，即：

> 求足何能足，知足便足；
>
> 求闲安得闲，偷闲自闲。

与此联内容相同和近似的还有二联：

> 得饱便休，身外黄金无用物；

遇闲且乐，世间白发不饶人。

（清·石成金《联瑾》）

过得便非贫，身外黄金何足美；

能闲即是福，世间白发不相饶。

（民国·胡瑞芝《养正录》）

131. 务观万篇半皆归里作
启期三乐全是达生言

这是清书法家刘石庵书赠清代文学家·史学家赵翼的对联。载清代梁章钜《楹联丛话》卷九。梁称："赵瓯北先生早赋归田，不与外事，惟以著作自娱。"对此联"赵得之甚喜"。

上联的"务观"是我国宋代文学家陆游（1125—1210）的字。陆游字务观，号放翁，是宋代诗人中对后代影响很大的人。陆游一生作了多少诗？陆游于嘉泰元年冬（1201），即他77岁时，在《小饮梅花下作》诗中说："脱巾莫叹发成丝，六十年间万首诗。"并自注："予自年十七八学作诗，今六十年，得万篇。"（《剑南诗稿》第49卷）后收入《剑南诗稿》八十五卷中的各体诗有9200余首。为什么《剑南诗稿》中收录的反而少于"万篇"呢？陆游《文集》卷二七《跋诗稿》有云："此予丙戌以前诗二十之一也，及在严州再编，又去十之九，然此残稿，终亦惜之，乃以付子聿。"丙戌为乾道二年（1166），经过两次严格删汰，陆游42岁以前的诗在《剑南诗稿》卷一中仅存94首，这是殊为可惜的，也反映了陆游写作的严谨态度。尽管如此，陆游现存诗近万首，仍是我国古代留存诗歌最多的诗人之一。

陆游34岁才出仕，后又仕途蹭蹬，四次免官两次致仕（退休），正如他自己所云："五侍仙祠两挂冠，此生略有半生闲。"（《夏日感旧》）按宋制，大臣罢职，令管理道教宫观，以示优礼，无职事，但借

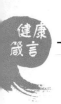

名食俸。陆游罢职后曾先后挂名管理崇道、玉局、武夷、佑神、太平等宫祠。陆游的诗作，大部分都是归里山阴（今绍兴）后所作。据笔者依据钱仲联《剑南诗稿校注》粗计，陆游归里后在山阴的诗作有6700余首，所以，上联说务观万篇半皆归里作。故乡的山川草木、风土人情，皆是诗人歌咏的对象。爱新觉罗·弘历等编纂的《唐宋诗醇》"总评"评陆诗云："至于泛舟樵径，茶碗炉熏，或雨或晴，一草一木，莫不着力歌咏，以寄其意。"而且成为他修养身心、益寿延年的重要内容。

下联的"启期"是我国春秋时的隐士荣启期。"启期三乐"事见《列子·天瑞》："孔子游于泰山，见荣启期行乎郕之野，鹿裘带索，鼓瑟而歌。孔子问曰：'先生所以乐何也？'对曰：'吾乐甚多。天生万物，惟人为贵，而吾得为人，是一乐也。男女之别，男尊女卑，故以男为贵，吾既得为男矣，是二乐也。人生有不见日月，不免襁褓者，吾既以行年九十矣，是三乐也。贫者士之常也，死者人之终也。处常得终，当何忧哉？"孔子曰："善乎！能自宽者也。"又见《孔子家语·六本》。显然，孔子是十分赞赏荣启期这种知足常乐、一切听其自然、随遇而安的达观态度的。这就是"荣期以三乐感尼父"的故事。当然这也是荣启期长寿的一个原因。荣启期的这种参透人生、不受世事牵累的达生之言，给世人留下了"达生知止足"的美谈。"启期三乐"后就被用为知足常乐之典。诗曰："荣期信知止，带索无所求。"（唐·吴筠《高士咏·荣启期》）明代思想家吕坤在《劝安贫》诗中亦有："启期三乐百年足，颜子一瓢千古称。"赞扬"安贫乐道"的思想行为，肯定"贫而有德赛公卿"（《吕坤全集》下，第1260页）。

132. 达人知足一榻已自恬如

昧者多求万钟犹不满意

选自清代石成金《传家宝·联瑾》。

"达人"，通达事理与豁达豪放的人。明·徐渭《自浦城进延平》诗："循理称达人，险难亦何感。"大意是说达人遇到危险和困难时，也不忧愁和哀戚。"恬如"，安然、泰然。上联谓通达事理而豁达豪放的人，在生活上即使一榻之地也感到安然。得亦不喜，失亦不忧，处之泰然。

不明事理而好贪求的人，即使有丰富的粮食和优厚的俸禄，也不感到满足。显然，前者常乐，后者多忧。行文至此，联想到唐代诗人罗隐《水边偶题》诗的颈联："穷似丘轲休叹息，达如周召亦尘埃。"联语以孔子、孟子之穷与周公、召公之达，启示人们既不必因穷愁而伤怀，也不必因显达而骄矜。应达观自适，知足常乐。

下面几副联语，同样也是劝人们要豁达，在物质生活上懂得知足，不要过分贪求：

> 良田万顷，不过日食三餐；
> 大厦千间，只有夜眠八尺。
>
> （民国·胡瑞芝《养正录》）

> 多欲何穷，知足眼前皆乐土；
> 我生有定，识时身外总浮云。
>
> （清·石成金《传家宝·联瑾》）

> 口不含半粒，体不挂寸丝，来时如此而已；
> 夜卧只八尺，日食只一升，身外何所用焉。
>
> （清·石成金《传家宝·联瑾》）

> 夜眠七尺，口啖三升，何须百般计较；
> 书读五车，才分八斗，未闻一日清闲。
>
> （清·蒲松龄《省身语录》）

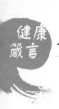

养气调神

133. 气是添年药
津为续命芝

此联选自明末医家李中梓的《内经知要》。

作为中医学概念的人体之气，是肉眼难以看到的能量物质，是构成人体和维持人体生命活动的最基本物质。负载着人体的呼吸吐纳、水谷代谢、营养输布、血液运行、津流濡润、抵御外邪等一切生命活动。人生所赖，唯气而已，气聚则生，气散则亡。所以说"气是添年药"。人体的气是由先天之精气和后天的水谷之精气及自然界的清气，通过肺、脾、胃和肾等脏腑而生成的。根据其组成、分布功能的不同特点，气又有元气、宗气、营气、卫气的不同称谓。

津，指津液，是人体正常体液的总称。一般质地清稀、流动性大，主要布散于体表皮肤、肌肉和孔窍等部位，并渗入血脉，起滋润作用者，称为津；质地稠厚，流动性小，灌注于骨节、脏腑、脑、髓等组织，起濡养作用者，称之为液。人们口中的唾液（俗称口水）就属于津。津与液二者可互相转化又互相影响，故二者并称。津液源于饮食水谷，并通过脾、胃、小肠、大肠等消化吸收饮食水谷中的水分和营养而生成，具有滋润濡养、化生血液、调节阴阳和排泄废物的作用。古诗云："白玉齿边有玉泉，涓涓育我度长年。"意思是唾液如涓涓细水，可以强身健体。唾液，又有玉泉、琼浆、甘露、华池之水、金津玉液等美称，是历来医家、养生家十分重视的一种补药。早在东汉时张仲景的《伤寒论》就提出"保胃气，存津液"的治疗原则，"漱津咽唾"也成为一种传统的养生方法。宋代道家薛道光诗云："世人若要长生药，只向华池觅魄魂。"（《复命篇·七言绝句》）明代医学家龚居正在谈到咽津的作用时说："津既咽下，在心化血，在肝明目，在脾养神，在肺助气，在肾生精，自然百骸调畅，诸病不生。"（《痰火点雪》卷四）漱津咽唾之法就是：津液频生在舌端，寻常咽下在丹田。已故日本医家绪方知三郎发现的由腮腺分泌的腮腺激素，还是"返老还童"的激素。

气与津相辅相成，津来源于饮食水谷之精气，人体之气又以津液为载体，依附于津液而存在。所以，对于人体生命而言，气确实是添年的良药，津也确实是续命的灵芝，而且比灵芝更重要。故养元气，惜津唾，就能延年益寿。这正是：

> 身中自有长生药；
>
> 何必天涯海角寻。

134. 养气千岁健

习静万年青

"气"为生命之根。我国传统医学认为，人体之气是构成人体和维持人体生命活动的最基本物质，是人体的精、气、神"三宝"之一。人体的气，一是来源于先天之气；二是来源于脾胃所吸收的水谷精微所化生的后天之气；三是源于肺所吸收的自然界的清气。《素问·六节藏象论》说："肺者，气之本。"人体的气在体内的运行就受着肺的呼吸运动的调节和控制。人的内脏活动，包括胃肠的蠕动、心率的快慢、肝肾的代谢，都不能用意念控制，只有肺的呼吸节律、力度和深浅，既是自动的，也可受意念的调控。于是养生家就用调息的方法，如有意识地用腹式呼吸法、胸腹联合式呼吸法、却病延年六字气诀，即"呼有六，曰呵、呼、呬、嘘、嘻、吹也，吸则一而已。呼有六者，以呵字治心气，以呼之治脾气，以呬字治肺气，以嘘字治肝气，以嘻字治胆气，以吹字治肾气""以吸而自采天地之清气以补之"(《太上玉轴六字气诀》)。至于如何养气，陈直、邹铉在《寿亲养老新书》中针对老人心理、生理特点，提出了养气七法。即"一者少言语养内气；二者戒色欲养精气；三者薄滋味养血气；四者咽精液养脏气；五者莫嗔怒养肝气；六者美饮食养胃气；七者少思虑养心气"。说明养气不仅要调呼吸，而且要从人们生活的各个方面配合进行，才能得到养气的真谛，达到却病延年的目的。上联是极言养气的重要作用：养气能使人"千岁健"，永久健旺。享寿86岁的长寿诗人陆游在《杂兴》四首（其一）中云："灰中火如萤，燎原从此始。元气一点存，危病亦不死。"说明即使身染危疾，只要"元气一点存"，也可能战胜危重疾病。

同样，习静的作用也很重要。所谓习静就是排除妄念，使心境沉静清澄，如坐禅之类，亦指过幽静生活。"山中习静观朝槿，松下清斋折露葵。"（唐·王维《积雨辋川庄作》）实践表明，保持心神的宁静祥和是养生的重要一环。养生者如果能避开喧嚣的场所，到有花草树林的清静环境，宁心敛神，跌坐习静，便能进入"清虚静泰……旷然无忧患，寂然无思虑"的物我两忘的佳境，收到身心并养的保健效果。根据生理测定，人在静坐时，皮肤的温度可降低 $1 \sim 2℃$，脉搏减少4～8次/分，呼吸、血流减慢而均匀，心脏负担也随之减轻，有利于心血管病患者和神经衰弱者的保健与康复。加之又在绿色空旷的环境，花草溢香，空气中负氧离子益人，不仅给人的大脑皮层以良性刺激，使人感到愉悦安详，还能提高人体的免疫力。下联中的"万年青"本来是一种多年生的草本植物，在这里，与上联的"千年健"相对，都是极言年代久远，意在说明"养气""习静"确能使人益寿延年。

135. 养浩然正气
师羲皇上人

上联语出《孟子·公孙丑上》："我善养吾浩然之气。"何谓浩然之气？即充塞于天地之间的至大至刚之气。如何养浩然之气呢？孟子说："其为气也，至大至刚，以直养而无害，则塞于天地之间。其为气也，配义与道；无是，馁也。是集义所生者，非义袭而取之也。"意思是说，那一种气，最伟大，最刚强，是天地之正气。用正义去培养它而不加伤害，就会充满上下四方，无所不在。那种气，必须与义和道相配合；没有道义就没有力量了。那种气，是由正义的经常积累而成，不是一时的正义行为所能取得的。正如朱熹所言："养气者必以集义为事。""集义，犹言集善，盖欲事事皆合于义也。"（《四书集注》）可见，浩然之气，集义而成。这种浩然之气，正是我们要发扬光大的正气、骨气和刚正的气节。从生理上讲，正气也指人体内的元气，即人体正常的功能活动和抗病、防御能力。如正气充足，则邪气难以侵犯，疾病不易发生。《素问·刺法论》："正气存内，邪不可干。"

下联的"羲皇上人"，羲皇，指伏羲氏。古人想象羲皇之世其民皆恬静闲适，故隐逸人士自称羲皇上人。晋代陶潜《与子俨等疏》："尝言：五、六月中，北窗下卧，遇凉风暂至，自谓是羲皇上人。""羲皇上人"的境界，就是一个"无视无听、无思无作、淡然于怀"，浑然一体的自由自在的境界。全联是说，要培养浩然的气概和刚正的气节以修身养性，效法上古时期的先民，恬静自适颐养身心。

劝人修身养性、培养正气的五字联还有二副：

养胸中正气；

学天下好人。

（清·窦镇《师竹庐联话·卷十一·格言》）

173

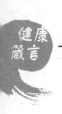

养天地正气；

法古今完人。

（孙中山赠友人联）

136. 心积和平气
手成天地功

这是国民党元老于右任题赠一寿星友人的对联。

上联推崇"和气"这样一种宽容豁达的胸怀。宋代学者晁说之云："和气为性命之本。"（《晁氏客语》）宋代另一位学者倪思则进一步强调："君子治心欲和，治身欲和，治家欲和，治天下欲和。心有喜怒、哀乐、爱恶，欲少过则伤和，非善燮理方寸，不能和也；身有阴阳、寒暑、饮食、起居之变，失节则伤和，非善燮理血气，不能和也；家有父子、夫妇、家族、长幼之情，不顺则伤和，非善燮理闺门，不能和也。若夫燮理阴阳，以和天下，亦自此推之耳。"（《经锄堂杂志》卷三）心平气和，不仅是为人处世应有的心态，也是却病延年的妙方。古人云："心和则邪气不干。"（《金史·杨云翼传》）金·王若虚《复之纯交说》："吾病始兆，悟而药之，治养以方……行之期月，乃复其常，心平气和，百邪不攻，乃愈而康。"因为只有心平气和，才能使人的五脏安和，气血旺盛，心情平定，动作自如。

下联则是"生命在于运动"真谛的演绎阐析。于右任手成的天地之功，不仅指他坚持操练的养生健身的"八段锦"功法，更指他独特的书法艺术。正如明代何乔远谈到书法养生时说："书者，抒也，散也，抒胸中气，散胸中郁，故书家每得以无疾而寿。"清代书法家包世臣也说："学书如学拳，学拳者，身法步法手法，扭筋对骨，出手起脚，必及筋之所能致至，使之内气通而外劲出。"所以书画家多寿星。历史上有生卒年代可考的著名书画家共153人，其中活到70岁以上的有110人，而现代书画家何香凝、齐白石都享寿94岁。于右任的书法则形成其特殊的风格，他晚年的草书更进入到出神入化的境界，赢得了"旷代草圣"的美誉。于右任能享寿86岁的高龄，与"心积和平气，手成天地功"不无关系。

于右任十分重视心理养生，在他撰写的佳联中，一再倡导"心静""心平气和""心旷神怡"的心态。如：

> 气和春浩荡；
>
> 心静日舒畅。

于右任又一副养生联：

> 气平更事久；
>
> 心旷得春多。

（书赠学友王曙楼）

137. 种柳观生意

栽松养太和

这是于右任厅堂中悬挂的自己早年的墨宝。

柳往往代指春，柳树发芽带来春天的信息，"柳风麦浪，涤荡襟怀，殊有天朗气清、惠风和畅之致。"（清·富察敦崇《燕京岁时记·万寿寺》）这里的"生意"，指生机、生命力。元·宫天挺《范张鸡黍》第一折："阴阳运，万物纷纷，生意无穷尽。"上联谓种柳可以观赏到"春风杨柳万千条"的盎然生机。

"老松卧涧底，千岁凌冰霜。"（宋·陆游《书意三首》之二）"松"是长寿和志操坚贞的象征，如寿比南山不老松，"松柏之质，凌霜犹茂。"（清·方文《送万茂先应征北上》）"太和"，即天地间冲和之气。朱熹说："太和，阴阳会合冲和之气也。"下联讲，栽松并以松树为伴，有利于补养、吸收松林中及自然界的真气，以调和体内的阴阳二气。于右任的"最大爱好就是到树林、森林中散步。他常说，静

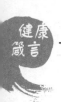

能藏神，躁则消神。树木让人心旷神怡，能减缓、降低呼吸、心率、血压、体温、眼压，当然对身体有益，还可以提高体力"（转引自宋三弦、李孟苏著《健康蓝宝书》，东方出版社，2004）。

宋人刘光有言："松缘孤苦能多寿，柳为风流易得秋。"（《句》，载《全宋诗订补》第 631 页）虽然"种柳""栽松"都有利于改善人类的生存环境，但栽松更能"养太和"，"能多寿"。

138. 神清心无累
德盛宠不惊

人体上的"神"是在生命活动的基础上产生的更为高级的功能活动，它包括人的感觉、思维、精神意识和情志活动以及脏腑、经络、气血营卫、津液等全部机体的运动功能及其外在表现。神由心主宰。所以心神烦躁不安，会耗神伤精，影响健康。北齐文学家刘昼说："心者，形之主也；神者，形之宝也。故神静而心和，心和而形全；神躁而心荡，心荡则神伤。"（《刘子·清神》）神的旺衰与精气的盈亏密切相关，精盈、气充、神全才是健康长寿的人。而且"神强必多寿"。上联所谓"神清"，就是心神清朗、爽快和畅，自然心就无累了。如何能使神清呢？明代医家王文禄说："但能虚心绝虑，保气养精，不为外境爱欲所牵，恬静以养神气，即长生之道毕矣。"（《胎息经疏》）养神的关键是清静、安定。如明代医家万全所言："心常清静则神安，神安则七神（即喜、怒、忧、思、悲、恐、惊七种情感活动）皆安。以此养生则寿，殁世不殆。"（《养生四要·慎动》）

下联的"德盛"即道德美盛。《周易·系辞上》言"德言盛，礼言恭"。孔颖达疏："德以盛为本。""宠不惊"，即宠辱不惊之意，受宠受辱都置之度外，无动于衷。这种"不为外境爱欲所牵"的恬静心态，当然有利于养神。

提倡恬静养神的对联还有：

炼心忘宠辱；

简事养精神。

（清·彭世昌自题联）

药补不如神补；

身闲何若心闲。

一身正气胆必壮；

两袖清风心自宽。

139. 养心源如水里

读羲经春风中

这是"行履高洁""自守以正"的明代诗文家、成化状元吴宽（1435—1504）自题"亦乐园"联。吴宽官至礼部尚书，谥文定。著有《匏翁家藏集》。

上联的"心源"，犹心性。佛教谓心为万法之源，故称。金代王颐中编集的《丹阳真人语录》云："清静者，清其心源，静为静其气海。心源清则外物不能挠，故情定而神明生焉。气海静则邪欲不能干，故精全而腹实矣！是以澄心如澄水，养气如养儿。"如何修养心源呢？要如同水一样。上善若水，汲取水之德行和灵性，能顺应自然，应其自然。老子言："上善若水，水善利万物而不争，处众人之所恶，故几于道。居善地，心善渊，与善仁，言善信，政善治，事善能，动善时。夫唯不争，故无尤。"（《老子·八章》）养心源也要心如止水，澄心如澄水。固守正道，不为世俗利害所动。这样，方能澄心遣欲，万缘不染，神气冲和，体静心清。

下联的"羲经"，即《易经》的别称。相传三皇之一的伏羲始作八卦，故名。《易经》是中华民族智慧的结晶，是中国传统的"五经"之

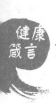
一，是中国文化的源头，蕴藏着丰富的养生智慧。读羲经有何感受呢？可以用"如坐春风"来概括。即如同聆听良师的教诲或与品德高尚而有学识的人相处并受其熏陶一样。

养心源如澄水一样清静，读羲经有如坐春风的感受，必有助于人们养德养神与养气。

140. 充海阔天高之量
养先忧后乐之心

此为明代诗文家、抗倭英雄任环的自题述志联。

上联言度量。上联的"充"，乃扩大、发扬之意。如元·刘祁《书〈证类本草〉后》："将以率其本然之性，充其固有之心。""海阔天空"语出"大海从鱼跃，长空任鸟飞"的题竹诗（《古今诗话》），后因以"海阔天空"形容空间广阔或形容性格豪放不拘。"量"则是度量、肚量，指人的脾气好、度量大，有容人容物之气量。

下联讲心志。"先忧后乐"，意谓先忧苦而后得安乐，语出《大戴礼记·曾子立事》："先忧事者后乐事，先乐事者后忧事。"或谓忧虑在天下人之先，安乐在天下人之后。宋代范仲淹《岳阳楼记》有"先天下之忧而忧，后天下之乐而乐"的名句。全联反映作者的道德情操，表示要发扬海阔天空的容人之量，培养先忧后乐的心志。作者当年（明嘉靖三十四年）在太仓抗倭前线写给儿子的信中，袒露了这种情怀："倭贼流毒，多少百姓不得安家，尔老子领兵，不能诛讨，啮毡裹革（即咬吞毡毛充饥，马革裹尸，喻坚贞不屈），此其时也。安能作楚囚对尔等相泣闺阃间耶？"并勉励其子不怕尝"恶滋味"，敢于吃苦，"苦海中未必不是极乐国也。"（《示儿书》）

古人云：有容德乃大，无私心自闲。又云："急躁者寿夭，而宽宏之士其寿必长。"（清·金缨《格言联璧》）作者倡导的襟怀和心志，对于摄生养性也是十分重要的。作为贤者应"乐不以忧而废，忧亦不以乐而忘"（宋·罗大经《鹤林玉露》丙编卷二）。

湖北黄州为祠祀清康熙年间"清官第一"的黄州知府于成龙而建的于公祠，也有一副肯定先忧才有后乐的对联（朱峙三撰）：

> 惟先忧乃能后乐；
>
> 不爱钱即是好官。

141. 持身每戒珠弹雀
养气要如刀解牛

清代篆书家邓传密自题联。

"持身"，即立身、修身。汉·刘向《说苑·杂言》："怵于待禄，慎于持身。""珠弹雀"，语出《庄子·让王》："今且有人于此，以随侯之珠（古代名珠，被随国国君所得，故名），弹千仞之雀，世必笑之。是何也？则其所用者重而所要者轻也。"后用以比喻做事不知衡量轻重、得不偿失。为人修身也应力戒这种轻重倒置的情况。金代著名医学家李杲（1180—1251）在谈到"远欲"时讲了自己的深切感受和远欲养生的经验："名与身孰亲，身与货孰多？以隋（随）侯之珠，弹千仞之雀，世必笑之，何取之轻而弃之重耶！残躯六十有五，耳目半失于视听，百脉沸腾而烦心，身如众派漂流，瞑目则魂如浪去，神气衰于前日，饮食减于曩时，但应人事，病皆弥甚，以己之所有，岂止隋（随）侯之珠哉！安于淡泊，少思寡欲，省言语以养气，不妄作劳以养形，虚心以维神，寿夭得失，安之于数，得丧既轻，血气自然谐和，邪无所容，病安增剧？苟能持此，亦庶几于道，可谓得其真趣矣。"（《脾胃论》卷下）这段话实为养生箴言，值得今人记取。元代学者许衡也有诗咏道："群雀满树急喧啾，隋侯有珠不肯投。一鸟死时一珠碎，得轻失重非良筹。"（《读乐门行》）上联意在提醒人们持身要

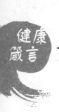

慎得失，薄名利，少思寡欲，重生贵人，避免随珠弹雀的教训。

下联语出宋代陆游《遣兴》："爱身每戒玉抵鹊，养气要如刀解牛。"养气即保养人的元气。如何养气呢？要如"刀解牛"。"刀解牛"出自《庄子》中的"庖丁解牛"的典故："庖丁为文惠君（旧指梁惠王）解牛，手之所触，肩之所倚，足之所履，膝之所踦，砉然向然，奏刀騞然，莫不中音。"庖丁解牛的高超技艺，赢得了文惠君的高度赞扬："嘻，善哉！技盖至此乎？"庖丁释刀对曰："臣之所好者道也，进乎技矣。"（意谓臣所追求的是事物的规律，已超过一般技术的阶段了）"彼节者有间而刀刃者无厚，以无厚入有间，恢恢乎其于游刃必有余地矣。"文惠君听了庖丁对解牛技艺的阐释之后说："善哉！吾闻庖丁之言，得养生焉。"（《庄子·养生主》）那么，养生之道与游刃有余的解牛技艺有何关联呢？关联就在于庄子令解牛与养生在道（规律）的轨迹上结合起来了。下联启示人们，要想成功地养生（包括养气），就必须好道悟道，从自身的实际出发，运用养生之道。诗曰：

解牛悟养生，牧羊知治民。

通一万事毕，我每思古人。

（陆游《书意三首》之二）

清代文学家蒲松龄也有一副有关养气的联语：

毋以妄心栽真心；

莫因客气伤元气。

（《省身语录》）

142. 秋风弃扇知安命

小灶留灯悟养生

这是宋代陆游《独学》诗的颔联。（《全宋诗》第 39 册，第 24275 页）

上联的"安命",是安于命运。语本《韩诗外传》卷一:"安命养性者,不待积委而富,名号传乎世者,不待势位而显。"南朝时期宋国鲍照《园葵赋》"荡然任心,乐道安命"。上联是说,人生就像扇子一样,秋风一起就被弃如敝履了。人到老年,也应安命于时,不能再有大的作为了,"其退有以为仁"(宋·叶适《送卢日新序》)。宋·戴复古也有"秋扇交情薄""老去知无用"的诗句(赠张季冶)。

唐代著名医学家孙思邈曾引用老子的话说:"人生大限百年,节护者可至千岁。如膏用小炷之与大炷,众人大言而我小语,众人多繁而我小记,众人悖暴而我不怒。不以人事累意,不临时俗之仪,淡然无为,神气自满,以此为不死之药。"(《千金翼方·卷十二·养性》)下联即由此引申而来。下联的"小炷",即油灯盏中之灯草,俗称为灯心。焚膏之灯,其发光之久暂,在于炷心之大小。灯心大(粗)则油易尽,小则耐久。又如蜡烛有长有短,若将长蜡烛置于风中,它就会迅速烧尽;若将短蜡烛置于灯笼里加以保护,它就会燃烧得长久一些。"小炷留灯悟养生",意思是说,如果把人的生命看作一盏灯,生命的源泉就是灯中的油。灯里的油是有限的,如果点大炷,灯中的油会很快用完;如果"小炷留灯",则灯会亮得持久一些。为人自当珍爱生命、节约生命能量。点小炷,节省油的消耗,以此领悟养生的道理,这就是陆游的"养生莫如啬"(节制)原则的体现(《东斋杂书》)。陆游是很注意节制养生的,他八十五岁时还写诗重申"灰深火可宿,炷小灯耐久,长流故不腐,易成必速朽"的节制养生和运动养生的道理(《戊辰岁除前五日作新岁八十有五矣》)。清代养生家石成金曾警示人们:油尽灯灭,髓竭人亡;添油灯旺,补髓人强。人的生命之灯,需要加以节护方能持久。民初医家俞凤宾在《卫生丛话》中也说:"小炷留灯悟养生之句,其词意间,妙含微旨,尤耐人寻味也。""人生精力有限,而欲望无穷。尝见不自量力者以有限逐无穷,以致殉欲者有之,

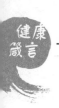

殉利者有之。""吾人平居治事，无论在少年或老年时代，总以量力行事为最合卫生。知识虽高，精力虽强，若滥用而无节制，非持久之道。世有自恃其才而涸其真元者，则小炷留灯之说，不当深味之乎?"

143. 人心龃龉一身病
事体和谐四海春

选自宋代邵雍《为人吟》诗的颈联。(《全宋诗》第 7 册，第 4668 页)

"龃龉"本指上下牙齿不齐、不对应、不投合、不协调。明·徐渭《秦望山花蕊峰》诗："宛如齿龃龉，张吻讼所苦。"上联是说人心龃龉，即人心里烦恼，闷闷不乐，充塞不良情绪，便会引来一身疾病。这是符合医学道理的。明代医家王文禄指出："一切病皆生于心，心神安泰，病从何生?"(《医先》) 故明孝宗体稍不佳，即颂诗曰："自身有病自心知，身病还将心自医。心若病时身亦病，心生原是病生时。"(转引自清·褚人获《坚瓠甲集》卷之二) 因此，养生应"以养心为主，故心不病则神不病，神不病则人不病，理固然也"(清·孙德润《补益养生篇》)。

"事体"指事情、人体。"春"，喻生机、生意。春在人们的心目中，是生命和希望的象征，有着不可遏止的活力。诗云："迟日 (春日) 江山丽，春风花草香。"(唐·杜甫《绝句》) 春回大地，"品物皆春"，给大地带来欢乐和欣欣向荣的景象。所以人们"四时唯爱春"。春，也意味着温暖和喜色。唐代孔颖达疏："人遇春暄，则四体舒泰。"宋代陶毅《清异录·齿牙春色》在谈到曾掌管唐朝长寿年间朝政的娄师德时说："娄师德位贵而性通豁，尤喜捧腹大笑，人谓师德为齿牙春色。"寿至七十。下联是说，使事体匀称、适当、和调，则到处皆有喜色、生机。人的身体也贵在调和。清人李渔说："人身所当和者，有气血、脏腑、脾胃、筋骨之种种，使必逐节调和。"尤其要使内心调和。指出："务本之法，止在善和其心。心和则百体皆和。"（《闲情偶记·颐养部·却病》）"天时不测多风雨，人事难量多龃龉。"（明·唐寅《花下酌酒歌》）怎样使内心调和呢？"和心之法……哀不至伤，乐不至淫，怒不至于欲触，忧不至于欲绝。'略带三分拙，兼存一线痴；微聋与暂哑，均是寿身资。'此和心诀也。"（《闲情偶记·颐养部·却病》）劝导人们要善于协调七情，大智若愚，大巧若拙，实现自我和谐与人际和谐，自然有利于益寿延年。明代吕坤《呻吟语》中也有一联：

> 心无一事累；
>
> 物有十分春。

（《吕坤全集》第 629 页）

京城有一副门联则把"和"当作神加以崇奉，曰：

> 多文为富；
>
> 和神当春。

144. 意粗性躁一事无成
　　心平气和千祥骈集

选自清代金缨《格言联璧·存养类》。

上联是说粗心大意、心性暴躁的人，处事往往不能认真思考，待人不能"修己以安人"，治家不能百忍以致和，这样的人很难成就一番事业。故明人吕坤说："天下之物，纡徐柔和者多长，迫切急躁者多短。故烈风骤雨无崇朝之威（喻时间短暂），暴涨狂澜无三日之势，催拍促调非百板之声，疾策紧衔非千里之辔。人生寿夭福祸无一不然。"（《呻吟语·卷三·内篇·射集·应务》）

"心平气和"，心平，指心理、心态和心境的平稳与平衡；气和，

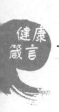

指生命物质与生理机能达到统一与和顺。简而言之，心平气和，就是心情平静、态度温和。宋代程颢《明道先生行状》："荆公与先生虽道不同，而尝谓先生忠信。先生每与论事，心平气和。""祥，善也。"《汉书·刘向传》："和气致祥，乖气致异。"下联是说，心情平静、态度温和的人，必然天佑人助，祥瑞会聚，万事如意。这里的关键，是要贵"和"、重"和"。有道是，人和增寿，家和增福，民和凝力，国和兴邦。但"'心平气和'。此四字非涵养不能做"（明·吕坤《呻吟语·卷一·内篇·礼集·存心》）。

待人处事要"和"，修身养性更要重"和"。古代养生家在谈到"恬和养神"时说："神静而心和，心和而形全；神躁则心荡，心荡则形伤。欲全其形，先在理神。故恬和养神，则自安于内。清虚栖心，则不诱于外也。"（宋·张君房《七部语要·连珠》）明人陈继儒在《养生肤语》中还专门讲了"履和适顺"的养生原则："周莱峰以养生术请，钱午江曰：不过履和适顺而已。履和则不伤和，适顺则不违。须夫天地之气，至和大顺尽之。人身，小天地也。岂不可仿天地之长年乎。"这里的所谓"履和"，即践行中和之道。"适顺"就是符合顺应，也就是人的调摄要顺时应季，均适寒暑。国医大师、成都中医药大学教授郭子光则从中医学角度，指出：心平气和是养生的根本内涵。心平气和，就能化血生津，推动血气正常运转，而心血是人体生命活动的物质基础，也是精神思维的根本。（《生命时报》，2013）正是：

> 胸怀淡泊人寿长；
>
> 心气平和体健康。

明代洪应明《菜根谭》中也有与此联内容相似的联语：

> 性躁心粗者，一事无成；
>
> 心和气平者，百福自集。

心体澄澈，常在明镜止水之中，则天下自无可厌之事；

意气和平，常在丽日光风之内，则天下自无可恶之人。

清代石成金《传家宝·联瑾》亦有一副讲养喜神、集和气的联语：

养喜神则精爽泰豫而身安；

集和气则情意流通而家福。

旷达自适

145. 公道唯白发
春风不世情

此联系宋人胡仔（自号苕溪渔隐）的集句联。

上联出自唐代杜牧《送隐者一绝》诗："无媒径路草萧萧，自古云林远市朝。公道世间唯白发，贵人头上不曾饶。"下联出自唐代罗邺《赏春》诗："芳草和烟暖更青，闲门要路一时生。年年点检人间事，唯有春风不世情。"《苕溪渔隐丛话》言："予尝以此二诗作一联。"上联是说，世间最公道的就是白发，人到一定年龄都添白发，时光对任何人都一视同仁，最为公平无私，无论贫富贵贱都要衰老，谁也逃脱不了，这是不可抗拒的自然规律。同样，春风也和白发一样，不讲世态炎凉和势利，对所有的人都同施仁爱，不分彼此。宋人于石有言："春来无处不繁华，岂独公侯富贵家。……惟有东风无厚薄，年年芳草满天涯。"（《春兴》）这也启发人们，面对白发，不要沮丧，而应有"人见白头嗔，我见白头喜，多少少年亡，不到白头死"的心态，以积极乐观的人生态度，顺应自然，坦然面对，不必哀叹生命的短暂虚浮。

下面的联语，是明末清初的诗人归庄《新春梳得白发》诗中的

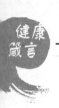

颔联：

> 元来白发无公道；
>
> 似觉春风亦世情。

很显然，这副联语乃反杜牧、罗邺诗之意而用。就事物的特殊性而言，白发又是有偏私的。有的人未老先衰，早生华发；有的人则青春永驻，晚生白发或至老都是一头黑发。从这点上说，白发又是不公道的。其实，在杜牧之后不久，王威宁就反其意云："近来发白无公道，偏向愁人顶上生。"揭示了发白的一个原因。同样，春风似乎也因人而异。由于人们的心境不同，得意时会感到春风有情，"春风得意马蹄疾"（孟郊《登科后》）、"春风贺喜无言语"（赵古段《喜张风及第》）；失意或忧愁时会感到春风无情，"春色恼人眠不得"（王安石《春夜》）、"恼人天气又春阴"（晏珠《浣溪沙》），从这点说，春风"亦世情"，似乎是讲世态炎凉、人情忧乐的。

如果说，上一副联语是就事物的普遍性（共性）而言，这后一副联语是就事物的特殊性（个性）而言，普遍性寓于特殊性之中，这后一副联语感受更为独特。这也启示人们，面对白发和春风，不同的人应根据自己的体质强弱、年龄壮老、生存条件的差异，选择适宜的饮食，调整心态，慎节起卧，不可人云亦云。

明清之际的画家、诗人陈洪绶有一副集白居易《洛阳有愚叟》诗句联，反映了对待白发的旷达自适的心态：

> 任头生白发；
>
> 放眼看青山。

宋末元初的诗人宋无的《发白解嘲》写道：

> 吴霜两鬓早先秋，闻道愁多会白头。
>
> 溪上鹭鸶浑似雪，想应无那一身愁。

全诗洋溢着顺应自然的乐观情绪。元代陶宗仪《说郛》中载有咏锯鬘云：

> 劝君莫锯鬘毛斑，鬘到斑时也自难。
>
> 多少朱门年少客，被风吹到北邙山。

充满了高年自得的旷达感。

146. 识乾坤之自在
知物我之两忘

此联选自明代洪应明《菜根谭》，全联为：

> 帘栊高敞，看青山绿水吞吐云烟，识乾坤之自在；
>
> 竹树扶疏，任乳燕鸣鸠送迎时序，知物我之两忘。

这是一副向往人与大自然和谐合一、物我两忘境界的联语。上联谓高卷起窗帘敞开窗户，看青山绿水间云烟缭绕的秀美景色，方认识到大自然是多么自由自在。这里的"乾坤"指天地、阴阳。

下联的"鸣鸠"，即斑鸠。明代刘基有"鸣鸠语燕声相应，又是人间一度春"（《春日杂兴》之二）的诗句。"时序"，节令变化的次序。"物我之两忘"，化用南朝时期梁国江淹"物我俱忘怀，可以狎鸥鸟"（《杂体诗·效张绰〈杂述〉》）的句意。即外物与己身彼此皆忘。下联的意思是窗外的翠竹苍松高低疏密有致，任凭雏燕鸣鸠随着时序冬去春来自由穿梭，令人陶醉其中致物我两忘的境界。

在大自然中任性逍遥、物我两忘是禅宗和道家一致向往的生活境界。中国古代士大夫在失意时，也常以此为依归，视作精神的栖息地。的确，当人们置身于壮美神奇的大自然中，往往会淡化现实生活中的痛苦和烦恼而感到身心俱爽，物我两忘。

一并品读下面二联，也许更有助于人们"识乾坤之自在，知物我之两忘"。

> 霜天闻鹤唳，雪夜听鸡鸣，得乾坤清淑之气；

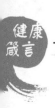

晴空看鸟飞，活水观鱼戏，识宇宙活泼之机。

（清·蒲松龄《省身语录》）

秋虫春鸟共畅天机，何必浪生悲喜；

老树新花同含生意，胡为妄别妍媸。

（清·蒲松龄《省身语录》）

147. 心地上无波涛随在皆风恬浪静
性天中有化育触处见鱼跃鸢飞

选自清代蒲松龄《省身语录》和金缨《格言联璧·惠言类》。

上联讲心性存养。"心地"，原本是佛教语，指人的内心，即思想、意念等。语本《心地观经》卷八："众生之心，犹如大地，五谷五果从大地生……以是因缘，三界唯心，心名为地。"唐代寒山《诗》："我自观心地，莲花出淤泥。"宋后儒家用以称心性存养，即存心养性。心地也指心情、心境。上联是说，只要心底平静，没有起伏不平的思潮，随处都会平安无事，风恬浪静。这正是"身安不如心安，心宽强如屋宽"（石成金《传家宝·绅瑜》）。正如清代医家程钟龄所言："无恚无嗔，涵养心田，心田宁静，天君泰然。"（《医学心悟·保生四要》）

下联讲自然本性。性天，即天性，得之于自然的本性，语本《礼记·中庸》："天命之谓性。""化育"，即化生长育。清·郑燮《潍县署中与舍弟墨第二书》有云："夫天地生物，化育劬劳，一蚁一虫，皆本阴阳五行之气，氤氲而出。""鱼跃鸢飞"出自《诗经·大雅·械朴》："鸢飞戾天，鱼跃于渊。"即鸢鸟在天空翱翔，鱼在渊中跳跃，万物各遂其性，怡然自得。宋代楼钥《南山广莫轩》诗也有："地下天高俱历历，鸢飞鱼跃两悠悠。"下联意谓天性有生机，触目之处尽为鱼跃鸢飞，处处充满生机。这也启示人们，要"以自然之道，养自然之寿，而尽终其天年"（明·张介宾《景岳全书》）。

· 188 ·

吕坤《呻吟语》中有一联：

> 吾心原止水；
>
> 世态任浮云。

（《吕坤全集》第629页）

清代蒲松龄《省身语录》亦有联语云：

> 性天澄澈，即饥餐渴饮，无非康济身心；
>
> 心地沉迷，纵谈禅演偈，总是播弄精神。
>
> 事到张皇终有失；
>
> 心无喜怒自然平。

（清·顾翰自题联）

148. 徜徉于山林泉石之间而尘心渐息
夷犹于诗书图画之内而俗气潜消

选自明代洪应明《菜根谭》。

这是一副"借境调心"的联语。上联的"尘心"，指凡俗之心，名利之念。宋代梅尧臣有"尘心古难洗，瀑布垂秋虹"（《送昙颖上人往庐山》）的诗句。上联是说，安闲自在地漫步于山林泉石之间，就能使人世间的凡俗念虑逐渐停息。

下联的"夷犹"，亦作夷由，一般指犹豫，迟疑不前，亦指从容自得。宋代张炎《真珠帘·近雅轩即事》词："休去，且料理琴书，夷犹古今。"下联是说，如果从容自得地留恋于诗书图画的雅趣之中，那么身上的粗俗习气就会潜移默化地消失。

洪氏在这则联语中说："故君子虽不玩物丧志，亦常借境调心。"意谓善于修身养性的人虽不沉溺于游山玩水或字画珍奇之中，但借山林泉石消除尘世俗念，借吟诗读书绘画的高尚情趣取代俗气，这无疑是调剂生活、陶冶情操、有益于身心健康的雅好。

《菜根谭》中有关"借境调心"、读书画养性的联语甚多，再列两例：

> 善读书者，要读到手舞足蹈处，方不落筌蹄；
> 善观物者，要观到心融神洽时，方不泥迹象。
>
> 琴书诗画，达士以之养性灵，而庸夫徒赏其迹象；
> 山川云物，高人以之助学识，而俗子徒玩其光华。

可见事物无定品，随人识见以为高下。故读书穷理，要以识趣为先。

149. 芳林新叶催陈叶
流水前波让后波

选自唐代刘禹锡《乐天见示伤微之、敦诗、晦叔三君子，皆有深分，因成是诗以寄》诗的颈联。此诗作于大和七年（833）。从大和五年至大和七年，元稹（微之）、崔群（敦诗）、崔玄亮（晦叔）三人相继去世。这三人既是白居易的好友，也是刘禹锡的好友，所以当白居易写了两首表示哀婉的绝句寄赠刘禹锡时，刘读后很有同感，便写了此诗作答。此诗虽然以伤感情调为主，但其颈联却能从伤感中振起，表达了一种对自然规律的真知灼见和豁达的人生态度。

上联的"芳林"：生长茂盛而又夹杂花草的树林；"陈叶"：枯叶。上联的意思是说，春天到了，林中的树枝花草开始发青，旺盛生长，不断催换着旧叶。下联的"让"即退让。滔滔的流水波浪起伏，以不可阻遏之势滚滚向前，似乎前浪总是让着后浪。联中的"催""让"二字用得十分恰切。"催"者，状"新叶"苗壮，写出林中一派生机；"让"者，描绘流水波波相续，浩荡汪洋，永不枯竭。

联语用形象的语言生动地揭示了新陈代谢是事物发展变化不可避免的客观规律，生命的新陈代谢、生生死死是很自然的事情。正如欧阳修所言："死生，天地之常理，畏者不可以苟免，贪者不可以苟得也。"（《唐华阳颂》）人们不必为此过分伤感。同时也说明了在人类社会中，新旧替代、螺旋上升也是一种客观规律：江河后浪催前浪，前波让后波。一代一代生命相续，事业相继，生机勃勃，充满活力。如清代郑板桥所云："新竹高于旧竹枝，全凭老干为扶持。"而前辈总是奖掖后进，扶持年轻人，希望他们超过自己，并主动让贤，让年轻有为者能脱颖而出的。

联语托物寓意，比喻新颖，给人以深刻的启示。联语也启示老年人，顺应新陈代谢的自然规律，正确面对进退得失荣枯生死，才能使自己的晚年过得愉悦坦然。如印度诗人泰戈尔所言："使生如夏花之绚烂，死如秋叶之静美。"（《飞鸟集》）

150. 心事如青天白日
立品如光风霁月

选自清代张伯行《困学录集粹》。

张伯行（1652—1725），清河南仪封人，康熙进士，官至福建、江苏省巡抚、礼部尚书。居官二十余年，被康熙帝称为"天下第一清官"。此联堪为作者立身行己的座右铭。

上联的"心事"，指心中思念或期望的事，亦指胸襟。唐代刘皂《长门怨》诗之三："旁人未必知心事，一面残妆空泪痕。"明代朗瑛《七修续稿·事物·王钱门对》："二公非心事光明，胡能门联如此哉！"上联意谓心胸光明磊落，如朗朗晴空。

下联的"立品"，即培养品德。"光风霁月"："光风"为雨过初晴时的风；"霁"，即雨雪停止。雨过天晴时的明净景象，比喻太平盛世，也比喻人的品格高尚，胸怀坦荡。宋代黄庭坚《濂溪诗序》："春陵周茂叔（敦颐），人品甚高，胸中洒落如光风霁月。"宋代刘克庄《后村

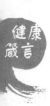

集》之三《刘应龙监察御史别》："接物见霁月光风，持身则严霜烈日。"宋代陈亮《谢罗尚书启》："霁月光风，终然洒落。"下联意谓立品要胸怀洒落如光风霁月。明代左光斗的自题联也与此联近似：

> 霁月光风在怀抱；
>
> 白云苍雪共襟期。

联语倡导的胸怀与品格，正是修身养性的必然内涵。

151. 天下事随处而安
田舍翁问心已足

这是赋闲在家的清代闽籍官员林青圃在其旧宅题写的楹联。全联为：

> 庭余嘉荫，室有藏书，天下事随处而安，即此是雕梁画栋；
>
> 卜得芳邻，居成美境，田舍翁问心已足，漫言应列鼎钟鸣。

选自清代梁章钜《楹联丛话》卷八。梁言："吾乡林青圃先生历官中外，亮节高风，一宅数亩外，囊橐无余。余黄巷之旧居，即先生故宅也。"

上联介绍其住宅的内部环境。"庭余嘉荫"，指庭院中有树木枝叶的庇荫，化用晋代陶渊明"桑竹垂余荫，菽稷随时艺"（《桃花源诗》）的句意；亦比喻前辈惠及子孙的恩泽。室有藏书，书香能消弭世俗社会无处不在的喧嚣和浮躁。"天下事随处而安"，化用明代李贽"唯我能随遇而安，无事固其本心，多事亦可度日"（《与城老书》）的句意，意谓能适应各种环境，在任何环境中都能满足。上联是说，庭院有嘉树的庇荫，室内有收藏的书籍，安于所处的境遇，好似处于富丽堂皇的居室之中。

下联写住宅的室外环境。"卜得芳邻"，"卜，择也。""芳邻"，对邻居的美称。《左传·昭公三年》："非宅是卜，惟邻是卜。""居成美境"，黄巷又名新美境。"田舍翁"，年老的庄稼汉，作者谦称；清史学家、文学家赵翼也有"怜他未惯蓬茅宅，笑我原来田舍翁"的诗句（《归田即事》）。"列鼎钟鸣"，列鼎即陈列置有盛馔的鼎器，列鼎钟鸣，指敲着钟列鼎而食，旧时形容富贵人家奢华的生活。下联是说，选择好的邻居，住在优美的环境，我老汉已心满意足，更不用谈列鼎钟鸣那种奢侈生活了。

此老随遇而安，知足常乐，旷达自适，甘于淡泊的生活，实为养生家风范。

现代著名诗人刘沙河也自撰有一副门联：

安身得乐常常乐；

落脚为家处处家。

反映了他随遇而安的心态和看重家居平常的作风。

152. 看花临水心无事
啸志歌怀意自如

此联为清代黄慎所撰。黄出身于平民家庭，少孤，弃举业，以卖画终其一生。

"看花"，唐代举进士及第者有在长安城中看花的风俗。唐代刘禹锡《元和十一年自郎州召至京戏赠看花诸君子》诗："紫陌红尘拂面来，无人不道看花回。"唐代孟郊《登科后》诗："春风得意马蹄疾，一日看尽长安花。""临水"，指游览山水名胜，亦指长途跋涉。唐代刘禹锡《酬马大夫登涅口戍见寄》诗："新辞将印拂朝缨，临水登山四体轻。"黄慎为人豪放不羁，从来不计较个人的功名利禄。上联的看花临水只是他作画前的一种观赏活动。可贵的是寄情眼前景物，而心无旁骛。所谓"心无事"即心无杂念或妄想。

"啸志歌怀"，即歌吟长啸，抒发胸中志向和情怀。南朝时期宋国刘义庆《世说新语·任诞》："刘道真少时常渔草泽，善歌啸，闻者莫不留连。"宋代苏轼《次韵张琬》："半日偷闲歌啸里，百年待尽往来中。"所谓"意自如"，即神态镇定自然，不受拘束。宋代苏辙《同子瞻泛汴泗得渔酒》诗之一："绿水雨新涨，扁舟意自如。"又见苏辙《司马温公挽词》之二："富贵终何有，清贫只自如。"下联写洒脱无拘、旷达自适的心情。

"遨游快心意，保己终百年。"（三国·魏·曹丕《芙蓉池作》）上、下联中第五字嵌"心意"二字，足见联作者之"心"之"意"。"心无事"，"意自如"，正是颐养天年所必需的良好心态。

清人何子贞也为人书有一联：

> 坐到二更，合眼即睡；
>
> 心无一事，敲门不惊。

此联"养生家奉为座右铭也"（清·林庆铨《楹联述录·卷九·名言》）。

今人亦有"湖光山色都娱目，和璧隋珠弗动心"的佳联。

153. 清风明月本无价
近水远山皆有情

此联为清代学者、楹联大家梁章钜为苏州沧浪亭题的集句联。

上联集欧阳修《沧浪亭》诗："清光不辨水与月，但见空碧涵漪涟。清风明月本无价，可惜只卖四万钱。"沧浪亭在江苏省苏州市城南三元坊附近，系苏州历史最悠久的名园。原为五代吴越广陵王钱元璙的池馆，后为近戚孙承祐的池馆。北宋庆历五年（1045），诗人、官至集贤殿校理、监进奏院的苏舜钦，因党争被倾陷削职为民，退居苏州，花四万青钱买下此园，临水筑亭，并为之作记。曰："予爱而徘徊，遂以钱四万得之。构亭北碕，号沧浪焉。前竹后水，水之阳又竹，无穷极。澄川翠竹，光影会合于轩户之间，尤与风月为相宜。""予即废而获斯境，安于冲旷，不与众驱。"（苏舜钦《沧浪亭记》）因感于楚辞《渔父》中所歌"沧浪之水清兮，可以濯吾缨；沧浪之水浊兮，可以濯吾足。"故名曰"沧浪亭"，自号"沧浪翁"。全园面积约一万平方米。后屡经易主，明改称"大云庵"，清初改建为"正谊书院"，后书院废，仍为公共游乐场所，沿用"沧浪亭"旧名。现亭为清康熙年间重建。

上联极言沧浪亭景色之美。自然美景、清风明月本来是无价的，是大自然的恩赐。宋代苏轼说："惟江上之清风，与山间之明月，耳得之而成声，目遇之而成色，取之无禁，用之不竭。是造物者之无尽藏也，而吾与子之所共适。"（《前赤壁赋》）意思是说，清风明月是天地无穷尽的宝藏，让人们共同享受。清代诗人汪琬《月下演东坡语》则做了进一步的发挥：

> 自入秋来景物新，拖筇放脚任天真。
>
> 江上风月无常主，但是闲人即主人。

下联集自苏舜钦《过苏州》诗："绿杨白鹭俱自得，近水远山皆有情。"望亭外，好似近水远山对人怀有深厚感情，"水声山色竞来相娱"。如宋代辛弃疾《贺新郎·甚矣吾衰矣》词中所云："我见青山多妩媚，料青山见我应如是。情与貌，略相似。"反映青山与人的互爱互怜。

联语集二诗之句为联，不仅叙说了沧浪亭的建亭过程，也写尽了沧浪亭情景交融的风月山水，使人感悟到热爱自然、顺应自然，与自然在情感上亲和的环保养生理念。沐浴于清风明月中的游人，不仅能更充分地领略到名园美好的景色，获得"天地入胸臆"的美的享受，而且将感到周身的舒适爽快。

清嘉庆进士齐彦槐也为苏州沧浪亭题有一联：

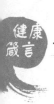

四万青钱，明月清风今有价；

一双白璧，诗人名将古无俦。

上联化用欧阳修《沧浪亭》诗句，"四万青钱"，说明这里的"明月清风"非常宝贵，衬托沧浪亭的美景。下联"一双白璧"，歌颂了先后成为沧浪亭园主的诗人苏舜钦和抗金名将韩世忠。名人名园，相得益彰，像一对洁白无瑕的璧玉，没有谁可与他们匹配。

梁章钜题浦城居室联亦有与此联相同的内容：

地价不妨多，清风明月本无价；

物情何足校，近水遥山皆有情。

154. 豁达自乐春常在
心无忧烦寿亦长

此联选自宋连庠《臧克家养生二要》（载《新民晚报》2002 年 11 月 27 日）。

这副对联是中国著名诗人臧克家养生的经验总结。上联是说，人要健康长寿，首先心理上要胸襟开阔，气量宽宏，愉快乐观，才能青春常驻。这是很有道理的。清学者、散文家方苞解释《论语》"仁者寿"时写道："凡气之温和者寿，质之慈良者寿，量之宽宏者寿，言之简默者寿。盖四者皆仁之端也，故曰仁者寿。"诗人自己写的《养生顺口溜》也说："思想大门洞开，情绪轻松愉快。锻炼营养药物，健康恢复快哉。"诗人所以享寿 99 岁高龄，与他开阔豪爽的胸怀、愉快乐观的心境是分不开的。

下联是上联的继续。胸襟开阔，乐观愉快，正是一个人心无忧烦的原因，也是豁达自乐的逻辑结果。三国时期魏国嵇康《养生论》指出："旷然无忧患，寂然无思虑。又守之以一，养之以和……若此以往，庶可与羡门比寿，王乔争年，何为其无有哉！"意思是说，心情开朗豁达，没有忧虑，神情寂静，没有思虑。又坚守自然无为的大道，用中和之气以自养……。这样下来，差不多可以与传说中的仙人比寿，与《列仙传》中的王乔计较年龄的大小。这样的事怎么不会有呢？正是：

襟怀旷达云中鹤；

品德清高崖上松。

（黟县古联）

无独有偶，2016 年年已 102 岁的现代作家马识途，在他 95 岁时也撰写了一副与此联内容相同的条幅——"长乐永康"。并在条幅右侧题签小字说明："唯放达者可得长乐，唯长乐者可得永康，惜世人多不悟耳。"（引自杨鸿泽《老作家马识途的"长乐永康"》，《长寿》杂志 2010：2）2014 年 8 月 4 日，三联生活书店在成都购书中心举办新书发布会，发布百岁作家马识途及其 103 岁的三哥马士弘的新著《百岁拾忆》和《百岁追忆》，他们在书中又共同总结了《长寿三字诀》：

不言老，要服老。多达观，少烦恼。

勤用脑，多思考。能知足，品自高。

勿孤僻，有知交。常吃素，七分饱。

戒烟癖，酒饮少。多运动，散步好。

知天命，乐逍遥。此可谓，寿之道。

告诉人们，要乐观处世，笑对人生，方可长寿。

155. 两忘宠辱心源净
一扫荣枯眼界明

选自宋代罗与之《卫生》诗。（《全宋诗》第 62 册，第 39288 页）罗与之，宋诗人，字与甫，一字北涯，螺川（江西）人，宋理宗端平年间累试不第，遂归隐，晚年潜心性命之学。著有《雪坡小稿》两卷。事见《宋诗纪事》卷 72。原诗为：

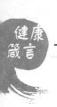

屏去鸡癃与豕零，试听我诵卫生经。

两忘宠辱心源净，一扫荣枯眼界明。

"卫生"一词最早出现在《庄子·庚桑楚》中引用老子的话。"卫生之经，能抱一乎？"郭象注解说："防卫其生，令合道也。"卫的本意是防守、卫护，卫生就是保卫生命、养生的意思。到宋代"卫生"一词已用得很普遍，宋诗人朱翌（1097—1167）诗云：

闲户自求安乐法，活人时说卫生经。

移床却就溪边坐，照我新生白发星。

（《全宋诗》第33册，第20852页）

这里的"卫生经"实际就是养生经。显然，罗与之的《卫生》诗也就是养生诗，说明在思想上"忘宠辱""扫荣枯"乃养生应有之义。

上联的"宠辱"指仕途上的荣耀与耻辱、得志与失意，也泛指地位的高低、名誉的好坏。"心源"，犹心性，性情。佛教视心为万法之源，故称心源。唐代白居易《养拙》诗有"无忧乐性场，寡欲清心源"。上联是说：要想使心性清净、安宁，就要"寡欲"，把人生的荣辱得失置之度外，"外清眼境，内净心尘"（南朝梁武帝《净业赋》），"宠辱皆忘"。宋代陆游云："心如顽石忘荣辱，身是孤云任去留。"（《解嘲》）这大概是陆游一生坎坷、屡遭罢官但又能健康长寿的心路写照。

下联的"荣枯"，本指草木茂盛与枯萎。唐代温庭筠《题端正树》诗："草木荣枯似人事，绿荫寂寞汉陵秋。"也喻人事的盛衰、穷达。《红楼梦》第92回："人世的荣枯，仕途的得失，终属难定。""眼界"，目力所及的范围，引申指见识的广度。唐代王维《青龙寺昙壁上人兄院集》诗："眼界今无染，心空安可迷。"下联是说，只要在心目中扫除"荣枯"之念，把富贵视如浮云，"达亦不足贵，穷亦不足悲。"（唐·李白《答王十二寒夜独酌有怀》）"不以宠辱荣患损易其身。"

（三国·魏·王弼《老子》十三注）那样就会眼界开阔明了。

明人陆绍珩曾有联曰：

> 流年不复记，但见花开为春，花落为秋；
>
> 终岁无所营，惟知日出而作，日入而息。

（《醉古堂剑扫卷五·素》）

如此，自然会"心源净""眼界明"。

156. 若得三山安乐法
不须更觅玉函方

选自宋代陆游《秋思》诗之六，载《剑南诗稿》卷七十七。

上句"三山"，在越州山阴（今浙江绍兴）县城西九里鉴湖中。嘉兴山阴县志云："陆放翁宅，在三山，地名西村，宋宝谟阁待制陆游所居。"宋乾道二年（1166）春，言官说游"交结台谏，鼓唱是非，力说张浚用兵"，罢归，归途经玉山，五月返至山阴，始定居三山。"安乐法"，此指诗作者摆脱尘世浮名归耕后的闲暇生活之乐。《黄庭经》有："闲暇无事心太平。"罢归之初，陆游就吟道："归耕我判一生闲。"（《寄别李德远》之二）"少年妄起功名念，岂信身闲心太平。"（《独学》）他76岁时，又吟道："痴人只竞闲名利，那信三山是地仙。"（《项里观杨梅》）陆游词中亦常用"心太平"语。《长相思》云："悟浮生，厌浮名，回视千钟一发轻，从今心太平。"《破阵子》云："看破空花尘世，放轻昨梦浮名，蜡屐登山真率饮，筇杖穿林自在行，身闲心太平。"在《送芮国器司业》诗中又再次提到："拈起吾宗（指北齐陆法和）安乐法，人生何处不随缘。"显然，看破尘世浮名利，保持"身闲心太平"，乃是三山安乐法的真谛。"万事随缘，即是安乐法。"

下句的"玉函方"，即《玉函煎方》五卷，东晋著名医学家、道家葛洪撰，已佚。唐·段成式《酉阳杂俎》卷二载："孙思邈尝隐终南

·199·

山，与宣律和尚相接，每来往互参宗旨。时大旱，西域僧请于昆明池结坛祈雨……凡七日，缩水数尺。忽有老人夜诣宣律和尚求救，曰：弟子昆明池龙也……命在旦夕，乞和尚法力加护。宣公辞曰：贫道持律而已，可求孙先生。老人因至思邈石室求救。孙谓曰：我知昆明龙宫有仙方三千首，尔传与予，予将救汝。老人曰：此方上帝不许妄传，今急矣，固无所吝。有顷，捧方而至。"故苏轼《次韵子由清汶老龙珠丹》诗："天公不解防痴龙，玉函宝方出龙宫。"《神仙传》亦云：卫叔卿谓其子曰："汝归，当取吾斋室西北隅大柱下玉函，函中有《神素书》，取而按方合服之，一年可能乘云而行。"

全句是说，只要像陆游那样领取三山安乐法，就不须觅求能使人"乘云而行"的玉函仙方了。

157. 似闻陶令开三径
　　来与弥陀共一龛

这是林则徐题京师陶然亭联。（选自《清十大名家对联集·林则徐联集》，又见清代梁章钜《楹联续话·卷二·胜迹》）陶然亭位于北京城西南，建于清康熙三十四年（1695），亭名取自唐代白居易《与梦得沽酒闲饮且约后期》诗句："更待菊黄家酿熟，与君一醉一陶然。""陶然"，形容陶醉此间舒畅快乐之状。"挥之一觞，陶然自乐。"（东晋·陶潜《时运》）

此联为集句联，但略有改动。上联出自苏轼《李伯时画其弟亮工旧隐宅图》七律颈联："近闻陶令开三径，应许扬雄寄一区。""陶令"，指东晋诗人陶潜，因任过80天彭泽令，故称。"三径"，典出东汉时期赵岐《三辅决录·逃名》："蒋诩归乡里，荆棘塞门，舍中有三径，不出，唯求仲、羊仲从之游。"后因以"三径"作为归隐田园的典故。陶潜《归去来兮辞》："三径就荒，松菊犹存。"即用此典，表达了诗人归隐恨晚及归隐后的愉快心情和生活乐趣。苏轼也有"南迁欲举力田科,三径初成乐事多"(《次韵周邠》)的诗句。"似闻"二字起句,将游人带至他所遐想的境界之中,使人也从而领略陶令归隐的悠闲自乐的情趣。

下联出自苏轼《绝句三首》之一:"市区收罢豚鱼税,来与弥陀共一龛。"弥陀,即梵语"阿弥陀佛"的简称。意译为无量寿佛,西方极乐世界的教化之主。北齐卢思道《辽阳山寺愿文》:"愿西遇弥陀,上征兜率。"明代屠隆《昙花记·法眷聚会》:"断迷习,消尘障,弥陀本性愿无恙。""来与弥陀共一龛",非因弥陀是佛,乃是因其处此清静幽僻之地,可以避开人世间种种烦嚣,所以令人羡慕。

此联更增添了"陶然亭"的超然、自适,自得其乐的"陶然"之趣。

用"三径"之典,反映归隐田园之乐的联语还有:

> 三径谁从陶靖节;
>
> 重阳惟有傅延年。

(宋·朱翌《句》,《全宋诗》第 33 册,第 20878 页)

陶靖节,即陶潜(渊明)私谥靖节。傅延年,菊的别名。

> 绕屋岚光三径客;
>
> 满帘风雨一床书。

(清·刘墉自题联)

> 醉翁之醉,狂夫之狂,四十年旧雨无多,屈指谁为三径客;
>
> 南岭以南,北海以北,千万里闲云自在,到头还爱六朝山。

(清·汤贻汾题金陵寓所)

158. 旷然无忧寂然无虑
守之以一养之以和

此联为清末维新派、官至军机大臣的翁同龢根据嵇康的《养生论》

为乐山乌尤寺方丈室撰写的对联。

上联语出三国时期魏国嵇康《养生论》："旷然无忧患，寂然无思虑。"旷然，多形容人的心胸、性格开朗、豁达。宋代张端义《贵耳集》卷下："汉人尚气好博，晋人尚旷好醉。"宋代叶适《朝奉黄公墓志铭》："天性旷达，不作疑者；推己利人，不自封殖。"上联首句意谓心胸、性格开朗豁达的人就无忧患。上联第二句"寂然"，寂，指寂静无声，安详闲静。佛教谓寂灭常静之道。寂然，形容寂静的状态。《易·系辞上》："《易》，无思也，无为也，寂然不动，感而遂通天下之故。"清·钱泳《履园丛话·杂记下·琴心曲》："于时已二更余，万籁寂然，月明如昼。""无虑"，《庄子·天地》："德人者，居无思，行无虑，不藏是非美恶。"意谓能寂然无虑，就无忧愁干扰。正是：

> 心地光明了无俗虑；
>
> 天机清旷能读奇书。
>
> （黟县古联）

下联的守之以一，亦作"抱一"，道家的修炼之术。语出《老子·十章》："营魄抱一，能无离乎？"指精神专注在一念，使精不外泄，神不外驰。道教认为"一"为道之根、气之始。守一即可使精气魄神长驻体内，使魂魄相合，形神相依，使形体不坏，从而达到长生久视的目的。《太平经》称守一为"古今要道"，行之"可长存而不老"。晋·葛洪《抱朴子·地真》："守一存真，乃能通神。"唐·吕岩《谷神歌》："若人能守一，只此是长生。"

"养之以和"，即保养身心。和，指自然的和气与人体元气。语本《庄子·缮性》："知与恬交相养，而和理出其性。"意谓智慧与恬淡的性情相互保养，与一切事物都和顺相容的仁德就会在心性中养成。养和的关键是坚持中和之道。正如西汉董仲舒所言："能以中和理天下者，其德大盛；能以中和养其身者，其寿极命。"（《春秋繁露·循天之

道》）南朝齐梁时期的道家思想家、医学家陶弘景亦云："能中和者，必久寿也。"（《养性延命录·教诫篇》）

道家与儒家在信仰上虽有不同，但此联阐释的"无忧者寿"（《抱朴子·道意》）和"治心欲和"（《经鉏堂杂志》卷三）的养生理念却有相通之处，对今人养生亦有启示。

值得一提的是撰写《养生论》的作者嵇康，为竹林七贤之一，因恃才傲物，"不礼钟会，遂为所谮"，年仅40岁被司马昭杀害。后来北齐文学家颜之推在总结教训时说："夫养生者先须虑祸，全身保性，有此生然后养之，无徒养其无生也。单豹养于内而丧外，张毅养于外而丧内，前贤所戒也。嵇康著养生之论，而以傲物受刑；石崇冀服饵之征，而以贪溺取祸，往世之所迷也。"（《颜氏家训·养生》）

159. 斗室安居未及积金先积德
布衣随分虽无恒产有恒心

选自清代石成金《传家宝·联瑾》。

上联是说，有德之士即使在极小的房子安身，也是先不聚集金钱，而是先积德行善，做好事，把积德累仁放在第一位。

下联是说，在生活上布衣蔬食，安守本分，虽无固定产业，却常存善心。这里的"布衣"，指布制的衣服。《大戴礼记·曾子制言中》曰："布衣不完，蔬食不饱，蓬户穴牖，日孜孜上仁。"布衣在古代借指平民。《荀子·大略》："古之贤人，贱为布衣，贫为匹夫，食则饘粥不足，衣则竖褐不完，然而非礼不进，非义不受，安取此。""随分"，即安分，守本分。金代王若虚《自笑》诗："何须豪逸攀时杰，我自世间随分人。""虽无恒产有恒心"，化用《孟子·梁惠王上》："无恒产而有恒心者，惟士为能。"意思说，没有固定的产业收入却有一定的道德观念和持久意志的，只有士人才能够做到。

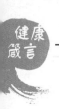

斗室而能安居，布衣而能随分，这是难能可贵的。唯其如此，才能保持旷达自适的心态。正是：

> 斗室乾坤大；
>
> 无私天地宽。

《传家宝·联瑾》还有一副与此联内容相近的联语：

> 斗室安身，可养性情休说窄；
>
> 坦途豁志，得伸步处不为难。

160. 宠辱不惊看庭前花开花落
去留无意望天上云卷云舒

这副对联是中国画家、美术教育家刘海粟（1896—1994）化用明清时期的两副对联而成。一副出自明万历年间的《菜根谭》，原联为"宠辱不惊，闲看庭前花开花落；去留无意，漫随天外云卷云舒"。另一联是清康熙年间文华殿大学士兼礼部尚书张英双溪草堂的自题联。原联为："白鸟忘机，看天外云舒云卷；青山不老，任庭前花落花开。"

上联首句，语本《老子·十三章》："何谓'宠辱若惊'？宠为上，辱为下，得之若惊，失之若惊，是谓'宠辱若惊'。"上联是说，无论是受恩宠还是受屈辱，都泰然自若毫不动心，像看庭前花开花谢那样超然。要做到这一点，就要有超脱的心境。而"看庭前"三字，大有"躲进小楼成一统，管他冬夏与春秋"（鲁迅《自嘲》）之慨。宠辱不惊，淡泊明志，表达了一种恬适宁静、超凡脱俗的处世心态。无论荣辱得失，都能坦然以对，不为名利所惑、世俗所困，才能胸襟豁达，心志弥坚。

下联是说，离去或者留下，退隐或者做官都听其自然，如随天边的闲云时而聚拢时而舒展那样安闲。"云卷云舒"隐含了"大丈夫能屈能伸"之慨。

在社会生活中，能做到"宠辱不惊""去留无意"是很不容易的，需要大勇气大智慧。能进能退，能屈能伸，胜似闲庭信步，更需要有一种达观的气度和胸怀。在"文化大革命"十年动乱期间，刘海粟也曾蒙冤受屈，但他胸怀坦荡不悲不戚。他说："一个人若没有一点人生的智慧，没有海纳百川、有容乃大的胸怀，是不能走到今天的。我对人生磨难都能放得下，这是健康的第一要素。"他把荣辱进退比作花开花落，把世间的冷暖炎凉比喻为云卷云舒，表达了他豁达大度的人生态度。

与此联内容相近的还有一联：

> 且有琴书乐；
>
> 而无宠辱惊。

> （明末·孙承泽题万卷楼联）

161. 近市声喧清风明月不用买
家贫客少鸟语花香自可人

清代陆旁和自题门联。选自吴恭亨《对联话》卷十一。

上联写居处。意谓临近市区，虽然喧闹嘈杂，什么东西都得买，然而清风明月的美景却可以无偿享受。"清风明月不用买"，化用唐代李白《襄阳歌》"清风朗月不用一钱买"的诗句。清人陆以湉《冷庐杂识》卷六辑的一副集字联，可以与上联一并欣赏：

> 何必开门，明月自然来入室；
>
> 不须会友，古人无数是同心。

下联写寂静。意谓家贫客少，未免寂静，正所谓"贫在闹市无人问，富在深山有远亲"。但鸟啼声声，花香阵阵，更惬人意。正如清诗人李斗所云："丽日和风春淡荡，花香鸟语物昭苏。"（《扬州画舫录·新城北录中》）"好鸟枝头亦朋友，落花水面皆文章。"（宋·翁森《四

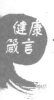

时读书乐》）置身其中，令人心旷神怡。只要安贫乐道，苦境也会成为乐境。正是：

> 无病休嫌瘦；
>
> 身安莫怨贫。

（清·石成金《传家宝》卷四）

大自然赐予的清风明月、可人的鸟语花香，正是供人修身养性的佳境。

162. 不设樊篱恐风月被他拘束
大开户牖放江山入我襟怀

朱彝尊（1629—1709），清文学家，字锡鬯，号竹垞，浙江秀水（今嘉兴）人，康熙时举博学宏词科，授检讨，曾参修《明史》。通经史，能诗词古文，著有《经义考》《日下旧闻》《曝书亭集》，又编有《词综》《明诗综》等。此联是为其故居嘉兴"山晓阁"的题联。（见清·顾公燮《消夏闲记摘抄》）朱氏故居在嘉兴王店镇荷花池的南侧，山晓阁是其建筑之一。

此联旨在表现朱氏晚年辞官归里、息影林泉的生活情趣。上联的"樊篱"，即篱笆，栅栏。引申为限制、束缚。"风月"，清风明月，泛指美好的景色。《南史·诸产回传》："初秋凉夕，风月甚美。"宋代邵雍《世上吟》："光阴有限同归老，风月无涯可慰颜。"上联是说，造物者所赐的风月美景是令人陶醉的，不应设篱笆以免损害了自然之美。

下联的"户牖"，指门窗。《淮南子·氾论训》："夫户牖者，风气之所从往来。"陈毅《太行山书怀》诗也有："朝来启户牖，山光照四壁。""江山"，即江河山岳。唐代杜甫《宿凿石浦》诗："早宿宾从劳，仲春江山丽。""襟怀"，胸怀，怀抱。宋代晏殊《破阵子》词："多少襟怀言不尽，写向蛮笺曲调中，此情千万重。"下联是说，大开门窗，才能尽情地欣赏如此多娇的江山。此句脱胎于宋代曾公亮（999—1078）《宿甘露寺僧舍》诗："要看银山拍天浪，开窗放入大江来。"

此联以"不设樊篱""大开户牖"的开放心态，抒发了对"江山""风月"由衷的欣喜之情，不仅表现了联作者非凡的雅兴和豁达的胸怀，也反映了这位享寿81岁的学人体悟"天人合一""以自然之道，养自然之身"（宋·欧阳修《删正黄庭经序》）的养生智慧。

长沙也可园亦有嵌字联云：

也不设藩篱，恐风月畏人拘束；

可大开门户，就江山与我品题。

（选自张伯驹《素月楼联语·卷三》）

（二）情志养生

宽容大度

163. 大肚能容容天容地于己何所不容
开口便笑笑古笑今凡事付之一笑

这是南京多宝寺弥勒佛前的对联。

贵阳黔灵山弘福寺弥勒佛旁的对联则有所不同：

大肚能容，容天容地，于人无所不容；

慈颜常笑，笑古笑今，凡事付之一笑。

这两副对联，既讲"大肚能容"，也讲"开口便笑"或"慈颜常笑"。所不同的是前一联讲"于己何所不容"，后一联讲"于人无所不容"。这就较为全面，对己对人都应有宽容的态度。宽容是对别人的释怀，对自己的善待，宽容也是社会和谐与安定不可或缺的因素。

四川乐山凌云寺的一副对联又有所不同：

笑古笑今，笑东笑西，笑南笑北，笑来笑去，笑自己原来无知无识；

观事观物，观天观地，观日观月，观上观下，观他人总是有高有低。

上下联连用了九个"笑"和"观"，可以说笑遍天下，观尽宇宙与人间万象，这一"笑"一"观"，通俗易懂，读来趣味无穷，发人深思。归根到底，对己要有自知之明，以取人之长补己之短；对人要看到"有高有低"，才需要宽容，"海纳百川，有容乃大"。宽容是一种良好的心理品质，它不仅包括理解和原谅，更显示气度和胸襟。宽容也是身心健康的"维生素"，学会宽容就等于给自己的心里安上了调节阀。美国散文作家、诗人爱默生说："宽容不仅是一种雅量，更是一种人生的境界。宽容的同时，也创造生命的美丽。"善于宽容的人必多人缘，多快乐，自然也就多长寿了。

如何对人对己呢？爱新觉罗·弘历给四川峨眉山洪椿坪弥勒佛堂题的楹联，阐明了待人处事的真谛：

处己何妨真面目；

对人总要大肚皮。

河南开封白马寺有一副对联，更是发人深省：

天雨虽宽，不润无根之草；

佛门广大，难度不善之人。

164. 广阔胸襟容四海

浩然正气弥六合

这是有医林状元美誉的明代御医龚廷贤《常寿乐》中的诗句。

"四海"，指全国各地，全世界各处。上联是说，广阔的胸怀能容纳天下。

"浩然正气"，语本《孟子·公孙丑》："我善养吾浩然之气。""其为气也，至大至刚，以直养而无害，则塞于天地之间。"意谓我善于培养我的浩然之气。这种气，最伟大，最刚强。用正义去培养它，一点不加伤害，就会充满上下四方，无所不在。"浩然正气"就是正大刚直之气。"六合"，指上下和东南西北四方，泛指天下或宇宙。意思是说，正大刚直之气能充满宇宙。

这副对联的主旨就是倡导宽容。这种容纳四海的广阔胸怀，就能"容天容地，与人无所不容"。宽容是一种可贵的品质、崇高的境界，是一种生存的智慧、仁爱的光芒。有道是：大度容人忧愁少，虚心接物幸福多。举凡为人为学为文为商为政，都不妨强调一个"容"字，兼容、包容、宽容、容忍。容百家之长，容他人之短，"能容人处且容人，得宽怀处且宽怀"。宽容对人对己都可以成为一种无须投资便能获得的"精神补品"。学会宽容不仅有益于身心健康，且对赢得友谊，保持家庭和睦，婚姻美满，乃至事业成功都是十分必要的。当然，这种宽容是睿智的宽容，绝不是敌友不分、善恶不分的乌合，即使容人之过，也并非容人之非。

"量之宽宏者寿。"（清·郑观应《中外卫生要旨》）这已成为许多百岁老人的共识。香港十大超级豪富之一，享年 107 岁的邵逸夫先生谈到自己养心之道时说：宽容是一把健康的钥匙，是一个人修养和善意的结晶，是生活幸福的一剂良药。宽容是一种豁达和挚爱，可以化冲突为祥和，化干戈为玉帛。以宽厚之心待人，就会使彼此拥有更多的信任和爱戴。宽容是一种涵养，它是一种善待生活、善待自己的境界；它能陶冶人的情操，带给你心灵的安宁和恬静。所以，养心之道在于胸怀开阔，通达事理。智者应学会宽容，做到笑口常开。正是：

胸怀宽广能增寿；

德高望重可延年。

清人傅一风有一联也与此联内容相似：

> 大着肚皮容物；
>
> 立定脚跟做人。

（选自清·朱应镐《楹联新话·格言》）

165. 海纳百川有容乃大
　　　壁立千仞无欲则刚

此为清末政治家林则徐任两广总督时，在总督府衙题书的堂联。

上联表示要有海一样的宽宏胸怀。"海纳"，比喻容受量大。晋·袁宏《三国名臣序赞》："形器不存，方寸海纳。"李周翰注："方寸之心，如海之纳百川也。言其包含广也。""百川"，江河湖泽的总称。"有容乃大"，语出《尚书·君陈》："有容，德乃大。"上联的意思说，海之所以浩瀚广大，在于能涵纳百川细流；人的德行要广大，也要有像海一样的广阔胸怀。宽则得众，"惟有德者能以宽服人"（宋·晁说之《晁氏客语》）。有了海纳百川的宽阔胸怀和气度，就能"容天下难容之事"，就能于人于己"无所不容"。这种对他人所表现出的宽容，就是儒家所倡导的"恕"，即以仁爱之心待人和凡事都要设身处地地为人着想，"己所不欲，勿施于人"（《论语·颜渊》），"己欲立而立人，己欲达而达人"（《论语·雍也》）。这种人己统一的情操，不仅利于个人身心健康、境界提升，也可以调整人与人之间的关系，使之达到合理融洽的境地。

下联则表明立身处事的坚定心志。"壁立千仞"，语出北魏郦道元《水经注·河水一》："崖岸险绝，其山惟石，壁立千仞，临之目眩。""仞"，古代以八尺或七尺为一仞，千仞，形容岩石高耸。下联以历经风吹雨打、雷劈电击而屹立高耸的陡峭岩壁为喻，表明要排除一切杂念，坚持正义，做一个无私无畏、刚直不阿的大丈夫。他的《赴戍登程口占示家人》一诗中的"苟利国家生死以，岂因祸福避趋之"的诗句，就明确地表达了他的这种心志。

上、下联的最后一字"大"与"刚"，来源于《孟子·公孙丑》第 2 章。享寿 84 岁的孟子在谈到"我善养吾浩然之气"的时候说："其为气也，至大至刚。"意思是说，这种浩然之气，最伟大，最刚强。联语引用此典，更表明了作者至大至刚的浩然之气。这种"海纳百川"的胸怀和"壁立千仞"的刚直，来源于"无欲"。无欲才能无畏。以无欲应对邪恶，方能大义凛然。这样的气度和"无欲"的情怀以及"至大至刚"的浩然之气，正是心理健康不可缺少的"维生素"。

1962 年 10 月，郭沫若也为舟山群岛普陀山撰写了一联：

> 大海有真能容之度；
>
> 明月以不常满为心。

勉励人们要像大海那样有能容的度量，像明月那样以不常满为心，虚心好学。

166. 大肚能涵断却许多烦恼碍
　　笑容可掬结成无量欢喜缘

这是浙江鄞县（现宁波市鄞州区）天童寺弥勒佛前的对联。烦恼人人会有，对待方式各有不同。法国作家大仲马曾说："人生是一串由无数的烦恼组成的念珠，达观的人是笑着数完这串念珠的。"这副联语也劝化世人要持豁达乐观的态度，对人间的"恩怨亲仇""悲欢离合"等烦恼事，要有"大肚能涵（涵，即包含、宽容）"的气度与胸怀，想得开，看得远，放得下。这样，才能却愁解烦，"结成无量欢喜缘。"其实有些烦恼也是自找的，如何断却烦恼呢？下列几副对联，也许对尘世中的芸芸众生会有启迪。

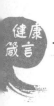

大肚能容，了却人间多少事；

满腔欢喜，笑开天下古今愁。

（台湾高雄市龙泉寺大殿弥勒佛座联）

笑呵呵坐山门外，觑看去的去来的来，皱眼愁眉，都是他自寻烦恼；

坦荡荡的布袋中，无论空不空有不有，含脯鼓腹，好同我共乐升平。

（福建白云峰涌泉寺弥勒佛联）

大肚能容，问人间恩怨亲仇，个中藏有几许？

开口便笑，笑世上悲欢离合，此处已无些须。

（湖南衡阳罗汉寺联）

终日解其颐，笑世事纷纭，曾无了局；

经年袒乃腹，看胸怀洒落，却是上乘。

（北京丰台海会寺联）

青山之高，绿水之长，岂必佛方开口笑；

徐行不困，稳步不跌，何妨人自纵心游。

（清·钱沣题云南昆明华亭寺弥勒佛龛联）

愿将佛手双垂下；

摩得人心一样平。

（峨眉山万年寺联）

这些对联，表面写佛，寓意却在佛外。读了这些内容风趣、语言诙谐的对联，不仅可以愉悦心神，还能领悟到不少修养身心的哲理。如为人要大肚能容，胸怀洒落，笑口常开，守分安贫，不自寻烦恼，百事放宽心，乃至出外怡神赏景，也要到山高水长的去处，徐行稳步，边游边赏，等等，这些都有利于身心兼养，读来别有一番滋味。

167. 事在人为休言万般都是命

境由心造退后一步自然宽

这是教育家黄齐生为四川灌县青城山天师洞题的对联。

这是一副宣扬道家思想的对联。上联谓事情的成败关键在人的主观努力，不要说一切都是命中注定。同样人的寿命长短也取决于自己。与儒家的"死生有命，富贵在天"（《论语·颜渊》）的观点不同，道家认为"我命在我，不在天"，"长生可学得者也。"（葛洪《抱朴子内篇·黄白》）指出"夫形生愚智，天也；强弱寿夭，人也。天道自然，人道自己"（南朝·齐梁·陶弘景《养性延命录·教诫篇》）。反映了道家相信通过后天努力，可以改善身体状况实现延年益寿的观点。

下联讲调适心情，讲人的主观情感的能动作用。境由心造。大自然的风光、人们所处的环境固然是客观存在的，但能否充分体味到它的美好内涵则是由人的心境的快乐与否而决定的。《菜根谭》有一则哲言："迷则乐境成苦海，如水凝为冰；悟则苦海为乐境，犹冰涣作水。可见苦乐无二境，迷悟非两心，只在一转念间耳。"意思是以不同的心情面对同一种境界，会有截然不同的感受。心情好，苦境会变为乐境；心情不好，乐境也会成苦境。大凡人的心情与人的认知角度和心性的开合息息相关。《红楼梦》中林黛玉和薛宝钗，两人同住大观园，同过锦衣玉食的生活，由于心境不同，感受各异：一个以泪洗面，感叹"一年三百六十日，风刀霜剑严相逼"；一个笑口常开，咏唱"好风凭借力，送我上青云"。在现实生活中也是如此。一个心怀善念、乐于善举的人走到哪里都会带去一片和煦的春风。一个热爱生活、亲近自然的人，也会处处感到山欢水笑人有情。如果心境不好，就会有"感时花溅泪，恨别鸟惊心"（唐·杜甫《春望》）之感。正如英国作家萨克斯所说："生活是一面镜子，你对它笑，它就对你笑；你对它哭，它就对你哭。"这说明"决定一个人心情的，不在于环境，而在于心境"（古希腊·柏拉图语）。著名学者、享年98岁的张中行（1909—2006）谈到自己的养生经验时也说："真正使人长寿的秘诀，主要是心境。心宽能容，心静则安，心诚得平，心顺则解。"（余开亮、李满意编著

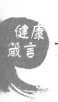

《国学大师的养生智慧》）

境由心造，烦恼皆由心生。快乐的心境是自己创造出来的。如何营造良好的心境呢？"退后一步自然宽。"保持平和心态，以宽厚之心待人，就会使彼此拥有更多的信任和爱戴。如《菜根谭》所云：

> 处事让一步为高，退步即进步的张本；
>
> 待人宽一分是福，利人实利己的根基。

168. 大肚能容容天下难容之事
开口便笑笑世上可笑之人

这是北京潭柘寺弥勒殿的一副楹联。弥勒，梵文音译，意为"慈氏"，人称笑佛。佛经上说他生于南天竺，住在"兜率天"（"兜率"意为知足常乐），弥勒丰硕大耳、笑容可掬、袒胸开怀的形象，源于中国五代后梁岳林寺（今浙江奉化）的布袋和尚。潭柘寺位于北京市门头沟区潭柘山山腰，始建于晋代，距今已有 1600 多年，比元代建大都于北京还早 800 年，故有"先有潭柘寺，后有北京城"之说。广州六榕寺也有与此相同的对联。

这副妙联从弥勒的形象特点着笔，既宣扬佛法教义，又影射人生，暗含哲理，且多少带有修身养性的意味。它告诉人们，为人处事，既要宽容大度，胸怀开朗，能容天下难容之事；但待人要分寸有当，只"笑世上可笑之人"。

武汉归元寺弥勒佛堂也有相同的对联：

> 大肚能容，容天下难容之事；
>
> 慈颜常笑，笑世上可笑之人。

从这些联语中可以悟出，宽容是一种生存智慧，是看透了社会人生以后所获得的那分从容、自信和超然。在人类社会中，宽容也是一种极其重要的美德，宗教要求人们宽容，伦理学也研究宽容。因为人与人之间的差异是多方面的，人需要对他人的不同之处乃至难容之处做出宽厚容忍的应对。俄国作家屠格涅夫说得好，不会宽容别人的人，是不配受到别人的宽容的。可以说，宽容是人际关系的润滑剂，是消除人际隔阂、沟通人际情感的法宝；而笑，特别是"慈颜常笑"则是清心的良药。学会宽容，重在培养自己一个可以容人也可容物的宽阔胸怀。法国著名作家雨果说："世界上最宽阔的是海洋，比海洋更宽阔的是天空，比天空更宽阔的是人的胸怀。"话虽浪漫，但有现实启迪意义。只有肚里"容"得下，方能嘴上"笑"得出。

享寿102岁的国民党元老张群九十岁时也曾手书此联概括他的养生经验：

> 大肚能容，容天下难容之事；
>
> 开颜常笑，笑世间可笑之人。

山西灵石县苏溪村资寿寺弥勒佛殿也有内容相似的一联：

> 容难容之事岂在肚大肚小；
>
> 笑可笑之人焉知吾是吾非。

能 忍 自 安

169. 学张公写百忍图受许多快乐
得老子退一步法讨无限便宜

选自清代石成金《传家宝·联瑾》。

上联的"张公"，即唐代寿张人张公艺，九世同堂，唐高宗祀泰山，亲幸其宅，问其义由，公艺书"忍"字百余以进。高宗称善，命赐缣帛而去。"百忍图"指以张公艺名义写成的《百忍歌》。《百忍歌》全文，见拙编《中华养生名言警句精选》第350～352页。张公艺的养生之道，注重修身养性，而且特别专重一个"忍"字。对此明代清虚子评价说："能其忍者,唯唐时张公一人而已。公自幼及老,事无论大小,人无论贤愚,莫不处之以从容,过之以乐易。在人见之为险阻者,公视之皆坦夷也。在人见之为艰难者,公视之若平易也。"相信彩虹总在风雨后,因而心中能得许多快乐。

下联的老子退一步法,是指老子"贵柔",不与人争的一系列主张。《老子·二十八章》云:"知其雄,守其雌,为天下谿;""知其白,守其黑,为天下式;""知其荣,守其辱,为天下谷。"意思是说,人们处世,虽深知什么是雄强,却要安于柔雌的地位,甘作天下的沟溪;虽深知什么是光明亮堂,却安于暗昧的地位,不求人知;虽深知什么是荣耀,却安于屈辱的地位,甘作天下的低谷。《老子·二十二章》云:"曲则全,枉则直,洼则盈……夫唯不争,故天下莫能与之争。"意为委曲反而能保全,弯曲会变得笔直,卑下反而能盈满……正因为不与人争,所以天下的人没有哪个能和他相争。置身于众人之后,却往往在众人之先,把自己置之度外,反得到保全,"是以圣人后其身而身先,外其身而身存。"(《老子·七章》)老子又指出:"祸莫大于不知足。"(《老子·四十六章》)不知足就要与人争。因此,老子主张"退婴",即像婴儿一样柔弱无争。原文:"专气致柔,能婴儿乎?"(《老子·十章》)

老子柔弱退让的主张,虽有其权术或消极的一面,但对于恬静养神却有无限好处。一个人,特别是中老年人,如果凡事做退一步想,淡定从容,知足常乐,对于保持心情的平和与身心健康,无疑会有积极作用。正是:"退一步乾坤大,饶一着万虑休。"(元·王德信《集贤宾·退隐》套曲)"退一步海阔天空,让三分柳暗花明。"(谚语)退是一种气度,退即是宽容。退让是保身第一法。(明·陈继儒《小窗幽记》)曾任清保和殿大学士、军机大臣的张廷玉曾进一步指出:"处顺境则退一步想,处逆境则进一步想,最是妙诀。"(《澄怀园语》卷一)

这既可避免飘飘然，又可避免愤愤然，是调心态的好方法。

与此联相似的联语，还有：

退一步天空海阔；

让三分心平气和。

（黄山市黟县古联）

退一步行，是安乐法；

说三句好，得欢喜缘。

（宋·真德秀）

名誉自屈辱中彰；

德量由隐忍而大。

（清·林庆铨《楹联述录·名言》）

径路窄处留一步与他行；

滋味浓的减三分让人吃。

（清·蒲松龄《省身语录》）

争先的路径窄，退一步宽平一步；

浓艳的滋味短，淡一分悠久一分。

（清·李惺《药言》）

谦到十分方有诈；

让人一步不为愚。

［近代小说家孙玉声（1862—1939）的自箴联］

170. 能忍耐终身受用
大学问安心吃亏

清末洋务派首领张之洞这副对联不仅总结了他一生跻身官场的政治经验，也是他的养生经。

上联概括了"忍耐"的重要，人们须臾不能离，且中外皆然。古罗马·狄奥克里塔曾说："忍耐是一切烦恼的良药。"日本也有"忍耐是一生之宝"的谚语。托名唐代张公艺的《百忍歌》则更认为"忍是大人之气量，忍是君子之根本……能忍贫亦乐，能忍寿亦永。贵不忍则倾，富不忍则损。不忍小事变大事，不忍善事终成恨。父子不忍失孝慈，兄弟不忍失爱敬。朋友不忍失义气，夫妇不忍多争竞"。"惩忿窒欲忍之方，执雌守下忍之准，忍字可以作圣基，忍字可以为善本。""一忍七情皆中和，再忍五福皆骈臻。"如何忍呢？缁川杨洪道亦著有《六忍》箴："一曰忍触，二曰忍辱，三曰忍恶，四曰忍怒，五曰忍忽，六曰忍欲。此六忍者，戒之一身则一身安，戒之一家则一家安，推之以处人己之间，则所遇皆安，而悔尤俱寡矣。"（清代褚人获《坚瓠丙集》卷之二）所以，"能忍耐终身受用"。"百行之本，忍之为上。"（元·许明奎、吴亮《忍经》）而忍耐则是一种非凡的度量、宽广的胸怀，是一种成功的品质和重要的技能，也是一个人成熟的标志。

下联说明能"安心吃亏"则是"大学问"。不信请看郑板桥对"吃亏是福"的精彩见解："满者，损之机；亏者，盈之渐。损于己则益于彼，外得人情之平，内得我心之安，既安且平，福即在是矣。"吃亏不仅是福，还是识别君子或小人的试金石。清代金缨《格言联璧·接物类》云："我不识何等为君子，但看每事能吃亏的便是。我不识何等为小人，但看每事好便宜的便是。"可见"安心吃亏"有大学问。

与此联相似的联语还有：

> 能受苦方为志士；
>
> 肯吃亏不是痴人。

> （清·梁同书自题联）

> 忍得气，吃得亏，安身大宝；
>
> 忘些情，割些爱，立命真符。

> （清·石成金《传家宝·联瑾》）

世事如棋，让一着不为亏我；

心田似海，纳百川方见容人。

常省事，多让人，过后思量有趣；

学吃亏，能守分，到头受用无穷。

（清·何青芝厅联。清·林庆铨《楹联述录·卷九·名言》）

171. 事不三思终有悔
人能百忍自无忧

选自冯梦龙《醒世恒言》第三十四卷。

上联是说，办事情、处理问题，要慎思慎行，如汉代刘向所云："不慎其前而悔其后，虽悔无及矣。"（《说苑·建本》）"三思方举步，百折勿回头。"（高占祥《三思》诗）如不反复思考，最终会有懊悔。"三思"，语出《论语·公冶长》："季文子三思而后行。"也指《孔子家语·三恕》中的三思："孔子曰：君子有三思，不可不察也。少而不学，长无能也；老而不教，死莫之思也；有而不施，穷莫之救也。故君子少思其长则务学，老思其死则务教，有思其穷则务施。"谚云："不忍一时有祸，三思百岁无妨。"（清·史襄哉《中华谚海》）

下联则谓在待人接物、处理人际关系时，如能百般忍耐，自然就没有烦恼忧愁。这里的"忍"，指忍耐、克制、忍让。正如魏尚书格言所云："恭谨忍让，是居乡之良法。"（清·王士禛《池北偶谈·谈献二·魏尚书格言》）所谓"百忍"，事见《旧唐书·孝友传·张公艺》："郓州寿张人张公艺，九代同居……麟德中，高宗有事（祀）泰山，路过郓州，亲幸其宅，问其义由。其人请纸笔，但书百余'忍'字。"

从处理人际关系和修身养性的角度言，"忍"是众妙之门。"能忍事乃济，有容德乃大。"（明·许相卿《许云顿贻谋》）"忍"体现了人与人的一种宽容与谦让精神，是一种人格的弹性张力，反映一个人的胸怀和度量。一个人如果善于自我克制，"忍人所不能忍，容人所不能容，处人所不能处。"（明·朱衮《观微子》）他就能"卒而临之而不惊，无故加之而不怒"，成为苏轼所称道的"天下的大勇者"（《留侯论》）。《史记·廉颇蔺相如列传》就讲述了当时被任为赵国上卿的蔺相如对同朝大臣廉颇一再容忍谦让，终使廉颇愧悟负荆请罪成为刎颈之交的故事，被后世传为相忍为国的佳话。

在人们的情感活动中，许多的烦恼、不幸，皆从不忍生。如何处之？在人心浮躁"压力山大"的今天，对鸡毛蒜皮之事不能忍让，造成夫妻反目、妻离子散的悲剧比比皆是；无名火一起，顷刻间摧毁十几年、几十年的亲情！南宋长寿诗人陆游说得好："忿欲俱生一念中，圣贤本亦与人同。此心少忍便无事，吾道力行方有功。"（《自规》）从这个意义上可以说："忍耐是安乐的钥匙。"（［埃及］迈哈穆德·台木尔《成功》）

下列联语，也说明了同样道理：

> 健康是福；
>
> 能忍自安。
>
> 三思终有益；
>
> 百忍永无忧。
>
> 谨言浑不畏；
>
> 忍事又何妨。

（宋·张方平《句》，《全宋诗》第308卷）

> 忍得一时之气；
>
> 免得百日之忧。

（清·周希陶编《重订增广》）

> 利不苟贪终祸少；
>
> 事能常忍得安身。

（清·吴正睿《飞龙全传》——回）

事当三思，唯恐忙中有错；

气能一忍，方知过后无忧。

忍能代祸真灵药，名安乐汤；

俭可成家即妙因，称自在果。

（清·石成金《传家宝·联瑾》）

172. 世事每从让处好
　　 人伦常在忍中全

选自民国胡瑞芝《养正录》。

上联的"让"，指谦让，推辞。《书·尧典》："允恭克让。"孔颖达疏引郑玄曰："推贤尚善曰让。""厚人自薄谓之让。"（汉·贾谊《新书·道术》）让也指避开，退让。"芳林新叶催陈叶，流水前波让后波。"（唐·刘禹锡《乐天见示伤微之敦诗晦叔三君子皆有深分因成是诗以寄》）上联意谓世上的事每每注意谦让，往往会带来好处。因为谦让是一种修养，是和睦之基，处世之道。谦让会带来人际关系的和谐、群体的团结和事业的顺利与发达。它与我们今天提倡的竞争意识，并不矛盾。市场经济固然少不了竞争，但竞争不能离开法律的约束，也不能逾越道德的规范。应该说，一个有正确竞争意识和进取精神的人，也应当是一个有谦让美德的人。所以黟县古联亦写作：世事每逢谦处好；人伦常在忍中全。谚云："避祸之法，莫过于忍让。"（《中华谚海》）

"人伦"，语出《孟子·滕文公上》："使契为司徒，教以人伦——父子有亲，君臣有义，夫妻有别，长幼有叙，朋友有信。"意思是圣人让契做司徒的官，主管教育。用关于人与人的关系的大道理以及行为准则来教育人民——父子之间有骨肉之亲，君臣之间有礼义之道，夫妻之间挚爱而有内外之别，老少之间有尊卑之序，朋友之间有诚信之

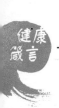

德。可见，人伦在中国古代指人与人之间的关系和应当遵守的行为准则。要使这种人伦关系得以完备、保全，常常就需要忍让宽厚。待人忍让宽厚能给人以温暖、感化和醒悟，它能缓解人与人之间的矛盾冲突，甚至能化干戈为玉帛。清初"六尺巷"的故事就生动地说明了这一点。据《桐城县志略》载，康熙年间，任文华殿大学士的张英的老宅旁有隙地，与吴氏邻。吴氏越用之，家人驰书以告，公批诗于后寄归：

> 一纸书来只为墙，让他三尺又何妨。

> 长城万里今犹在，不见当年秦始皇。

张家见诗，遂撤让三尺，吴氏感其义，亦退让三尺，形成了"六尺巷"。一场争执，在相互忍让中得到了圆满解决。说明"忍让为居家美德"（清·吴汝纶《谕儿书》）。这正是"争一争，行不通；让一让，六尺巷"。无论是邻里关系的友好，家庭的和睦，同事的团结，上下关系的协调都少不了忍让。忍让是一种宽容的智慧，也是修身养性的重要内容。

下列联语也反映了相同或相似的内容：

> 和可消人怨；

> 忍足退灾星。

> （明·陈荩《修匿余编》）

> 一勤天下无难事；

> 百忍堂中有太和。

> 知事晓事不多事太平无事；

> 忍人让人不欺人方可为人。

> 失意事来，治之以忍，方不为失意所苦；

> 快意事来，处之以淡，方不为快心所惑。

> （明·陈荩《修匿余编》）

忍人让人切莫欺人行一点公道多福多寿；

修己克己安分守己起三分天良重子重孙。

（清河《张氏家谱》所列古联）

忍而和齐家善策；

勤与俭创业良图。

（山西灵石司马院对联）

173. 喜闻逆耳之言庶无后悔
能忍疚心之事或有余欢

清代施润章自题中堂联。

上联的"逆耳之言"，系指听来刺耳的忠诚正直之言，但都有益于行。《孔子家语·六本》："良药苦于口而利于病，忠言逆于耳而利于行。汤武以谔谔而昌，桀纣以唯唯而亡。"《史记·留侯世家》亦有："且'忠言逆耳利于行，毒药苦口利于病'，愿沛公听樊哙言。""庶"，在这里作连词，表示在上述情况之下才能避免某种后果或实现某种希望。晋代陶潜《庚戌岁九月中于西田获早稻》诗："四体诚乃疲，庶无异患干。"上联是说，居家处事、接人待物要虚怀若谷喜听逆耳之言，才会不办或少办错事，避免事后懊悔。

下联的"疚心之事"，系指忧心、负疚的事情。晋代潘岳《秋兴赋》："彼四感之疚心兮，遭一涂之难忍。""余欢"即未尽的欢欣。汉代司马迁《报任少卿书》："仆与李陵俱居门下，素非能相善也，趋舍异路，未尝衔杯酒，接殷勤之余欢。"唐代姚合《送韦瑶校书赴越》诗亦有"晨省高堂后，余欢杯酒间"。下联是说，能忍受内心痛苦和忧心、内疚的事，就会减少烦恼，多一些快乐。忍，也有利于养生。元代郑廷玉《忍字记》第三折："忍之一字岂非常，一生忍过却清凉。常将忍字思量到，忍是长生不老方。"忍确为众妙之门。所以，"人要于安乐中求生，须以

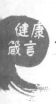

坚忍为性，容忍为度。"（清·钮琇《觚賸续编·得树》）英国大文豪毛姆也说："富贵者能忍保家，贫贱者能忍免辱，父子能忍慈孝，兄弟能忍义笃，朋友能忍情长，夫妇能忍和睦。"总之，在一定意义上说，能忍方能消灾避祸，能忍方能心平气和。这正是：

> 存德多富贵；
>
> 忍性永长春。
>
> 处事以忍让为上；
>
> 治家唯勤俭当先。

当然，能忍疚心之事，颇不容易。正如明代学者薛瑄所言："忍所不能忍，容所不能容，惟识量过人者能之。"（《薛文清公要语》）

冯玉祥将军日记中也有一副劝人忍让的联语：

> 忍片时风平浪静；
>
> 退一步海阔天空。

和悦精神

174. 心悦堪疗疾
志坚可补残

这副联语意在说明人的精神状态在疗疾补残中的作用。上联说，心里喜悦能够疗疾。宋代理学家邵雍曾吟道："始知心者气之帅，心快沉疴自释然。"（《病起吟》）心里喜悦则病也会减轻。近现代医家丁福保（1874—1952）说："欢笑最能益人。""人之欢笑，能补脑髓，活筋络，舒营卫，消食滞，远胜于服药。"（《最真确之健康长寿法》）"笑一笑，百病消。"笑的疗疾作用，在我国古代医疗实践中已不乏其例。元代浦江有一秀才，因爱妻暴病而亡，过度悲伤酿为抑郁症。经多次诊治无效，便求治于名医朱丹溪。朱丹溪为其诊脉后说："你有喜（怀孕）了！"还煞有介事地开了保胎方。秀才不禁笑出声来。心想，这真是糊涂医生，看病竟不辨男女。此后每想起此事就不禁发笑，久而久之，抑郁症竟好了。原来朱丹溪用的是"喜胜忧"的情志疗法。无独有偶，19世纪的英国，不少医生也采用了笑疗法。当时的大科学家法拉第，年过半百，常患头痛。有一次，他去医院看病，医生观察病情后，药方上写的不是药名，而是英国一句谚语："一个小丑进城，胜过一打医生。"法拉第心领神会，以后经常光顾剧院，观看喜剧和马戏，不时被台上的滑稽表演逗得开怀大笑，头痛病竟不药而治。

现代医学已将笑疗法与音乐疗法、放松疗法等一并列入"行为医学"，笑疗法的研究和应用受到许多国家的重视。故有的医学家把笑称作是"锻炼身心最好的快乐体操"。医学实验表明，笑可使肺部扩张，肺活量增大，呼吸加深、均匀，有利于清除呼吸道中的废物及缓解哮喘。笑能加速血液循环和有利心脏锻炼，调节自主神经系统的功能，对心肌梗死、癌症有一定疗效。笑所表达的快乐情绪，不仅能通过大脑皮层影响全身的活动，且能促进对人体有益的内啡肽的分泌，提高免疫力，使人乐而忘忧，驱散焦虑、苦恼等不良情绪，增加生活的欢乐。可以说，笑是人生命健康的维生素，是最便宜的灵丹妙药。但笑也要适度，笑不适合孕妇、疝气、痔疮、眼疾患者及刚做完手术的病人等人群。

下联是讲意志坚强可弥补肢体残疾的不足。俄罗斯生理学家伊·彼·巴甫洛夫说："坚强的意志和乐观的情绪可以战胜疾病，更可以使人强壮和长寿。"这一点已为无数残疾人身残志坚、创造出惊人业绩的事实所证明。

与此联内容相近的联语还有：

坚强病自减；

乐观寿更长。

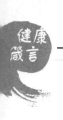

175. 人乐百年寿
家和万事兴

上联的"人乐"，指人世的欢乐。《庄子·天道》："与人和者，谓之人乐；与天和者，谓之天乐。"唐代成玄英疏："俯同尘俗，且适人世之欢；仰合自然，方欣天道之乐也。"庄子的话意是说对人和气，与人和谐相处，就会得到人世的欢乐。而乐观则可使人长寿。清代医家刘默则说得更为明白："人之性情最喜畅快，形神最宜焕发，如此刻刻有长春之性，时时有长生之情，不惟祛病，可以永年。"（《证治百问》）一个人如果能有一个好的心情，保持积极乐观的精神状态，那他就掌握了生命的主动权。为什么乐观的情绪有助延年？因为这是一种良好的心理状态。愉快的情绪能使五脏安和，气血旺盛。有了心理平衡，就会有生理平衡；有了生理平衡，人体的各个系统才会处于最佳的协调状态，发挥其却病延年的作用。长寿学家胡夫兰德说："在所有使身体和精神激动的因素中笑是最健康的，它有利于消化、循环和新陈代谢，因而激活了所有器官的生命力。"所以中国古语说：寿向乐中求。爱笑，是长寿者的共同特点。可以说，快乐是最好的药。

下联的"家和"，指家庭和睦。家庭是社会的细胞，是生活的港湾，是人们创造生活享受生活的地方。"世间第一乐地，无过家庭。"（清·李渔《闲情偶寄·颐养部》）家庭生活与社会生活密切相关，正确对待和处理家庭问题，共同培养和发展夫妻爱情、长幼亲情、邻里友情，不仅关系到家庭的幸福美满，也有利于社会的安定和谐。"家和万事兴"是中华民族"和"文化在家庭关系中的体现。如何维护和增进家庭和睦？古人提出了"守和"的原则："天地和则万物生；君臣和则国家平；九族和则动得所求，静得所安。是以圣人守和……贫非人患，唯和为贵。"（三国·蜀·向朗《戒子》）宋代学者王应麟则要求

"父子恩，夫妇从，兄则友，弟则恭，长幼序，友与朋"（《三字经》）。即父慈子孝，夫妻好合，兄友弟恭，长惠幼序，朋谊友信。如此才会家和。当然，家庭也会发生矛盾，面对不如意之事，需要达观和超脱，不气不急，以平和的心态从容待之。有一则古联道：忍能生百福；和可致千祥。明代医家徐春甫则开有"和气汤"：先用一个"忍"字，后用一个"忘"字。此二味和匀，用不语唾咽下，服后饮醇酒五七杯，飘飘然半酣为佳。可专治一切怒气、怨气、抑郁不平之气，消痰化瘀，清心养脾。并谓："此方先之以忍，可免一朝之忿也，继之以忘，可无终身之憾也。"此一联一汤，实乃居家守和的良方。家和不仅万事兴，而且延年命。因为中医养生的关键在于一个"和"字，具体说来，心平气和与家庭和睦，二者相辅相成，互为补益。与此联内容相联系的联语还有：

　　　　万两黄金未为贵；

　　　　一家安乐值钱多。

　　　　　　　　　　　　　（明·龙子犹《双雄记》）

　　　　和顺一门生百福；

　　　　平安二字值千金。

　　　　父不忧心因子孝；

　　　　夫无烦恼是妻贤。

　　　　　　　　　　　　　　　　（谚联）

176. 此即濠间非我非鱼皆乐境
恰来海上在山在水有遗音

　　这是曾任清代两江总督的陶澍为上海豫园的"鱼乐榭"的题联，选自梁章钜《〈楹联丛话〉卷六·胜迹》。豫园，上海名园之一。园主潘允端，上海人，曾任四川布政使。为孝养其父潘恩（以左都御史致

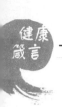

仕），取"豫悦老亲"之意命园名。园初建于明嘉靖三十八年（1559），万历五年（1577）竣工，历时18年，厅堂宏伟，池馆幽深，后屡经破坏，中华人民共和国成立后按同治以前原貌重修。

上联的"濠间"，在今安徽省凤阳县北。"非我非鱼"，语出《庄子·秋水》："庄子与惠子游于濠梁之上。庄子曰：'鯈鱼出游从容，是鱼乐也。'惠子曰：'子非鱼，安知鱼之乐？'庄子曰：'子非我，安知我不知鱼之乐？'"宋·邵雍评论庄子："此'尽己之性，能尽物之性'也。"后人用"濠梁之辩"，比喻别有会心，自得其乐。上联紧扣"鱼乐榭"之题。写赏景观鱼、物我两忘之乐。上联是说，这就是当年庄子垂钓处，无论是我，无论是鱼，都陶醉在乐境之中。杭州玉泉鱼乐园亦有一联：

> 鱼乐人亦乐；
>
> 泉清心共清。

苏州同里陈御史府得秋亭则有一联云：

> 鱼乐焉知人乐；
>
> 泉清不若心清。

突出人的自觉感受。

下联的"恰来海上"，指联作者于道光五年（1825）至十年（1830）在上海督办海运，疏浚吴淞江。"在山在水"，语出《列子·汤问》："伯牙善鼓琴，钟子期善听。伯牙鼓琴，志在登高山。钟子期曰：善哉，峨峨兮若泰山！志在流水。钟子期曰：善哉！洋洋兮若江河！"后以"高山流水"为知音相识或知音难遇之典。"遗音"在这里指知音，即志同意合的朋友。寓来海上处处有知音相助，其乐更胜于观鱼之乐。下联同样写乐，但无一乐字，又给人营造了一个乐的氛围。

曾任清代江苏巡抚的宋荦（1634—1713）也为他主持重修的沧浪亭题了内容相似的对联：

共知心如水；

安知我非鱼。

177. 性定会心自远
身闲乐事偏多

此为明清之际的思想家傅山题霜红龛联。龛，本为墙壁上凹进去用于放置佛像的小阁或石室。用为室名，形容其空间之小。霜红，指秋叶经霜变红，既言居室的自然环境，又有修养成熟之意。傅山（1607—1684），初名鼎成，字青竹，后改字青主，号公它。山西阳曲人。明亡，着朱衣，居土穴中，养母，号朱衣道人，又有真山、浊翁、石道人等别称。

上联的"性定"，也作"定性"，佛教语，谓禅定之性。唐代诗人、画家刘商《题道济上人房》诗："何处营求出世间，心中无事即身闲。门外水流风叶落，唯将定性对前山。"（《全唐诗》第 10 册，第 3462 页）"会心"，即领悟，领会，这里也有开心之意。南朝时期宋国刘义庆《世说新语·言语》："简文入华林园，顾谓左右曰：'会心处不必在远，翳然林水，便自有濠濮间想也。觉鸟兽禽鱼，自来亲人。'"原意是说，会心的地方不必在远处，看到荫蔽的林木和流水，便联想到庄子和惠子在濠梁之上谈鱼之自在的乐趣。感到那些鸟兽禽鱼自然会与人亲近。上联即化用此典而来。肯定只要"性定"，会心自会高远。表明自己禀性已定，不为外物所扰，不为名利所诱，心境自然豁达、高远。

下联的"身闲"，也作"闲身"，古代指没有官职的人员。唐代牟融《题道院壁》诗："若使凡缘终可脱，也应从此度闲身。"明亡，傅山坚持气节，不释道士装。康熙十八年（1679）征举博学鸿词，以死拒不应试，特授中书舍人，仍托老病辞归。"乐事"，乐于所做之事。下联意为，无官一身闲，乐事就会多多，烦恼也会远去。他不事清廷，

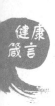

专注于经史、诸子和佛道之学，兼工诗文、书画、金石，又能精医学，著有《霜红龛集》《荀子评注》，杂剧《红罗镜》以及医著《傅青主女科》《傅青主男科》等。真可谓"乐事偏多"。

由此联可见其"宁静致远，淡泊明志"的修身养性之道。傅氏另一联，则反映了他的治学品格和生活态度。

> 浩博旁通诗书上却不许俭；
> 雍容薄忍衣食边单用个勤。

178. 无贪心无私心心存清白真快乐
不寻事不怕事事留余地自逍遥

这是一副劝诫人们正确为人处事、修身养性的联语。

上联的"贪心"，即贪得的欲望，"不贪则俭约，极贪则殃身。"（五代·前蜀·杜光庭《道德真经广圣义》卷二十九）古往今来，因贪财贪物贪色贪权贪名，而自取其辱，或亡身败家者该有多少！如果"各泯其贪心而安分守节，则何夺禄败家之有"（宋·何坦《西畴老人常言·应世》）？"私心"，即为自己打算的念头，或私心妄念。"无私，百智之宗也。"（《尸子·治天下》）"心底无私天地宽。"而"清白"指品行纯洁，没有污点。宋代苏轼《叶嘉传》："叶嘉真清白之士也，其气飘然，若浮云矣。"也特指廉洁不贪污。《明史·温纯传》："纯清白奉公，五主南北考察，澄汰悉当。"上联是说，为人无贪心，无私心，不为外物所诱，"不以感私伤神。"（《吕氏春秋·知分》）心存清白，廉洁自守，能保持这种高尚人格的人，就会感受到真正的快乐，不致有"身被名牵""心为形役"的苦恼。而快乐则是人的心灵维生素，是生命绽放的一朵花。

下联的"不寻事"，即不故意制造事端或找麻烦。"不怕事"，指不怕惹是非或不怕犯错误。宋·苏辙云："无事则深忧，有事则不惧。"

（《颍滨遗老传上》）清代申居郧也说："人该省事，不可怕事。""余地"，是指言论或行动中留有的可以回旋的空间。下联是说，人做事要有胆有识，敢于担当，既不惹是生非，又不胆小怕事，在处理具体事情上还要讲究策略，注意分寸，留有充分的余地。这样就能进退自由，应付裕如，获得逍遥自在的主动权。这是一种节制适度的平衡，是一种立己达人的智慧。联语启示人们：去贪欲之念，弃非分之想，戒浮躁之心，就能自逍遥，真快乐。

179. 同声相应同气相求同人共乐千秋节
乐不可无乐不可极乐事还同万众心

这是清末太原举人刘大鹏为晋祠同乐亭题的楹联，亭建于乾隆初年，取士庶同乐，百姓同乐之意。

上联头两句语出《易·乾》："同声相应，同气相求。"唐代孔颖达疏："同声相应者，若弹宫而宫应，弹角而角动是也。"原谓乐声相和，后比喻志趣相同者互相响应，愿望一致者而互相帮助。"同气相求"，孔颖达疏："同气相求者，若天欲雨而础柱润是也……言天地之间，共相感应，各从其气类。"后以比喻志趣相投或气质相类者互相吸引、聚合。"千秋"形容岁月长久。"千秋节"，始于唐玄宗，为皇帝的诞辰（玄宗生于八月初五）。《唐会要·节日》："开元十七年八月五日，左丞相源乾曜右丞相张说等，上表请以是日为千秋节。"宋代赵彦卫说："明皇始置千秋节，自是列帝或置或不置。"（《云麓漫钞》卷二）唐·白居易《策林一》有"乐人之乐，人亦乐其乐"。上联末句，即化用此语为"同人共乐千秋节"，表示千秋万代同人共乐。整个上联意谓志趣相同或气质相类的人，应互相理解，精诚团结，求同存异，与天下人同乐。

下联的"乐"，指快乐，欢乐。乐为长寿之源，故"乐不可无"，

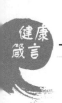

但又"乐不可极"，即喜乐、享乐不可过度。《礼记·曲礼上》："志不可满，乐不可极。"后指做事不可超出一定的限度。宋代苏辙说得好："天下之乐无穷，而以适意为悦。"（《武昌九曲亭记》）"乐事"，即欢乐之事。南朝时期宋国范晔说："有德之君，以所乐乐人；无德之君，以所乐乐身。乐人者其乐长，乐身者不久而亡。"（《后汉书·臧宫传》）下联即化用此语，意思是说，乐既不可无，也不可极，而且要把自己的欢乐与万众的欢乐联系起来。因为人的快乐，独乐不若众乐，只有能分享别人快乐，且以后天下之乐而乐的人，才是最快乐的人。联语数嵌"同乐"亭名，行文奇巧，寓意高妙。

紫禁城乐寿堂宝座屏宸则有乾隆题联：

> 乐同乐而寿同寿；
>
> 智见智而仁见仁。

180. 每把戏言多取笑
常怀乐意莫生嗔

此联为明代御医龚廷贤《摄养》诗的颈联。载《寿世保元》丁集四卷。

这是一副劝诫人们要善于调控心态的对联。荷兰著名哲学家斯宾诺莎曾说："生命的潮汐，因快乐而升，也为痛苦而降。"不同的心态对人的健康影响极大，而好的心态往往是健康的活化素。如何保持好的心态做自己情绪的主人呢？"每把戏言多取笑，常怀乐意莫生嗔。"

上联的"戏言"，即开心的话、开玩笑的话与幽默语言等。"戏言"的目的是为了"多取笑"。因为笑是美好心情的流露，是心灵之花的绽放，是身体的最佳补品，又是延年却病的良方。笑对人体每个器官的功能都有一定的增强和平衡作用。发自内心的笑，可使人舒展筋骨、活动肌肉、促进血液循环、增强通气和消化功能。国外有位医学专家曾把笑的作用归纳为十大好处：增加肺的呼吸功能；清洁呼吸道；抒发益于健身的情感；消除神经紧张现象；轻松肌腱；释放多余的精力；驱散愁闷；减轻"社会束缚感"；有助于克服羞怯的情绪，并有助于人们之间的交际；能帮劝人们适应环境，乐观的面对现实等。笑，不仅是调节人的心理活动、化郁为畅的良方，也是化解矛盾、促进人际交流的催化剂。但笑也要注意适度有节，避免大笑或狂笑引起某些生理功能的紊乱和对某些重病人造成危害。

下联的"乐意"，即快意、高兴。《庄子·盗跖》："夫见下贵者，所以长生安体乐意之道也。""嗔"，即发怒、生气。"怒则气逆，甚则呕血。"（《素问·举痛论》）明代学者吕坤也曾言："气血调于喜欢，疾病生于恼怒。"（《吕坤全集·事生礼》，1385）实践表明在人的情志活动中，对健康最有益的是乐，而最有害的情绪之一则是怒。下联的意思是说，在日常生活中，要经常保持乐观、豁达、愉快的心境，切莫生嗔（发怒），避免情志内伤。因为愉快的情绪可使中枢神经分泌一种内啡肽样物质，具有抑制体内自由基的作用。此外，愉快的情绪还可刺激脑下垂体，促进内分泌活动，增加免疫系统的功能。英国哲学家弗兰西斯·培根说："经常保持心胸坦然，精神愉快，这是延年益寿的秘诀之一。"他还指出："人心中应当经常充满希望、信心、愉快，最好常常发笑，但不要欢乐过度。"（培根《论养生之道》）。

与此联主旨相同的养生联还有：

> 天上何曾有山水；
>
> 人间乐得做神仙。

> （清·袁枚《随园诗话补遗》卷六）

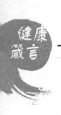

大度长生药；

乐观不老方。

养生益寿无定法；

情绪乐观推首功。

181. 心旷神怡消块垒
河清海晏庆升平

这是中国语言学家、教育家、北京大学教授王力（1900—1986）为广西桂林小广寒楼题写的对联。全联为：

甲天下名不虚传：奇似黄山，幽如青岛，雅同赤壁，佳似紫金，高若鹫峰，穆方牯岭，妙逾雁荡，古比虎丘。激动着倜傥豪情：志奋鲲鹏，思存霄汉，目空培塿，胸涤尘埃，心旷神怡消块垒。

冠环球人皆向往：振衣独秀，探隐七星，寄傲伏波，放歌叠彩，泛舟象鼻，品茗月牙，赏雨花桥，赋诗芦笛。引起了联翩遐想：农甘陇亩，士乐缥缃，工展鸿图，商操胜算，河清海晏庆升平。

小广寒楼，在广西桂林市七星公园月牙山月牙岩前。原为月牙寺故址，抗日战争后建观音阁，1963 年改建，因月牙之故而名"小广寒"。抗日战争期间王力曾到此，又因王力是广西博白人，有桑梓之情，故 1984 年 9 月应桂林市园林协会之请，欣然题写了这副情景交融的长联。

本联题的虽是小广寒楼，但上联放眼空阔，将"甲天下"的桂林山水与祖国各地的名山胜景做横向对比，突出了桂林山水的奇、幽、雅、佳、高、穆、妙、古，以有限的篇幅，生动形象地反映了桂林的山势之美。"登山始觉天高广，到海方知浪渺茫。"（五代·宋·王溥《谢进士张翼投诗两轴》）置身于这壮阔秀丽的自然胜景会令人豪情满怀壮志凌云，精神为之振奋，心灵亦得以净化。正如宋代文学家范仲淹所云："登斯楼也，则有心旷神怡，宠辱皆忘，把酒临风，其喜洋洋者矣。"（《岳阳楼记》）使郁积在心中的愁闷为之一扫。法国作家莫罗阿也曾说："最广阔、最仁慈的避乱所是大自然、森林和高山。大海之苍茫伟大，和我们个人的狭隘渺小对照之下，把我们的心灵创伤抚慰平复。"可见，游览名山胜景，确能"胸涤尘埃，心旷神怡消块垒"，获得放飞心情、怡悦身心、平复创伤的养心效果。

下联紧扣桂林的诸多名胜，连用振衣、探隐、寄傲、放歌、泛舟、品茗、赏雨、赋诗等不同的表情动词，故自然"引起了联翩遐想"，而后归结到农、士、工、商各展鸿图的升平景象。上联用"心旷神怡"，由景入情，下联用"河清海晏"表达愿景，情景交融，画龙点睛。让人读后有痛快淋漓之感。

182. 谈为我辈寻常事
　　笑是人间不老方

此联虽为寻常俗语，却是休闲养生的至理。

上联的"谈"，即谈天，闲聊，无拘无束、漫不经心地交谈。"对面只有知心友，两傍俱无碍目人。"清代李渔《闲情偶寄·颐养部》讲到"随时即景就事行乐之法"时，专门写到"谈"。他说："读书，最乐之事，而懒人常以为苦；清闲，最乐之事，而有人病其寂寞。就乐去苦，避寂寞而享安闲，莫若与高士盘桓、文人讲论。何也？'与君一席话，胜读十年书'。……善养生者，不可不交有道之士。"而且是"有道而善谈者"。这位笠翁肯定闲聊是具有养生作用的乐事，无疑是对的，但在寻求闲聊的伙伴上未免有些清高。其实，谈为我辈寻常事，在寻求闲聊的伙伴上是不必局限于高士、文人的。南宋长寿诗人陆游的晚年，就一直住在山阴（今浙江绍兴）的农村，"身杂老农间"，常与他（她）们闲聊，同样使自己的晚年生活充实，快乐而富有情趣。

宋哲学家邵雍曾说："遇小疾，得有客对语，不自觉疾之去体也。"（宋·阮阅《诗话总龟后集卷之七》）聊天确实是一种经济实惠而又有益于身心健康的活动。明末清初的金圣叹说："快意之事莫若友，快友之快莫若谈。……不以酒为乐，以谈为乐也。"（《〈水浒传·序〉》）美国散文作家、诗人爱默生也说："生活的最妙之事是交谈，最大的如意之事是诚挚的人们之间的推心置腹或心领神会。"（《处世之道》）几个意趣相投的老友在一起话聊，有说有笑，其乐融融。经常"话聊"不仅能"就乐去苦"，聊走烦恼寂寞，且能舒肝去郁，聊来好心情。通过话聊，还可增进友谊，沟通信息，宣泄情绪，缓解压力，抚慰人心，增强自信，平衡心理，快乐精神，交流保健经验，消除负面情绪，减少孤独感，这样的"话聊"也就成了"话疗"。但"话疗"也得有原则：即"谈不及朝廷，亦不及人过失"（金圣叹）；清代曹庭栋则进一步指出："与二三老友，相对闲谈，偶闻世事，不必论是非，不必较长短，慎尔出话，亦所以定心气。"（《老老恒言·省心》）还要摆对心态，乐于倾听。"风流不在谈锋盛，袖手无言味最长。"（宋·黄升《鹧鸪天》）

下联的"笑"，"喜声也"（唐·王冰注），即显露愉悦的表情，发出欣喜的声音。笑在"七情"中属于喜的情志，"人心喜则志意畅达，饮食多进而不伤血气，冲和而不乏自然，无病而体充身健，安得不寿。"（清·李惺《冰言》）清人张英《聪训斋语》中则说："人常和悦，则心气冲而五脏安，昔人所谓养欢喜神。"因为适度的笑可维护和促进机体功能的相对平衡，有益智安神、延年益寿的作用。从这个意义上说，一个丑角进城，胜过一打医生。（英国谚语）国人也有一首《民寿歌》唱道：

一笑烦恼跑，二笑怨恨消；

三笑憾事了；四笑病魔逃；

五笑人难老；六笑乐逍遥。

时常开口笑，寿比南山高。

为了健康长寿，愿你笑口常开，笑声常在。正是：

养喜神则精爽泰豫而身安；

集和气则情意流通而家福。

（清·石成金《传家宝联瑾》）

183. 宾客常来挥麈尾
刍荛也得恣谈锋

这是清代戏剧家、诗人李渔（1611—1680）《赠李望石都宪》联。此联题于康熙十二年（1673）渔在京师时。"都宪"，属吏称上司为宪，李望石曾任左副都御史，故称。全联为：

境自忙而身自闲，宾客常来挥麈尾；

位愈高而心愈下，刍荛也得恣谈锋。

上联讲与文人高士挥麈讲论的遗风。"境"，指地域，处所。"麈尾"，系古人闲谈时执以驱虫、掸尘的一种工具。据《慧琳音义》卷九十三所言：这种工具实即"毛扇也，像麈鹿之尾，以宝饰其柄，名麈尾扇，讲论者以为谈柄也"。魏晋时名士清谈，常执麈尾以助谈兴，相沿成习，为名流雅器。不谈时，亦常执在手。唐代白居易《斋居偶作》诗："老翁持麈尾，坐拂半张床。"宋代陆游《客去》诗亦云："客来拈麈尾，客去拂床眠。"为什么宾客相聚要"挥麈尾"呢？《慧琳音义》卷三十一解释说："鹿之大者曰麈。群鹿随之，皆看麈所往，随麈尾所转为准。"在与高士讲论时，挥麈尾可起引导话题或转换话题的作用，挥麈尾者相当于社交谈话中的指挥者。上联是说，对联受赠者所

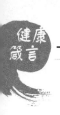

处环境事务虽忙却能忙中偷闲，有文人高士常来盘桓讲论。

下联讲与割草打柴百姓交谈的劲头。"刍荛"，一指割草打柴之人。《诗·大雅·板》："先民有言，询于刍荛。"一指浅陋的见解，刍荛之言，多用作自谦之词。"恣"，放纵、听任、尽情之意。"谈锋"，谓谈话的锋芒，谈话的劲头。下联是说，对联受赠者职位愈高而心愈谦卑，就是与割草打柴之人在一起，也能听任其谈兴。

笠翁的赠联为什么注重文人讲论和与刍荛者交谈呢，因为题联者与受赠者都是垂垂老者，与文人讲论或与百姓交谈是"就乐去苦"的养生之法。笠翁说："善养生者，不可不交有道之士；而有道之士，多有不善谈者。有道而善谈者，人生希觏，是当时就日招，以备开聋启聩之用者也。即云我能挥麈，无假于人，亦须借朋侪起发，岂能若西域之钟虡，不叩自鸣者哉？"（李渔《闲情偶记·颐养部》）清人沈复在《浮生六记·养生记道》中：在肯定朋友聚谈的养生作用时，则提出："知己聚谈，勿及时事，勿及权势，勿臧否人物，勿争辩是非。"这是很有道理的。

清·张之洞亦有与此联类似的对联：

> 未忘麈尾清谈兴；
>
> 常读蝇头细字书。

184. 草草杯盘供语笑
昏昏灯火话平生

这是中国画家、文学家、美术和音乐教育家丰子恺（1898—1975）在20世纪30年代挂于浙江桐乡石门湾"缘缘堂"的摘句联。此联摘自宋·王安石七言律诗《示长安君》中的颔联。

上联的"草草"，即草率而简略。明代唐寅《除夜坐蛱蝶斋中》诗："灯火萧萧岁又除，盘餐艸艸食无鱼。""杯盘"，杯与盘，借指酒肴。"语笑"，谈笑。清代吴伟业《吴门遇刘雪舫》诗："忽然语笑合，与我谈生平。"上联是说，桌上的酒肴虽然草率简单，却能为至亲老友提供聚谈的条件。

下联的"昏昏"，即昏暗貌。南朝陈阴铿《行经古墓》诗："霏霏野雾合，昏昏陇日沉。""平生"，平素，一生，这里指平素的志趣、情谊、业绩等。晋·陶潜《停云》诗："人亦有言，日月于征，安得促席，说彼平生。"下联是说，至亲好友聚在昏暗的灯光下彼此畅叙平生走过的道路。暗淡的灯光，亲切的笑语，与旧式建筑的情调融为一体，使人感受到一种平静和谐、率真自然的生活情趣。

此联虽然摘自王安石的诗句，却真实地反映了"缘缘堂"主的心境与处境，胜似己作。

与王安石同时代的宋代哲学家、养生家邵雍也有与此联内容相同的诗句：

> 量力杯盘随草具，开怀语笑任天真。
>
> 劝君似此清闲事，虽老何须更厌频。
>
> （《闲适吟》之二，《全宋诗》第7册，第4502页）

看来，老友相聚，"开怀语笑"，不失为"休闲养生"的重要内容。清人沈复在《浮生六记·养生记道》中写道："闲来静处，且将诗酒猖狂。唱一曲归来未晚，歌一调湖海茫茫。逢时遇景，拾翠寻芳，约几个知心密友，到野外溪旁。或琴棋适性，或曲水流觞，或说些善因果报，或论些古今兴亡。看花枝堆锦绣，听鸟语弄笙簧。一任他人情反复，世态炎凉。优游闲岁月，潇洒度时光。"

根据沈复的体验，他还提醒聚谈的友人："知己聚谈，勿及时事，勿及权势，勿臧否人物，勿争辩是非。或约闲行，不衫不履，勿以劳苦徇礼节。小饮勿醉，陶然而已。诚能如是，亦堪乐志。"

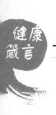

185. 心常抱一团春气
身恒居满室清风

这是苏局仙 108 岁时题赠家有先生的联语。选自《苏局仙联语选》。

上联的"春气",指春季的阳和之气。《庄子·庚桑楚》:"夫春气发而百草生,正得秋而万宝成。"《春秋繁露·阴阳义》亦云:"春,喜气也,故生。"春天阳光明媚,生机盎然,万紫千红,是最令人心旷神怡的季节。上联是说一个人心里要常怀一团春气,保持积极向上的阳光心态,面有春色、喜色,和蔼迎人,这不仅有助于事业兴旺,也有利于身心健康。清人郑观应(1842—1922)在《训儿女书》中,援引宋代哲学家邵雍的话说:"邵子云:'天人感应之理,春气则万物发生,秋气则万物凋零,世所共知。人之和蔼如春气,人之恒怒如秋气,无论老少、男女、会友、御下,必须面有春色,和蔼迎人,方得兴旺;若骄傲凌人,对有怒容,面有秋气,衰败必矣。'此勉人和气。"(《郑观应集》下册)

下联的"清风",一指清凉的自然之风。毛传:"清微之风,化养万物者也。"二指清惠的风化。东汉张衡《东京赋》:"清风协于玄德,淳化通于自然。"三指高洁的品格,喻人品格纯洁高尚。清·戴名世《梅文常稿·序》:"其士大夫多崇礼让,敦实行,以清风高节,砥砺末俗。"亦指清贫、廉洁、朴素的生活作风。对于"满室清风"的理解,从联作者的诗联中可得到答案。早于 1941 年即撰写篆字四言联:"力除闲气,固守清贫"以自警。1977 年,又自题水石居联,强调坚守清白家风。

1980 年 1 月,联作者九十九岁时应《科学生活》编辑部之邀,介绍他的养生之道又写道:

减除物欲耐辛劳，恬淡生涯意趣高。

洞识是非常坦荡，拨开郁闷去牢骚。

胸中饱养三春气，身外何来百尺涛。

寄语世人长寿法，合于生理莫空挠。

（转引自苏永祁《苏局仙的话寿墨迹》，《新民晚报》2006年11月6日）

诗的首联"减除物欲耐辛劳，恬淡生涯意趣高"，又一次对下联进行了诠释。显然，下联是要与友人共勉，要形成和坚守清白家风，让自身也让子孙持久地沐浴在满室清风之中。

186. 传名早死皆高寿
肯乐贫家即富翁

选自清代袁枚《小仓山房诗文集·遣怀》。

上联谓名传后世者虽早死也为高寿。所谓"寿"有两层含义：一是指人的实际年寿，即活的时间长、岁数大曰寿。这是生命的长度。二是指"死而不亡者寿"（《老子·三十三章》），即为世立德、立功、立言之人，人虽死，其名其功业长存于世，即身亡不朽的也是寿。这类人虽肉体生命有限，但精神生命无穷，其功业和英名却传之久远，其寿远超过常人。这是一个人生命的深度、广度和高度，最能体现生命的意义和价值。正如清代养生家曹庭栋所言："死而不亡者寿，谓寿不徒在乎年也。"（《养生随笔》卷二）宋人倪思说得更直接："寿而无德无识，非寿也。……孰为寿？有德有识则寿。"（《经钮堂杂志》卷四）上联即化用老子"死而不亡者寿"的名句而来。这正是："流芳百世之谓寿，得志一时之谓夭。"（宋·盛如梓《庶斋老学丛谈》卷二）

下联意谓身处贫穷而心怀乐意者乃是富翁。所谓快乐，是一种个人内在的感受，它与财富多寡并无必然联系。其实，生活中并不缺少快乐，只是缺少对快乐的感受。宋代释慧开（号无门）和尚的《颂》

曾写道：

> 春有百花秋有月，夏有凉风冬有雪。
>
> 若无闲事挂心头，便是人间好时节。

（《全宋诗》第 57 册，第 35679 页）

这里的所谓"闲事"，指心中的妄想杂念或尘世中的闲杂事务。此诗说明只要有一颗平常心，过平淡的生活，心无闲杂妄念，不纠缠于尘世琐事，就会感到生活中"随时是好日，到处是桃源"（清·石成金《快乐铭》）。生活犹如一面镜子，你对它笑，它就对你笑；你对它哭，它就对你哭。一个人的快乐与否，通常并不取决于客观环境、财富地位，而取决于当事者的心态情绪和感受。有的人处于优裕环境，却郁郁寡欢；有的人身处贫困患难之中，仍不改其乐。说明"快乐是一种心理状态。内心湛然，则无往而不乐"（梁实秋《快乐》）。下联即是说，乐观地看待生活，生活就会充满阳光，快乐就会无处不在，无时不有，即使苦境也会成为乐境，贫家即为富翁。

下列几副谈"乐"的联语可一同把玩：

> 心爽天宇豁；
>
> 情欣理境融。

（爱新觉罗·弘历）

> 带着欢笑入睡；
>
> 满怀希望起床。

（谚联）

> 常乐何用开胸顺气丸；
>
> 无忧莫服天王补心丹。

187. 随时快乐随时福

一日清闲一日仙

选自清代石成金《传家宝·通天乐》。据石成金介绍，此联系清康熙初年自号"靠天翁"的田姓老者题写在"啸轩自乐"的草轩柱上。草轩柱上另有一联:"竹里常贻无事福;花间熟读快心书。"石氏拜访此翁时已90多岁,后寿至117岁,无疾而逝。联语即是此翁长寿经验的总结。

上联的"福",从理论概念上讲,指幸福、福气。凡富贵寿考、康健安宁、吉祥如意、全备圆满皆谓之福。其实,幸福、福气与人们的心理感受有关,而与财富、地位、权势等并无直接关系。年届耄耋的清代养生家曹庭栋曾说:"寿为五福之首,既得称老,亦可云寿。更复食饱衣暖,优游杖履,其获福亦厚矣。人世间境遇何常,进一步想,终无尽时;退一步想,自有余乐。道德经曰:'知足不辱,知止不殆,可以长久。'"(《养生随笔·省心》)清·石成金根据田姓老者的养生经验和心理感受写的《福箴》也许有利于人们对"福"的感悟:

> 心宽性怡,快乐就是福。无病无痛,康健就是福。
>
> 布衣蔬食,饱暖就是福。茅屋竹篱,安稳就是福。
>
> 天伦家口,团聚就是福。兵戈不扰,太平就是福。
>
> 家门清吉,宁静就是福。书酒花月,领略就是福。
>
> 明窗净几,闲逸就是福。草榻绳床,鼾眠就是福。

上联是说,任何时候,只要自己感到幸福或满意,就是享福。如明代唐伯虎《感怀》诗所言:"万场快乐千场醉,世上闲人地上仙。"

下联的"清闲",即清静悠闲。"仙",指神话中超脱尘世而长生不老的人。东晋葛洪有言:"我命在我不在天。"(《抱朴子·黄白》)"老而不死曰仙。"如何成仙?明代刘荣嗣说:"以书作声歌,以古人当朋友,以节劳减食当医药,此亦尘世修仙之诀矣。"(《答卢德水》)石氏根据田姓老者的养生经验则概括为七个字:"安宁饱暖即天仙。"知足常乐,心满意足,寿由此而延,福由此而添。这样,得一日悠闲即是享一日天仙之乐。

言及快乐的另有数联，可一并品味：

快乐每从辛苦得；

便宜多自吃亏来。

（安徽黟县西递、宏村的对联）

到处有缘到处乐；

随时守分随时安。

（谚联）

清清闲闲，处处安安静静；

说说笑笑，人人喜喜欢欢。

（兰州市巧巧斋联）

188. 一月休贪二十九日醉
百年须笑三万六千场

旧时岳阳三醉亭（取仙人吕洞宾三过皆醉之意）悬有一联："一月二十九日醉，百年三万六千场。"传说八仙之一的吕洞宾嗜酒常醉，曾三次到岳阳都烂醉如泥，却无人知道他是仙。于是吟诗二首，以彰显仙术："朝游北越暮苍梧，袖里青蛇胆气粗。三醉岳阳人不识，朗吟飞过洞庭湖。""独自行来独自卧，无限世人不识我。唯有城南老树精，分明知道神仙过。"（阮阅《诗话总龟·卷之四十六·神仙门》）并题联"一月二十九日醉；百年三万六千场"。后人认为滥饮常醉有违体和，不利健康，于上下联中加了"休贪""须笑"四个字，旧意翻新，将原联所表现的醉汉图，变为节饮少酌、宽心畅意的寿翁形象了。上联是说"酒则定量，少饮为佳"，"休贪"二十九日醉。明代诗人、官至华盖殿大学士的李东阳曾题岳阳楼联：

吕道士太无聊，八百里洞庭，飞过去，飞过来，一个神仙谁在眼；

范秀才亦多事，数十年光景，甚么先，甚么后，万家忧乐独关情。

下联"须笑"二字是主脑。健康所必须行者，笑也！庄子说："相视而笑，莫逆于心。"（《庄子·大宗师》）南宋长寿诗人陆游也有"一笑失百忧"（《春晴出游》）、"一笑解衰容"（《沔阳夜行》）的诗句。"笑一笑，十年少"，笑，之所以有益于健康，是因为笑能激活人的某些基因，对血管内皮产生有益影响。此联的主旨在劝人少饮多笑，养身健体。

下面几副笑佛联，也值得品味：

> 腹大能容了却世上多少事；
>
> 满面春风笑开人间一切愁。

（洛阳白马寺弥勒佛龛旁的对联）

你眉头着什么焦，但能守分安贫，便收得和气一团，常向众人开口笑；

我肚皮有这般大，总不愁穿虑吃，只讲个包罗万象，自然百事放宽心。

这是清末四川江津才子、长联高手钟云舫为新都宝光寺题写的一副笑佛联。作者借佛说人，阐述了"开笑口"和"放宽心"的养生之道，话亦寓庄于谐，富于哲理。

协调七情

189. 惩忿窒欲
迁善改过

选自宋代朱熹《白鹿洞书院揭示》："言忠信，行笃敬，惩忿窒欲，迁善改过，古修身之要。"

上联出自《易·损》："君子以惩忿窒欲。"惩，惩戒；窒，堵塞、抑制、遏止，即克制愤怒，抑制情欲。宋代朱熹《感尚子平事》诗："我亦近来知损益，只将惩窒度余生。"俗谚说，怒是猛虎，欲是深渊。故惩忿窒欲为历代圣哲先贤和养生家所重视。清代曾国藩曾在《求阙斋日记·颐养》写道："养生家之法，莫大于惩忿、窒欲、少食、多动八个字。"他在《挺经·刚柔》中则做了具体说明："肝气发时，不惟不和平，并不恐惧……不特盛年为然，即余渐衰老，亦常有勃不可遏之候。但强自禁制，降服此心，释氏所谓降龙伏虎。龙即相火也，虎即肝气也。多少英雄豪杰打此两关不过，要在稍稍遏抑，不令过炽。降龙以养水，伏虎以养火。古圣所谓窒欲，即降龙也；所谓惩忿，即伏虎也。释儒之道不同，而其节制血气，未尝不同，总不使吾之嗜欲戕害吾之躯命而已。""若能去忿欲以养体，存倔强以励志，则日进无疆矣。"杨度曾写过一篇《戒嗔偈》，也是从儒释两家教义来说戒除忿欲的：

> 儒家禁怒，释氏戒嗔。
>
> 学圣学佛，以此为门。
>
> 我慢若除，无可嗔怒。
>
> 满街圣贤，人人佛祖。
>
> 儒曰中和，释曰欢喜。
>
> 有喜无嗔，进于道矣。

古人为什么如此重视克制愤怒，抑制情欲？享寿 87 岁的清代学者、文学家俞樾更说得言简意明："君子以惩忿窒欲，此方治肝治肾。多怒伤肝，多欲伤肾，惩之窒之，则肝木不致妄动，而肾水亦易滋长矣。"(《春在堂随笔》卷六)"人能惩忿窒欲，养以中和，自可延年。"(明·余继登《典故纪闻》卷二)

下联语本《易·益》："君子以见善则迁，有过则改。"三国时期魏国王弼注："迁善改过，益莫大焉。"迁，迁移，转变。即是要见善则迁，知过则改。唐代陆贽亦有"惟以改过为能，不以无过为贵"的名言。迁善改过，应有诚恳的态度和行动。北宋哲学家邵雍说：

君子改过，小人饰非。

改过终悟，饰非终迷。

终悟福至，终迷祸归。

（《迷悟吟》）

这些对今人的修身养性仍有教益。今人虽不必刻意地"窒欲"，但寡欲则是必要的。

190. 忧思损寿

豁达延年

这是一副劝人少思虑、淡忧愁的谚语联。北周文学家庾信《闲居赋》有言："不乐损年，长愁养病。"意即心情不愉快会减损寿命，过分忧愁便会生病。此谚联即由此引申而来。

《黄帝内经·灵枢·本神》指出："怵惕思虑则伤神。"按中医理论，"气贵舒而不贵郁，舒则周身畅利，郁则百脉愆和"（明·龚居中《红炉点雪·忌忧郁》）。忧思为脾志，思虑过度，使脾气郁结，结于胸腹，于是胸脘痞塞；脾气受伤，运化无能，则饮食不思，消化不良，腹胀便泄。对于忧思之伤，历代贤智之人和养生家多有论述：三国·魏·曹丕说："忧令人老。"（《短歌行》）。晋代葛洪曾言："无忧者寿。"（《抱朴子·道意》）唐代诗人孟郊咏叹："沉忧损性灵，服药亦枯槁。"（《怨别》）"百忧人自老，玄发自成丝。"（唐·宋务先《七夕感逝》）北宋欧阳修感叹："百忧感其心，万事劳其形，有动于中，必摇其精。人常有多思多忧之患，方壮遽老，方老遽衰。"（《秋声赋》）明代谢肇淛则说："思虑之害人，甚于酒色。富贵之家，多以酒色伤生；贤智之人，多以思虑损寿。余见高寿之人多能养精神，不妄用之，其心澹然无所营求，故能培寿命之源。"（《五杂俎》卷之五）清人冯曦晴在《颐养诠要》中指出："七情伤人忧愁最深，恼怒最烈。忧能遏绝生机，大伤阳气；怒则肝火易盛，则伤本经之血，且伤脾经。"民国时的医家、养生家丁福保在《最真确之健康长寿法》中深刻指出："若终岁抱忧，毫无乐趣，吾知其寿命尚不能永，安能保其无疾病乎？颜习斋先生曰：'十剂之养不敌一忧，百服之力不敌一怒。'然则欲养心者其心无忧无怒而后可。"

那么，怎样减少忧思之伤呢？明代医家龚居中曾指出了减少忧思之伤的大要："心静则神安，心动则神疲。神者四肢之主，能少思虑，省嗜欲，扫除杂念，湛然不侵，则神自全，神全则身安，身安则寿永，是乃修身之大要也。"（《福寿丹书·采补篇》）清代左宗棠在家书中说："调养以节思虑为第一要义。忧郁伤肝，思虑伤脾。"（《同治十二年四月二十五日〈与孝威〉》）清代名医程国彭在《医中百误歌》中说："病家误，苦忧思，忧思抑郁欲何之？常将不如己者比，知得雄来且守雌。"（《医学心悟》）而节思虑的关键在"寡欲"。"有欲苦不足，无欲亦无忧。"（东晋·史宗《咏怀诗》）清代申涵光也说："人能清心寡欲，无暴怒，无过思，自然血气和平，却疾多寿。"（《荆园小语》）否则，过度忧思则会损寿。

下联的"豁达"，即指胸襟开阔，豪爽大方。意思是说，一个人经常保持轻松愉悦的情志，豁达大度的胸襟，乃是摆脱忧思烦恼、通向长寿之境的必由之路。故英国剧作家莎士比亚说："旷达的人长寿。"

劝人少思虑、淡忧愁的联语还有：

> 欲寡精神爽；
> 思多血气衰。
>
> （清·周希淘《重订增广》）
>
> 忧愁催人老；
> 心宽出少年。

191. 合欢蠲忿
萱草忘忧

选自三国时期魏国嵇康《养生论》。

合欢，又名马缨花。落叶乔木，羽状复叶，小叶对生，夜间成对相合，故俗称"夜合花""夜合槐"。夏季开花，淡红色。古人以之赠人，谓能去嫌合好。晋代崔豹《古今注·草木》："合欢，树似梧桐，枝叶繁互相交结，每风来，辄身相解，了不相牵缀，树之阶庭，使人不忿。"又《问答释义》："欲蠲人之忿，则赠之青棠，青棠名合欢，合欢则忘忿。"南朝时期梁国简文帝《听夜妓》诗："合欢蠲忿叶，萱草忘忧条。"合欢也是一位古老的中药，以其干燥树皮和花入药，能理气解郁，养心安神，和络止痛，治肝气郁结、胸闷、胁痛、心胃气痛、健忘、失眠、跌打损伤疼痛。《神农本草经》言其"安五脏，和心志，令人欢乐无忧"。蠲，即解除，免除。合欢为何能解忿？明代医家缪希雍在《先醒斋医学广笔记》说："合欢入心、脾经，脾虚则五脏不安，心气躁急则遇事拂郁多忧。合欢味甘，甘主益脾，脾实则五脏自安；甘可以缓，心气舒缓则神明自畅而欢乐无忧。"清代名医黄宫绣也指出，合欢必久服方有补益怡悦心志之效矣。

萱草，一名忘忧、疗愁、丹棘，一名鹿葱、宜男。俗称金针花、黄花菜，属百合科多年生草本植物。其根肥大，叶丛生，狭长，花呈漏斗状，橘红色和橘黄色，无香气，可作蔬菜，可供观赏，其苗、花蕾（金针花）药用食用俱佳。《博物志》云："萱草，食之令人好欢乐，忘忧思，故曰忘忧草。"《食物本草》载："萱草苗、花，甘、凉、无毒。煮食，治小便赤涩，身体烦热，除酒，消食，利湿热。作菹，利胸膈，安五脏，令人欢乐无忧，轻身明目。"萱草，又借指母亲。《诗·卫风·伯兮》："焉得谖草，言树之背。"毛传："谖草令人忘忧；

背，北堂也。"这里的谖草就是萱草，忘忧草也，吴中书生又呼为疗愁花。北堂，在古时为主妇之居室，后因以把母亲的居室叫"萱堂"，并借以指母亲。诗句意思是：到哪里弄萱草种在母亲住的北堂前，让母亲乐而忘忧？这样萱草也就成了我国的母亲之花。诗曰："萱草生堂阶，游子行天涯。慈亲倚堂门，不见萱草花。"（唐·孟郊《游子》）

一千五百多年后，清代名医吴师机（字尚先）在《理瀹骈文》还说："因思合欢蠲忿，萱草忘忧，博物者讵必应病投药？"意思是说，想到合欢能够排除忿怒，萱草可以忘却忧愁，药物知识广博的人，难道一定要应病用药？此联对养生疗疾不无启示。

192. 恼怒酿疾病
快乐延寿命

这是一副养生谚语联。

上联说恼怒容易酿成疾病。"何由挽得银河水，净洗群生忿欲心。"（宋·陆游《杂兴》）中国历代养生家无不意识到恼怒对健康长寿的危害，因而戒怒也就成了历代养生家的共识。清康熙年间大臣张英曾有一首"戒怒"诗，诗曰：

> 何者损灵府，盛怒为其端。
>
> 目张可决眦，发上可冲冠。
>
> 蓬勃满胸臆，暴烈摧肺肝。
>
> 嗟此方寸地，气血如澜翻。
>
> 柔肠走车轮，雷电相击抟。
>
> 于物了无害，清虚先自残。

（《拟古》之七）

诗人痛述了恼怒的种种危害和表现：损灵府（损害思维器官），摧肺肝（伤肺伤肝），目张决眦（圆睁两眼怒视对方），发上冲冠（形容愤怒到了极点），胸胁胀满。可叹人的灵府，气血澜翻，柔肠百转，雷电相击搏。总之，恼怒"于物了无害，清虚（此指心境）先自残"。《黄帝内经·灵枢·百病始生》云："夫百病之始生也，皆生于风雨寒暑，清湿喜怒。喜怒不节则伤脏。"从病理学角度来看，恼怒，特别是暴怒可导致高血压、胃溃疡、皮疹、心悸、失眠，甚至心脏病和脑卒中等。所以古人劝诫病人："病里莫生嗔，宽心保病身。"（元·高明《琵琶记·五娘侍奉公病》）清·曾国藩则强调："养生以少恼怒为本。"（《求阙斋日记·问学·八本堂》）世界卫生组织也提出劝诫："为了健康，请勿激动；为小事而生气的人生命是短促的。"

下联则讲快乐使人长寿。宋代享寿 92 岁的诗人龚明之在《期颐堂并序》中写道：

　　　　不服丹砂不茹芝，老来四体未全衰。

　　　　有人问我期颐法，一味胸中爱坦夷。

龚氏的期颐法启示我们：在养生保健活动中，尤要注意心理养生，保持心理的平静、坦荡、快乐，就能寿登遐龄。如何自寻其乐呢？其实"乐不在外而在心，心以为乐，则是境皆乐"（清·李渔《闲情偶寄·颐养部》）。正如法国哲学家阿兰所说："一个人如果是忧郁的，总会找出足够使自己忧郁的理由；如果是快乐的，也会找出足够的快乐源泉。往往是同一个原因，既能忧郁，也能使人快乐。"说明快乐是一种心境，一种感受与选择，带有浓厚的主观色彩。一个人能有一个好心情，牢记"快乐使人长寿"的理念，保持乐观积极的精神状态，那他就掌握了生命的主动权。

193. 人有悲欢头易白
　　山无古今色长青

宋代胡舜陟《句》。（《全宋诗》第 27 册，第 17853 页）

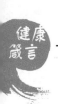

上联谓人有过悲狂喜的情志活动就容易衰老。喜、怒、忧、思、悲、恐、惊七种情志活动，是人对外界事物的反应，在正常情况下，七情活动对机体生理功能起着协调作用，但若七情太过，超过人体生理活动所能调节的范围，就会成为致病的因素，促使衰老。《素问·举痛论》指出"悲则气消""悲伤肺"。同样，在一般情况下，"喜则气缓"（《素问·举痛论》），即喜能使心气舒缓和达。正常的喜乐，能使人精神愉快，心情舒畅。若狂喜极乐则会使心气弛缓，精神涣散，而产生喜笑不休、心悸、失眠，甚至精神失常等症状。故"喜伤心"。并指出："喜怒不节，寒暑过度，生乃不固。"（《素问·阴阳应象大论》）这就是说，人有悲欢不仅头易白，如果悲喜不节，还可能危及生命。如何掌握其中的度呢？圣哲先贤的教言给我们有益的启示："喜怒哀乐之未发，谓之中；发而皆中节，谓之和。"（《礼记·中庸》）这里所谓"中节"，就是要避免"太过"或"不及"，以保持中和状态。《黄帝内经》则提出了"和喜怒"（《灵枢·本神》）的原则。元代蒙古族营养学家忽思慧根据中庸之道提出了心理保养方法，指出："保养之法，莫若守中，守中则无过与不及之病。"（《饮膳正要·前言》）有医林状元之誉的明代御医龚廷贤在《延年良箴》中则写得更通俗："悲哀喜乐，勿令过情，可以延年。"这样"守中和"，"和喜怒"，"勿过情"，庶几会使头缓白或少白。

青山不老，绿水长存，山无古今。其所以如此，是因为"松柏青青，不受令于霜雪"（唐·张说《赠户部尚书河东公杨君神道碑》）。故"山色不随春老"（宋·王之道《桃园忆故人》）。"山花落尽山长在，山水空流山自闲"（宋·王安石《游钟山》），还因为它的自然属性具有永恒性，"山色不随兴废去，水声长逐古今来。"（金·施宜生《钱王战台》）正因为"山无古今色长青"，所以，爱山、颂山、与山和谐相处成了古往今来人们的永恒主题。孔子早就说："知者乐水，仁者乐山。"（《论语·雍也》）宋·李清照咏颂："水光山色与人亲，说不尽，无穷好。"（《怨王孙》词）年逾八十的宋末诗僧释文珦在《居山乐》中写道：

> 居山乐无涯，三径富松菊。
>
> 山体静吾心，山光悦吾目。
>
> 春来山蕨肥，秋后山田熟。
>
> 未必王侯家，有吾清净福。

（《全宋诗》第 63 册，第 39526 页）

从中我们可以体悟到环境养生的理念。

194. 慎避六淫疾患少
善调七情年命长

人体致病有多方面的因素，外感病因有六淫、疫疠之邪；内伤病因有七情内伤、饮食失宜、劳逸失度等，而外感六淫、内伤七情则是人们致病的最主要原因。人要却病延年，就必须慎避六淫，善调七情。

所谓"六淫"，简而言之，就是反常的"六气"。六气是指自然界的风、寒、暑、湿、燥、火六种气候。在正常情况下，自然界的春夏秋冬四时与六气有规律的变化，不会导致人体发病，但如气候变化异常或气候变化过于急骤（如暴寒暴热），使机体不能与之相适应，就会导致疾病的发生。这种情况下成为致病因素的六气，便称为"六淫"。淫，有太过、浸淫之意，泛指反常。"六淫"多为外感病的致病因素。因此，对于四时不正之气、六淫疫疠之邪，必须慎重防御，以免外邪的侵入。故《黄帝内经·灵枢·本神》指出："智者之养生也，必顺四时而适寒暑。"东晋·葛洪也指出："善摄生者，卧起有四时之早晚，兴居有致和之常制。"古代养生家认为，顺应自然、起居有常以及良好的生活习惯，能提高人体对自然环境的适应能力，从而达到却病延年

253

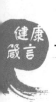

的目的。古人根据四时天气，对顺时摄养提出了"八防"："一年之内，春防风，又防寒；夏防暑热，又防因暑取凉而致感寒；长夏防湿；秋防燥；冬防寒，又防风，更防非节之暖而致冬温。"（明·汪绮石《理虚元鉴·知防》）明末医家潘楫则进一步指出："一切行住坐卧，早起晚息间，谨而慎之，勿使风寒暑热湿之邪，乘虚侵袭。而病中尤当防备，要令我城坚固，莫教围寇益兵。"（《医灯续焰·尊生十二鉴》）

所谓"七情"，是指人的喜、怒、忧、思、悲、恐、惊七种情志活动。"七情"是生命活动的正常现象，对机体生理功能起着协调作用，让人生显得七彩缤纷。但若七情太过，突然、强烈或长期的情志刺激，超过人体生理活动所能承受的限度，就会导致疾病的发生。七情与脏腑气血有着密切关系，正如《素问·阴阳应象大论》所云："人有五脏化五气，以生喜怒悲忧恐。"中医称喜怒悲忧恐为"五志"。七情致病与六淫主要从肌表及口鼻侵入人体致病不同，七情直接伤及脏腑。不同的情志刺激，伤及不同的脏腑。《素问·阴阳应象大论》说："怒伤肝"，"喜伤心"，"思伤脾"，"忧伤肺"，"恐伤肾"。历史上有许多情志致病的事例。如范进中举致疯，是喜伤心的病例；周瑜被诸葛亮三气致英年早逝，是怒伤肝的极端例子；李清照思夫弄得人比黄花瘦，是思伤脾的反映；林黛玉愁忧患肺痨，是忧伤肺的表现；伍子胥过昭关一夜白发，是恐伤肾的结果。所以善调七情，保持情绪稳定、心理平衡，就成为心理养生的一项重要内容。明末医家汪绮石说："五志七情之病，非药石所能疗，亦非眷属所能解，必病者自爱其不再来之身，而自讼自克，自悟自解，然后医者得以尽其长，眷属得以尽其力也。"（《理虚元鉴·知节》）如何协调七情呢？历代养生家多有论述，概括起来有：①节制法。防止七情过激，保持心理平衡。清代李渔曾说："心和则百体皆和。"对于情志活动则要掌握它的"度"："哀不致伤，乐不致淫，怒不至于欲触，忧不至于欲绝。"（《闲情偶寄·颐养部》）②疏泄法。即把积聚、抑郁在心中的不良情绪，通过适当方式宣达、发泄出去，以尽快恢复心理平衡。③转移法。即移情易性。清代医家吴尚先说："七情之病者，看书解闷，听曲消愁，有胜于服药者矣。"（《理瀹骈文》）④以情胜情法（或"人事疗法"）。根据《黄帝内经》"悲胜怒""恐胜喜""怒胜思""喜胜忧""思胜恐"（《阴阳应象大论》）的观点，元代著名医学家朱震亨进一步指出："怒伤，以忧胜之，以悲解之；喜伤，以恐胜之，以怒解之；忧伤，以喜胜之，以怒解之；恐伤，以思胜之，以忧解之；惊伤，以忧胜之，以恐解之，此法惟贤者能之。"总之，情志既可致病，又可治病的理论，在心理保健上有着重要意义。

下联也讲了辨证调摄七情的作用：

> 六欲七情辨证调理胜似灵丹妙药；
>
> 五谷百菜花样翻新强于美味珍馐。

195. 益寿应止雷霆怒
求健须息霹雳火

这是一副劝人戒怒的联语。

上联的"雷霆怒"，是对帝王或尊者的暴怒的敬称。《三国志·吴志·陆逊传》："今不忍小忿，而发雷霆之怒，违垂堂之戒，轻万乘之重，此臣之所惑也。"下联的"霹雳火"，比喻性情暴躁。"雷霆怒""霹雳火"都是对发怒或暴怒的形象比喻，说暴怒如震雷，如雷电轰击来势迅猛。人的血肉之躯怎经受得了雷霆怒、霹雳火的轰击？故东晋道家许逊作了《戒怒歌》：

> 君不见，
>
> 大怒冲天贯斗牛，擎拳嚼齿怒双眸。
>
> 兵戈水火亦不畏，暗伤性命君知否？

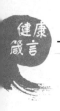

又不见，

楚霸王、周公瑾，足马乌江空自刎。

只因一气殒天年，空使英雄千载忿。

劝时人，须戒性，纵使闹中还取静。

假若一怒不亡躯，亦至血衰生百病。

耳欲聋，又伤眼，谁知怒气伤肝胆？

血气方刚宜慎之，莫待临危悔时晚。

这首《戒怒歌》以历史人物动怒伤身殒命的实例，说明大怒之危害及戒怒的极端重要性。警醒人们要时时戒怒，严防气大伤身。

怒为七情之一，恼怒过度可引起脏腑气血病变。《素问·阴阳应象大论》云："暴怒伤阴。""怒伤肝。"肝藏血，为风木之脏，喜条达而恶抑郁。故"郁怒则肝火内炽而灼血；大怒则肝火上升而吐血"（清·唐笠山《吴医汇讲·汪赞功虚劳论》）。欧洲心脏杂志发表的研究成果显示，愤怒两小时内犯心脏病和脑卒中的风险是平时的 3～5 倍，室性心律失常的风险也明显升高。所以，戒怒，乃养生之第一要务。

"人之情易发而难制者，惟怒为甚。"（宋·朱熹《近思录·为学类》）如何止息雷震怒、霹雳火呢？第一，"克己可以制怒"（宋·朱熹《近思录·克己类》）。加强自身修养，陶冶博大胸怀，提高心理承受能力，这是心理治本法。第二，"制怒者当涵养于未怒之先"（清·申涵光《荆园进语》）。林则徐曾给自己题匾书"制怒"二字为戒。俄国大文豪屠格涅夫也曾提示："当你暴怒的时候，在开口之前把舌头在嘴里转上十圈，这样怒气就减了一半。"一个平时有涵养的人，即使面对负性生活事件也能够心地坦然，善于用理智的缰绳驾驭情感的野马。第三，"节怒莫若乐，节乐莫若礼。"（《管子·心术下》）此即制怒的转移法和升华法。第四，事后自省。清人魏禧曾说："人于横逆来时，愤怒如火，忽一思及，自己原有不是，不觉怒情燥火，涣然冰消。乃知自省二字，真是省事、养气，讨便宜，求快乐最上法门。"（《日录里言》）可见，戒怒是人们修身养性的大课题。

196. 不作风波于世上
自无冰炭到胸中

选自宋代邵雍《安乐窝中自贻》（《全宋诗》第7册，第4527页）诗的颔联。明人陈继儒也集录于《小窗幽记》，清·王文治曾集该诗和李白《山中问答》诗句为联："不作风波于世上，别有天地非人间。"题于四川乐山乌尤寺。

联中的"风波"，比喻纠纷或乱子。唐代白居易《除夜寄微之》诗："家山泉石寻常忆，世路风波子细谙。""冰炭"，指冰块和炭火。比喻性质相反，不能相容；或喻矛盾冲突。晋代陶潜《杂诗》之四："孰若当世士，冰炭满怀抱。"唐代白居易《读道德经》诗亦有"只有一身宜爱护，少教冰炭逼心神"。此联意在劝诫世人乐善好义，不作恶兴灾。只要不卷入尘世的纠纷与争斗，不制造乱子，不为贪欲、权欲所驱使，做出贪赃枉法的亏心事，就自然没有寒冷如冰或炙热如火的矛盾冲突的情绪到胸中，保持心境的平静和心理和谐。

如何实现心理的平静与和谐呢？清人石成金《传家宝》中有一副联语说得好：

> 己所不欲，勿施于人，莫作风浪于世上；
>
> 行有不得，反求诸己，自无冰炭在胸中。

这就是说，要实现心理平静与和谐，就要淡泊名利，有"己所不欲，勿施于人"（《论语·卫灵公》）的仁爱之心，有反求诸己的律己精神，更要学会面对现实，善于调控情绪。在愤怒时懂得制怒、宽容；过喜时懂得收敛、抑制；悲伤时懂得转移、升华；忧愁时懂得释放、自解；焦虑时懂得宽舒、消遣；惊恐时懂得镇静、沉着。这就是古人说的"君子

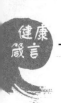

怒则反中而自说（悦）以和，喜则反中而收之以正，忧则反中而舒之以意，惧则反中而实之以精，夫中和之不可不反如此。……故仁人之所以多寿者，外无贪而内清净，心和平而不失中正，取天地之美以养其身"（汉·董仲舒《春秋繁露·循天之道》）。这就是董仲舒提出的"返以中和"的心理调适原则。如此，则会心境平静与和谐，"自无冰炭到胸中"。

与此联内容相同或近似的联语还有：

> 不作风波于世上；
>
> 自无毁誉到胸中。

> 拨开世上尘氛，胸中自无火炎冰兢；
>
> 消却心中鄙吝，眼前时有月到风来。

（明·陈继儒《小窗幽记》，洪应明《菜根谭》）

> 世路风波，慎行谨言，庶几济川舟楫；
>
> 人情险峻，平心和气，方得阅历坦途。

（清·石成金《传家宝·联瑾》）

197. 俗事不教来眼境
闲愁那许上眉端

此系宋代陆游《初寒在告有感》诗的颈联。（载《剑南诗稿》卷十九）这是86岁的长寿诗人心理养生经验的总结。

上句的"俗事"，指人世间的日常事务，亦指尘俗之事。唐·杜荀鹤《题开元寺门阁》诗："唯有禅居离尘俗，了无荣辱挂心头。""眼境"，即眼界。南朝梁武帝《净业赋》："外清眼境，内净心尘。"尽管陆翁五十二岁时，就感到"欢情寂寂随年减，俗事纷纷逐日生"（《出朝天门缭长堤至刘侍郎庙由小西门归》），但他能清眼境，净心尘，克服追求利禄名位的世俗之念，摆脱势利是非的羁绊，保持豁达平静的心态，不叫俗事来眼境。

下句的"闲愁"，即无端无谓的忧愁。宋代贺铸《青玉案》词："试问闲愁都几许？一川烟草，满城风絮，梅子黄时雨。""愁者，忧之过甚而不止也。"（清·石成金《传家宝》卷之二十六）"眉端"，即眉头、眉尖。忧愁，对身心的伤害是很大的。《灵枢·本神》谓："愁忧者，气闭塞而不行。"《灵枢·邪气脏腑病形》指出："愁忧恐惧则伤心。"《素问·阴阳应象大论》还指出："忧伤肺。"《景岳全书·杂证谟》也说："盖悲则气消，忧则气沉，必伤脾肺。"陆翁则用文学语言生动揭示："沉忧能伤人，一夕白发生。"（《迟暮》）并反复自警也警醒世人："镜中青鬓在，切莫遣愁侵。"（《病中戏书》）"世上闲愁千万斛，不教一点上眉端。"（《冬夜读史有感》）还总结了自己养气治愁的经验：一是野外闲游。"不识如何唤作愁，东阡南陌且闲游。儿童共道先生醉，折得黄花插满头。"（《小舟游近村舍舟步归》之三）二是"养气安心。""养气安心不计年，未尝一念住愁边。"（《养气》）"治心无他法，要使百念空。"（《治心》）三是忙于读书闲吟。"闲吟可是治愁药，一展吴笺万事忙。"（《闲吹吟》）"我于万事本悠悠，危坐读书忘百忧。"（《喜雨》之二）

谈到消愁治愁，联想到清代石成金的《莫愁歌》，可供借鉴。现摘抄几段：

无事莫生愁。苦奔忙，未肯休，清风明月谁消受？财多越求，官高越谋，人心不足何时够？急回头，百年难得，一切不须忧。

无事莫生愁。笑贪人，似饵钩，奔波劳碌无宁候。万里封侯，腰缠未休，名缰利锁牢拴就。急回头，流光迅速，不为少年留。

无事莫生愁。住山林，学隐流，松篁掩映窗前后。布胜绫绸，菜胜珍馐，枝头鸟语皆吾友。好优游，酣然一觉，蝴蝶梦庄周。

无事莫生愁。访名儒，伴道流，本来面目亦参究。福是人休，闲

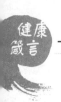

是人偷，夜游秉烛明如昼。好优游，何荣何辱，呼马任呼牛。

无事莫生愁。爱观山，喜泛流，酒垆茶社消清昼。言多招尤，事多招羞，闭门一榻羲皇侯。好优游，闲非闲是，总不到心头。

（《传家宝》卷之三）

198. 事到临头三思最妙
　　怒从心起暂忍为高

这是一副为人处事修身养性的谚语联。安徽黄山市黟县古联也有：

事临头三思为妙；

怒上心一忍最高。

上联的"三思"，语出《论语·公冶长》："季文子三思而后行。"即季文子对每件事总是考虑多次才行动。上联即化用此语，是说每面临一件事，都要三思而行，避免考虑不周而盲目行动，带来不良后果。

怒从心头起，恶向胆边生。如不理智克制，就可能做出愚蠢或无法挽回的事来。故下联提醒：怒从心起，暂忍为高。当然，对于"怒"也要做具体分析，怒可使人刚勇，但怒盛则伤肝。诚如宋代朱熹所言："血气之怒不可有，义理之怒不可无。"（《朱子语类》卷十三）对于有损健康的一时作为感情冲动的血气之怒，显然应以忍为高，善于做自己的"情绪管理师"，而不要做情绪的奴隶，保持心境平和。如清人石成金《忍耐歌》所言：

忍耐好，忍耐好，忍耐二字真奇宝。

一朝之忿不能忍，斗胜争强祸不小。

身家由此败，性命多难保。

让人一步有何妨，量大福大无烦恼。

（《传家宝》第一集）

清道光进士、官至东阁大学士的阎敬铭，因诸阉嫉其持正，被诬陷罢官，大病之后，悟出了一首"不气歌"：

> 他人气我我不气，我本无心他来气。
>
> 倘若生气中他计，气下病来无人替。
>
> 请来医生将病治，反说气病治非易。
>
> 气之为害太可惧，诚恐因气将命弃。
>
> 我今尝过气中味，不气不气真不气！

的确，生气是拿别人的错误惩罚自己。（康德语）

当然，事物是复杂的，人们的情况也是千差万别的，但是在对人对事上注意克制和忍耐，对于修身养性总是有益的。所以，古希腊哲学家柏拉图说："稍忍须臾是压制恼怒的最好办法。"

清人刘韫良另有两副劝忍劝慎行的联语，也值得记取：

> 境处万难须强忍；
>
> 事逢两可要深思。
>
> 气虽难忍宜坚忍；
>
> 事或当行莫妄行。

清代石成金《传家宝·联瑾》中也有一联与此联内容相近：

> 怒中言，发之速，悔之迟，可思可省；
>
> 世间财，得则难，用则易，宜俭宜勤。

199. 当盛怒时少缓须臾俟心气和平省却无穷苦恼
处极难事静思原委待精神贯注自然有个权衡

此联虽是旧时的诫官联，但对今人修养心性、处事为人不无益处。

古人云："喜时之言多失信，怒时之言多失体。"（明·钱琦《钱子测语·规世》）上联谓大怒时，容易激动，失去理智，这时应稍缓片刻，等到心气平和后，再理顺情绪，这样才会避免错误，省却无穷痛苦烦恼。这是因为人的喜怒哀惧等情志活动不仅影响人的身心健康，

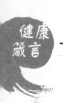
而且有时也影响对是非的判断和人际关系的亲疏。如宋代理学家邵雍在《人贵有精神吟》所言：

> 怒以是为非，喜以非为是。

> 怒是善人疏（疏远），喜是小人比（紧靠）。

> 败国与亡家，鲜有不由此。

所以在大怒和狂喜时，千万不能失去理智，以致"是非随怒喜"。那么，盛怒时，应如何是好呢？

一是要"少缓须臾"。元代养生家李鹏飞有一首叙述大怒伤人和如何解怒的诗：

> 怒气剧炎火，焚来徒自伤。

> 触来勿与竞，事过心清凉。

> （《三元延寿参赞书》）

他劝诫人们争执发怒时切莫逞气使意较出一个你短我长，须知"冲动是魔鬼，发怒是无能"。应主动避开，静待事过，"冷"处理问题。

二是"俟心气和平"。"俟"，就是等待。"心气和平"，就是心平气和，不急躁，不生气。宋·程颐《明道先生行状》："荆公与先生道不同，而尝谓先生忠信，先生每与论事，心平气和。"上联的"少缓须臾，俟心气和平"与李氏的"触来勿与竞，事过心清凉"有异曲同工之妙，不失为解怒的妙法。果能如此，自然会省却无穷苦恼。

同样，下联是说处理大事、难事，也不能匆忙做出决断，草率从事，要"静思原委"，弄清来龙去脉，然后"全神贯注"，权衡损益轻重，自然有个法度。"万事尽从忙里错，一心须向静中安。"（宋·戴复古《处世》）忙难中容易出差错，静心并全神贯注才可以避免出错。《薛文清公从政录》也说："处事最当熟思缓处，熟思则得其情，缓处则得其当。"

宋·陈抟有副谈喜怒笑骂的对联，同样发人深思：

> 喜怒不择轻重，一事无成；
>
> 笑骂不慎是非，知交断绝。

（宋·陈抟《心相编》）

200. 怒气伏宽用宽自然少怒
劳心喜逸处逸慎勿忘劳

选自清代石成金《传家宝·联瑾》。

上联的"怒气"，指愤怒的情绪。"伏"，通服，指佩服、服气，或指降服、屈服、服从。"宽"，指宽厚，度量宽宏。宋代晁说之《晁氏客语》："惟有德者能以宽服人。""惟宽可以容人，惟厚可以载物。"（明·宋熏辑《古今药石·薛文清公要语外篇》）上联意谓愤怒的情绪能为宽阔的胸怀所降服，如能待人宽厚、气量大、能容人，自然就会少怒。因为生气往往是不合心意、想象与现实发生冲突时所产生的一种负性情绪。人生气时，精神紧张，情绪波动，心跳加快，呼吸急促，血压上升，是高血压、冠心病的危险诱因之一，还可能诱发其他一些疾病。因此清代养生家曹庭栋说："人借气以充其身，故平日在乎善养。所忌最是怒，怒心一发，则气逆而不顺，窒而不舒。伤我气，即足以伤我身。老年人虽事值可怒，当思事与身孰重，一转念间，可以涣然冰释。"（《养生随笔·燕居》）

发怒几乎人人难免，怎样才能少怒和制怒呢？"用宽自然少怒"。

所谓用"宽"，首先是要心宽。2000 年 3 月 22 日《北京晚报》登有一篇《宽心谣》可资借鉴：

> 日出东海落西山，愁也一天，喜也一天；
>
> 遇事不钻牛角尖，身也舒坦，心也舒坦；
>
> 每月领取退休钱，多也喜欢，少也喜欢；

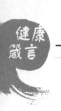

> 少荤多素日三餐，粗也香甜，细也香甜；
>
> 新旧衣服不挑选，好也御寒，赖也御寒；
>
> 常与知己聊聊天，古也谈谈，今也谈谈；
>
> 全家老少互慰勉，贫也相安，富也相安；
>
> 内孙外孙同待看，儿也心欢，女也心欢；
>
> 早晚操劳勤锻炼，忙也乐观，闲也乐观；
>
> 心宽体健养天年，不是神仙，胜似神仙。

其次是怒上心头要善于"宽怀自解"。宋人胡澹庵《颐人奇谈》收录的一首《西江月》很有意味：

> 不忍一时有祸，三思百岁无妨。
>
> 宽怀自解是良方，忿怒伤心染恙。
>
> 凡是从容修省，何须急躁猖狂。
>
> 有涵有养寿延长，稳纳一生福量。

下联的"劳心"，指动脑筋、费心思。"逸"，即安闲，安乐。意谓劳心的人喜欢安闲，"心逸，则日休（欢乐）也。"（清·曹庭栋《养生随笔·省心》）但劳逸要结合，劳苦与安逸要适度，如果"寝处不时，饮食不节，逸劳过度者，疾共杀之"（《孔子家语·五仪解》）。下联提醒人们：劳心者固然喜逸、要逸，但处逸忘劳或劳逸过度都是不利于健康的。

《传家宝·联瑾》中另有一副联语，可一并品味：

> 怒即火，气即薪，火发添薪难熄；
>
> 争如冰，让如日，冰坚遇日当融。

201. 破除烦恼便登极乐世界

断绝淫欲即入长生法门

选自清代石成金《传家宝·快乐联瑾》。

这是一副劝人除烦恼、节情欲的养生联。上联的"烦恼"，系由一些细小而复杂的原因所引起的一种苦闷心境，也指佛教语中的迷惑不觉。《大智度论》卷七："能令心烦，能作恼故，名为烦恼。"主要有根本烦恼（包括贪、嗔、痴、慢、疑、恶等六惑）和随烦恼（包括忿、恨、恼、嫉等二十惑）。佛教认为烦恼是造成"苦"的直接根源。所谓"极乐世界"，泛指幸福美好的境界。在佛经中系指阿弥陀佛所居住的国土，俗称西天。佛教徒认为居住在这里就可获得一切欢乐，摆脱人间一切苦恼。对此元代李翀《日闻录》说得清楚："佛书言十万亿国之西有极乐世界，犹道之言海上有三神山也。"诚然"西天"的极乐世界是虚幻的，但追求人间的幸福美好境界则是可能的。而破除烦恼，就能获得心灵的安宁。清代养生家徐文弼说："烦恼乃伐命之斧斤，人当于难制处用功。"（《寿世传真》）如何破除烦恼呢？第一，"誓以智慧水，永洗烦恼尘。"（唐·白居易《自觉》二首之二）唐代长寿诗人白居易在元和六年（811）四、五月间接连痛失57岁的慈母和3岁的爱女，他痛不欲生。"朝哭心所爱，暮哭心所亲。亲爱零落尽，安用身独存？"极度的悲痛忧愁，曾严重地影响了他的身心健康。"所以年四十，心如七十人。"但他自觉用理智控制感情，"莫让忧愁伤身体，常教欢乐促健康。"第二，"人生解知足，烦恼一时除。"（明·袾宏《座右诗》）即理解知足常乐的人生哲理，烦恼便可立时消除。明代陈莛也说："随缘好，随缘好，随缘知足无烦恼。夜喜高云共片心，日爱春眠不觉晓。"（《修匿余编》）明代另一位学者吕坤也说："若要无烦恼，唯有知足好。"（《续小儿语·杂言》）能知足常乐，内心和谐，就步入了心灵的"极乐世界"。第三，豁达面对烦恼，保持阳光心态。这里最重要的是要有"想得开""放得下"的智慧。想得开则心宽，心宽则乐；放得下则心静，心静则安。当然，所谓放得下不是放弃，而是指放下会影响身心健康的负面情绪的

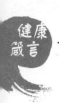

人、事、物。如放下贪求、奢望、恐惧、忧患等，凡事要适度、适宜，适可而止。语云：

> 人生总会有烦恼，想开放下是个宝。
>
> 谦让豁达心底宽，长生仙药不用找。

下联的"淫欲"，指淫荡的欲望。宋代朱熹说："淫者，乐之过而失其正者也。"（《论语集注》）"长生法门"，指道家求长生的法术。显然，对于纵欲淫乱，理应断绝。对于正常的夫妻生活，也应"乐而有节"。古人说得好："房中者……乐而有节，则和平寿考。"（东汉·班固《汉书·艺文志·方技略》）下联旨在劝导人们，要断绝纵欲淫乱，对正常的夫妻生活也要"得其节宣之和"（《抱朴子内篇·释滞》），这样才能步入长寿之门。即所谓"积精全神，寿考弥长"（清·程国彭《医学心悟·保生四要》）。

202. 烦恼多惟有寡言才事少
疾病少皆因节欲养精多

选自清代石成金《传家宝·联瑾》。这是一副劝人寡言节欲的养生联。

俗谚云：野花不种年年有，烦恼无根日日生。在现实生活中，烦恼几乎人人会有，但产生原因和表现程度各有不同。清代袁枚说："是非只为多开口，烦恼皆因强出头。"（《随园诗话》卷九）这可能是引起烦恼的一个原因，故上联指出"惟有寡言才事少"（这里的"事少"当指事端少）。其实，寡言不仅会"事少"、烦恼少，而且有利于养神养气，这已为历代养生家和医家所重视。唐代吕洞宾则明确指出："寡言语以养气，寡思虑以养神，寡嗜欲以养精。"（转引自清代尤乘《寿世青编·疗心法言》）金代医学家李杲尤为重视"省言以养气"，并写了《省言箴》，强调"气乃神之祖，精乃气之子。气者，精神之根蒂也。大矣哉！……切宜省言而已"（《脾胃论》卷下）。元代忽思慧在《饮膳正要·养生避忌》中则提出"常默元气不伤"的见解。到明清，寡言语以养气，已成为养生家、医家的共识，并把它视为"却病良方"（清·曹庭栋《养生随笔》卷二）。清代名医程国彭在《医中百误歌》中说："病家误，好多言，多言伤气最难痊，劝君默口存神坐，好将真气养真元。"（《医学心悟》）因为，"气"是人的生命之根。我国传统医学认为，人体之气是构成人体和维持人体生命活动的最基本物质，是人体的精、气、神"三宝"之一。从这个意义上说："万言万当，不如一默。"（宋·陈直、元·邹铉《寿亲养老新书》卷四）

"节欲"是养生健体的又一重要课题。所谓"节欲"，包括节制口腹之欲、名利之欲和两性之欲。下联说，有些人之所以"疾病少，皆因节欲养精多"，显然，这里是指节制两性之欲。节欲养精，这是我们的先民积累的却病延年的宝贵经验。南朝齐梁时期陶弘景说："壮而声色有节者，强而寿。"（《养性延命录·教诫篇》）明代著名医家张介宾说："善养生者，必宝其精。精盈则气盛，气盛则神全，神全则身健，身健则病去。神气坚强，老而益壮，皆本乎精也。"（《类经·摄生类一》）清人周振武也说："善养诸身者，谨身节欲，爱惜元阳，非独养肾，亦所以保护脏腑也。"（《人身通考·运用部》）

石成金在诠释这副联语时说："寡言节欲，延寿之最妙法。"（《传家宝·联瑾》）这是对联语内容最好的概括。

203. 涵养冲虚便是身世学问
省除烦恼何等心性安和

选自清代蒲松龄《省身语录》和金缨《格言联璧·存养》。

上联的"冲虚"，即恬淡虚静。《旧唐书·高祖纪》："且老氏垂化，本贵冲虚；养志无为，遗情物外。""身世"，指人的经历、遭遇，或指地位、名声。清代吴伟业《同孙浣心等过福城观华严会》诗："不求身世不求年，二六时中小有天。"上联是说，培养恬淡虚静的品格，视富贵、声名为身外之物，在幽雅的环境过着宁静的生活，这便是达人立身处世的学问。

下联的"省除"，即去掉、免除。"心性"，指性情、性格。"安和"，这里指安详平和，亦指平安、安好。《南史·王僧辩传》："母姓魏氏，性甚安和，善于绥接，家门内外莫不怀之。"下联谓只要去除烦恼，心性就会获得不同寻常的安详平和，而这种内心的和谐平衡，正是心理养生的佳境。如何"省除烦恼"呢？对此，古人有不少支招：宋人陈录提出了守十常、除烦恼的高招："居富贵常怜贫困，受快乐常恐灾祸，见在常生知足，未来常思戒惧，冤结常求解免，衣食常思来处，起念常教纯正，出语常思因果，逆境常当顺受，动静常付无心。守此十常，更无烦恼。"（《善诱文·对治十常》）清·石成金有一首《莫恼歌》，也不失为"省除烦恼"的医心方：

> 莫要恼，莫要恼，烦恼之人容易老。
>
> 世间万事怎能全，可叹痴人愁不了。
>
> 任你富贵与王侯，年年处处埋荒草。
>
> 放着快活不会享，何苦自己寻烦恼。
>
> 莫要恼，莫要恼，明日阴晴尚难保。
>
> 双亲膝下俱承欢，一家大小都和好。
>
> 粗布衣，菜饭饱，这个快活哪里讨。
>
> 富贵荣华眼前花，何苦自己讨烦恼。

（《养生镜》）

有关"省除烦恼"的联语还有：

愁烦中具潇洒襟怀，满抱皆春风和气；

暗昧处见光明世界，此心即白日青天。

（清·王永彬《围炉夜话》）

欲除烦恼须修己；

历尽艰难好作人。

（冯玉祥将军日记中的对联）

204. 眉上几分愁且去观棋酌酒
心中多少乐只来种竹浇花

选自明代陈继儒《小窗幽记》。

这是一副劝人淡忧愁、寻乐趣的联语。

人生在世，怎一个愁字了得。愁，往往如影随形，"才下眉头，却上心头。"宋代石象之在《咏愁》中写道：

来何容易去何迟，半在心头半在眉。

门掩落花春去后，窗窥残月酒醒时。

柔如万顷连天草，乱比千寻匝地丝。

除却五侯歌舞地，人间何处不相随。

（《全宋诗》第7册，第4846页）

愁什么呢？如宋代哲学家邵雍所云：人生尽管有许多愁，但归根结底是"人生长有两般愁，愁死愁生未易休"。在生前则愁名愁利，"或向利中穷力取，或于名上尽心求。多思唯恐晚得手，未老已闻先白头。"（《人生长有两般愁》）临死"但忧死无闻，功不挂青史"（宋·陆游《投梁参政》），愁个未完。

《黄帝内经·灵枢·本神》指出："愁忧者，气闭塞而不行。""脾忧愁而不解则伤意，意伤则悗（烦闷）乱，四肢不举。"说明愁对健康影响极大。所以，唐代长寿诗人白居易告诫自己："虽贫眼下无妨乐，纵病心中不与愁。"（《会昌二年春题池西小楼》）怎样消愁解闷呢？还是南宋长寿诗人陆游说得好：

> 断粞（碎米）作饭终年饱，大布裁衣称意宽。
>
> 世上闲愁千万斛，不教一点上眉端。

（《冬夜读史有感》）

像陆游那样，适情知足，把闲愁置诸脑后。上联说：眉上有几分愁，就去看人下棋或浅酌，也不失为消愁解闷的办法之一。世事如棋，又何必为些许小事眉头不展？"酒里遣浮世，书中见古人。"（宋·陆游《纵笔》）在观棋浅酌之中，能使内心的忧愁和焦虑得以宽舒和缓解。"气贵舒而不贵郁，舒则周身畅利"（明·龚居中《红炉点雪》卷之四），有利于健康。

清代何之鼎在《芥子园画谱》的序言中说："世之所谓怡情悦性者，非一事也。或漱石枕流以为娱，或种竹莳花以自遣……所好各殊，而其为适志则一也。"适度的娱乐能放松人的情绪，陶冶人的情操。下联谓心中多少乐，就用来种竹浇花。因为种竹可以却俗，浇花赏花可以解闷，愉悦心境。现代科学证明，花卉是天然的"芳香制造机"。花的香气可以镇静安神，活络血脉。花卉还是净化空气的高手，它能制造对人体十分有益的"负离子"，其分泌的杀菌素，能杀死结核、痢疾、伤寒、白喉等病菌。种竹浇花既是怡情悦性的高雅活动，又可增加人的生活情趣，还有使人的喜怒哀乐的情志活动处于"中节"状态。如明代医家龚居中所言："故曰喜则气缓。然缓者，固有徐和畅利之义，但不及太过，皆能致息愆期，而况忧思郁结，宁不滞其气乎？"（《红炉点雪》卷之四）有道是：

> 消愁祛忧身长健；
>
> 寡欲无欺心自安。

四、饮食起居联

（一）食饮有节

205. 晨晡节饮食

劳佚时卧起

选自宋代陆游《东斋杂书》（之十）诗的颔联。（《全宋诗》第 40 册，第 25447 页）这是陆游 82 岁时，总结自己饮食起居经验的联语，这副联语重申了"食饮有节，起居有常"这两条古老的养生原则。早在 2600 多年前我国春秋初期的政治家管仲就指出："起居时，饮食节，寒暑适，则身利而寿命益；起居不时，饮食不节，寒暑不适，则形累而寿命损。"（《管子·形势篇》）被尊为"医家之宗"的《黄帝内经》则明确提出了"法于阴阳，和于术数，食饮有节，起居有常，不妄作劳"（《素问·上古天真论》）的养生之道，因而为历代医家、养生家所推崇。

上联的"晡"，指申时，即十五时至十七时，亦泛指傍晚。上联是说早餐、晚餐都要有所节制，量腹而食。"如能节满意之食，省爽口之味，常不至于饱甚者，即顿顿必无伤，物物皆有益。"（宋·娄居中《食治通说》）享寿 86 岁的长寿诗人陆游亦精于此道，他说："吾侪学养生，事事当自克。老无声色娱，戒惧在饮食。"（《病中有述二诗各五韵》之二）他在《居室记》中说："朝晡食饮，半约唯其力，少饱则止，不必尽器。"无独有偶，南宋另一位长寿诗人钱时也认为节制饮食"是尊生第一方"。他写道：

> 饮食无他止养身，人间多少不惺惺。
>
> 朝晡细嚼家常饭，一卷神农本草经。
>
> 旋摘园蔬随意好，软炊土米绕牙香。
>
> 人言少吃多滋味，此是尊生第一方。

（《当食自喜二首》，《全宋诗》第 55 册，第 34338 页）

当然，这里的节饮食，并非吃得越少越好，更不是"辟谷"，而是在定食、定量原则下，既要全面摄食，使营养平衡，又要饥饱适中，使"谷肉果菜，食养尽之，无使过之，伤其正也"（《黄帝内经·素问·五常政大论》）。而且逐步形成了"早饭淡而早，午饭厚而饱，晚饭须要少，若能常如此，无病直到老"（清·马齐《陆地仙经》）的饮食规律。我国古代的节食益寿理论，与美国渥荷博士的"限食长寿"论和意大利考纳娄博士的"节食延寿法"无疑是相通的。

下联的"佚"，同逸，即安逸、安乐、安闲之意。《孙膑兵法·积疏》云："佚劳相当。""卧起"，指寝卧与起身，多指日常生活。汉代刘向《说苑·杂言》："夫寝处不时，饮食不节，佚劳过度者，疾共杀之。"那么，劳逸起居怎样才有利于保养身体呢？晋代葛洪《抱朴子·极言》告诉我们："善摄生者，卧起有四时之早晚，兴居有致和之常制。调利筋骨，有偃仰之方；杜疾闲邪，有吞吐之术；流行荣卫，有补泻之法；节宣劳逸，有与夺之要。……长生之理，尽于此矣。"这就是说，劳逸起居，要顺应自然，有节有度，遵循规律。

联曰：

> 饮食须知节；起居要有常。

206. 缊袍宽称体

　　脱粟饱随宜

　　选自宋代司马光《乐》（《全宋诗》第9册，第6177页）。此联典出《晏子春秋·杂下》："晏子相齐，衣十升之布，脱粟之食。"意思是说，过着廉洁俭朴的生活，穿的是用乱麻旧棉做的袍子，吃的是只去皮壳不加精制的糙米。这不仅反映了晏子廉洁俭朴的生活作风，而且这种俭朴的清淡生活对于养生也是有好处的。粗茶淡饭是我国优良的饮食传统，改革开放以来随着人们生活水平的提高，我国的主食结构出现了由粗到精的变化，粗粮的身价似乎越来越低。但发达国家却大步走上由精变粗的复归之路。在俄罗斯、东欧，黑面包的"身价"在白面包之上；在日本，烤红薯则香飘街头；美国则把粗粮和蔬菜列为"食物指南金字塔"的塔基；世界卫生组织也提出了"注重生活质量，请吃五谷杂粮"的营养健康口号。其原因是因为粗粮保留了更多的营养素，而脱粟不仅营养丰富，且有主养肾气、去脾胃中热、益气的食疗作用。

207. 勿使悲欢极

　　当令饮食均

　　选自唐代孙思邈《孙真人养生铭》。这副联语提出了人们养生应注重的心理平衡和饮食均衡两个基本问题。

　　在人的情感世界里，出现喜怒哀乐，这是人之常情，但不能过度，更不能超过极限。喜乐本是一种好的情绪，可使人心气舒畅，有益于身体健康；但"暴喜伤阳"（《素问·阴阳应象大论》），若狂喜极乐，则损伤心神，出现喜笑不休、心悸、失眠等，甚至发疯。同样"暴怒伤阴"（《素问·阴阳应象大论》）。"怒则气逆，甚则呕血及飧泄?"（《素问·举痛论》）故《养生铭》说："怒甚偏伤气，思多太损神。神疲心易役，气弱病相侵。"而"悲哀愁忧则心动，心动则五脏六腑皆摇"（《灵枢·口问》），说明这些情志激动过度，都可能导致阴阳失调、气血不和而引发各种疾病。所以，养生要从养心开始，保持和培养乐观心态，善于控制和调节自己的情绪，"勿使悲欢极"，做到乐而不淫，哀而不伤，防止不良情绪的伤害。如南宋周守忠所言："知喜怒之损性，故豁情以宽心；知思虑之销神，故损情而内守；知语烦之侵气，故闭口而忘言；知哀乐之损寿，故抑之而不有；知情欲之窃命，故忍之而不为。"（《养生类纂·养生部·总叙养生》）

下联则提醒人们注重饮食均衡。合理营养是健康的物质基础，而平衡膳食则是合理营养的根本途径。两千多年前的《黄帝内经》就有关于膳食结构的论述："五谷为养，五果为助，五畜为益，五菜为充，气味合而服之，以补精益气。"（《素问·藏气法时论》）即以谷类为主食，肉类为副食，用蔬菜来充实，以水果为辅助，根据需要，兼而取之。2016年国家卫生计生委修订发布的《中国居民膳食指南》及其"膳食宝塔"就是这种传统膳食结构的继承与发展。在当下，平衡膳食、"令饮食均"的最好举措就是参照"膳食宝塔"的内容安排我们的日常饮食与活动。"膳食宝塔"共分五层：第一层（底层），谷类、薯类及杂豆，成人每人每天250～400克，其中全谷物和杂豆类50～150克，薯类50～100克；水1500～1700毫升。第二层，蔬菜类300～500克，水果类200～350克。第三层，畜禽肉类40～75克，水产类40～75克，蛋类40～50克。第四层，奶类及奶制品300克，大豆类及坚果25～35克。第五层，（塔尖）油25～30克，盐少于6克。显然，这是一个坚持植物性食物为主的膳食模式。

一般人群膳食指南可归纳为：

食物多样，谷类为主；粗细搭配，薯类极优；

多吃果蔬，天天奶豆；鱼禽肉蛋，少肥多瘦；

清淡少盐，油脂勿多；保持体重，多动少坐；

早餐重要，晚少午优；少喝甜饮，零食适度；

饮酒限量，饮水足够；食品卫生，安全为首。

208. 三餐当适时
一觉睡到晓

选自清代石成金《传家宝·联瑾》。全联为：

三餐适当其时不必服药；

一觉直睡到晓何须坐功。

上联讲，"食能以时，身必无灾"（《吕氏春秋·尽数》）。一日"三餐适当其时"，"不可待极饥而方食，候极饱而撤馔"（宋·蒲虔贯《保生要录》）。进食应遵循"朝不可虚，暮不可实"的原则（宋·温革《琐碎录》）。至于一日三餐的时间，一般是早餐宜在日出后，午饭宜在午前，而晚饭宜在日落之前（清·石成金《长生秘诀》）。就饮食的质量而言，应是："早饭淡而早，午饭厚而饱，晚饭须要少，若能常如此，无病直到老。"（清·马齐《陆地仙经》）

下联则讲"一觉直睡到晓"的睡眠质量问题。"睡得香，少病殃。""睡得香，寿而康。""一觉闲眠百病消。"（唐·白居易《闲眠》）宋·陆游也有《午梦》诗：

苦爱幽窗午梦长，此中与时暂相忘。

华山处士如容见，不觅仙方觅睡方。

睡眠，古人称为"眠食"。质量好的睡眠确实是一味有益身心健康的滋补品，是抵御疾病的第一道防线。因为决定人生长发育的激素是在睡眠时释放出来的，这对一个人在生长期的身体发育极为重要，而对成人又有一种特殊的维持功能。清代戏曲理论家、养生家李渔说："养生之诀，当以善睡居先。睡能还精，睡能养气，睡能健脾益胃，睡

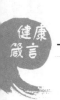

能坚骨壮筋。"（《闲情偶寄·颐养部》）俄国文学家屠格涅夫也说："睡眠是一种灵丹妙药！它不仅能恢复人的体力，而且在一定程度上也能恢复人的心灵，使它返璞归真。"（《安德烈·科洛索夫》）人的一生有1/3的时间是在睡眠中度过的，所以睡眠的好坏直接影响身心健康。只要睡眠好，连坐功也可不要。人们提到生活内容爱用"衣食住行"四个字来概括，其实还应加上一个"睡"字。石成金在批阅此联时说："时体此联，即可却病延年。彼饱伤思扰者，虽服药坐功毫无益也。"美国科研人员新近的一项调查也表明，每晚平均睡7~8小时的人，寿命最长；每晚平均睡不到4小时的人，死亡率比前者高80%；而每晚睡10小时以上的人短命亦比每晚睡8小时者高2倍。所以，美国教授威廉·德门特说："睡眠是抵御疾病的第一道防线。"

209. 美食多伤胃
名利更损人

此联是民革上海市委顾问、上海市文史馆馆员汤静逸生活经验的总结。韩非曾指出："香美脆味，厚酒肥肉，甘口而病形。"（《韩非子·扬权》）桓宽则指出："美味腐腹。"（《盐铁论》）明代学者吕坤在谈到养生时说："天地间之祸人者，莫如多；令人易多者，莫如美。美味令人多食，美色令人多欲，美声令人多听，美物令人多贪，美官令人多求……皆祸媒也。"此翁独出心裁，在居室中设置了"远美轩"（《呻吟语·卷三·养生》）。这里单说精美可口的饮食往往容易使人摄入过多，损伤脾胃，或导致肥胖现象，诱发高血脂、脂肪肝和心脑血管病等。现代医学调查发现，食入越鲜香美味的菜肴（如鸡鸭鱼肉、山珍海味等），其患者的症状越严重。所以，意大利的百岁老人吕居·柯那罗曾说："不幸的意大利，你不知道美食和放荡给你的居民带来的损害，比瘟疫、战争和灾荒还大。真正的灾难是宴席不断，挥霍无度，餐桌上美味佳肴堆积如山。"中老年人的饮食应清淡、平衡、限量，才有利于强身健体。

至于名利损人的事，历史上更是屡见不鲜。正如明人吴麟征所言："'身贵于物'。汲汲为利，汲汲为名，俱非尊生之术。"（《家诫要言》）一个人为了金钱和功名利禄而整天患得患失，贪求无度，没有不损害健康的。民初学者黄伯樵说得好："如果吾人于事业中求名利，而不于名利中求名利，适足为福。"（《保健延寿谈》）有道是：

　　　　寡欲能高寿，无私心自闲。

210. 啖淡饭着粗衣眷属团圆终岁乐
伴幽兰对佳菊花枝烂漫满庭芳

清代陆子恒撰。选自清代梁恭辰《楹联四话·卷一·酬赠》。清代陆以湉《冷庐杂识》言：临海布衣许秀山，喜种花，尤爱兰、菊。每至花季，五彩缤纷中蔚然成趣，先君子恒从乞种，因书联以赠。

上联写浙江临海（今临海市）许秀山的俭朴生活，吃清淡的饮食，着粗布衣裳，但一家老少团圆，终年和气欢乐。这正是："方寸怡怡无一事，粗裘粝食地行仙。"（宋·黄公度《道间即事》）

下联写许秀山的情趣爱好，他喜欢种花，尤爱兰、菊。菊种多至百余。每至花季，五色缤纷。许秀山终日伴幽兰，对菊花，花枝烂漫时满屋溢香。联中的"满庭芳"不是指文学上的词牌名或曲牌名，而是指满屋的花香。啖淡饭着粗衣的淡泊生活，伴幽兰、对菊花的情趣爱好，又有终岁乐、满庭芳的家境氛围，这对养生延年是十分有益的。兰花是花中君子。古往今来，人们爱兰，是因为兰有四清："气清，色清，神清，韵清。"（董必武赞兰语）所谓气清，是指兰的香气，清而不浊，纯真质朴。色清是兰的颜色淡雅圣洁，"虽无艳色如娇女，自有幽香似德人。"（明·余同麓《咏兰》）以嫩绿、黄绿居多，以素心者

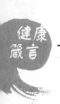

为贵。神清指花与叶的姿态，端庄清秀，雍容华贵，兰叶刚柔兼备，姿态优美，故有"看叶胜看花"的诗句。韵清是指神韵，是一种艺术魅力，给人无限联想，成为民族气节的标志。特别是被誉为"国香"的兰花的香气，可以缓解肺热、痰咳、神经衰弱，对产妇有催生作用。兰花全株可入中药，有养阴润肺、化痰止咳的功效，具有直接的养生保健价值。正所谓"世间清品至兰极，贤者虚怀与竹同"（《楹联丛话卷之十一》）。菊花是我国的传统名花，有近 3000 个品种，色、香、姿、韵俱全，具有较高的观赏价值和较多的实用价值。菊花中含有菊油环酮、龙脑等挥发性芳香物，有清热疏风、平肝明目解毒之功，具有多种治病健身作用。菊花象征纯洁、清雅、高节、长寿，与梅、兰、竹并称花中四君子。兰、菊等花木，不仅具有造氧与净化空气的作用，而且观赏花卉，还具有净化心灵、调节情绪的作用。美国医生斯登福特和心理学家雷诺尔茨对 5000 人测试，证明常闻花香，对情绪和健康都能产生很好的影响。"兰为幽客"，"菊为寿客"（宋·龚明之《中吴纪闻》卷四）。可见伴幽兰、对佳菊的养生意义。

与此联内容基本相同的对联还有：

观幽兰佳菊，常守节，目光清净；

喜淡饭布衣，不欺天，心地泰然。

（山西灵石绿门院存厚堂联）

清代学者、文学家俞樾亦有题春在堂联：

越水吴山随所适；

布衣蔬菜了余生。

211. 食唯半饱无兼味

酒止三分莫过频

这是明代御医龚廷贤在所著《寿世保元》中所载一首七律中的颔

联。上联讲节制饮食，下联讲限制饮酒。对于节制饮食，应在保持膳食平衡的前提下因人因年龄而宜。对于一般青壮年，"食宜八九分，不可过饱"（石成金《长生秘诀》）；对于一般健康的中老年，七八分饱即可；对于高龄老人和病人，则应"食唯半饱"且应少吃多餐，"每食必忌于杂"，以免"五味相挠"（唐·孙思邈《千金翼方·卷十二》）。龚廷贤就是在谈论老人养生时写这篇《摄养》诗的。这与宋代陈直《养老奉亲书》的要求是一致的。该书说："尊年之人，不可顿饱，但频频与食，使脾胃易化，谷气长存。若顿令饱食，则多伤满。缘衰老人肠胃虚薄，不能消纳，故成疾患。为人子者，深宜体悉，此养老人之大要也。"龚廷贤在《寿世保元》中谈及老人饮食时，又重申了"频频慢食，不可贪多"的观点。美国国立老年研究所的查理·巴劳斯博士用大白鼠实验证明，从 16 月龄（相当于人类 45 岁）开始，将食物的摄入量减少一半，结果仍可使大白鼠延长寿命三分之一。人类如果从中年时期开始限食，也可以延长生命。

同样，酒以成礼，过则败德。"若夫沉湎无度，醉以为常者，轻者致病败行，甚则丧邦亡家而陨躯命，其害可胜言哉"（明·李时珍《本草纲目·谷部二十五卷·酒》）。所以在宴客酬宾中应注意"酒止三分莫过频"，老年人更应如此。

联中阐明的食养之道是符合现代医学研究的结论的。科学家从不同的角度、大量实验中取得论据论证了适度限制饮食可以达到延年益寿的目的。适度限制饮食的内容包括少盐少油，控糖限酒。每日食盐少于 6 克；食用油以植物油为主，并以每天 25 ~ 30 克为宜；控制添加糖的摄入量，每天摄入不超过 50 克，最好控制在 25 克以下；成人如饮酒，一天饮用酒的酒精量男性不超过 25 克，女性不超过 15 克。食不过量，控制总能量摄入，保持能量平衡，控制含饱和脂肪酸的动物性食品的摄入，使其提供的能量不超过总能量的 10%，尤其是老人，更应限制脂肪摄入，少吃肥肉、油炸食品。

龚廷贤感叹："嗟呼！善养生者养内，不善养生者养外。养内者，以恬脏腑，调顺血脉，使一身之气流行冲和，百病不作。养外者，咨口腹之欲，极滋味之美，穷饮食之乐，虽肌体充腴，容色悦泽，而酷烈之气内蚀脏腑，形神虚矣，安能保合太和，以臻遐龄。"（《寿世保元》乙集二卷）

212. 白菜青盐粯子饭
瓦壶天水菊花茶

清代书画家、文学家郑板桥赠友联。（选自《郑板桥诗词文选》）

粯，指米屑，这里说的粯子饭，是指麦粉做的饭或馒头。上联有的联书亦作"青菜萝卜糙米饭"。据传，一次郑板桥到东台白驹去探望多年未见的老友，此人精通诗文，但无意功名，过着清贫生活，家中挂有一副堂联："粗茶淡饭布衣裳，这点福让老夫享受；齐家治国平天下，那些事有儿辈担当。"郑很钦佩，两人品茗叙旧，十分投机，主人招待的也是粗茶淡饭。郑感其谊，临别以该联相赠。联语不但反映了两人的深厚情谊和清贫自乐的生活态度，也反映了作者深谙养生之道。饮食清淡，取其自然，取天然水烧菊花茶，不多食脂肪高的食物和远离污染与人工合成的饮料。这样，才能有利于延年益寿。且黄菊和白菊还可入药，其性微寒，味甘苦，疏风清热，平肝明目，主治外感风热、头痛、目赤等症。

故有联语云：

能菊能膳，天下谁人不爱菊；

入诗入画，世间雅士皆护花。

（江苏盐城射阳洋马镇菊花基地牌楼联）

郑板桥曾自我表白说："凡吾画兰、画竹、画石，用以慰天下之劳人，非以供天下之安享人也。"所以他的联语常爱用方言俚语，使"小儿顺口好读"。他在家乡写过不少这样的对联，其中一副是："扫来竹叶烹茶叶；劈碎松根煮菜根。"这种粗茶、菜根的生活，反映的是普通百姓的日常生活，使人看来既感到贴切，又富含情趣，且能收到养生之效。

如下五联，也反映了同样的内容：

菜根多异味；蔬食乐清贫。

常闻泥土气；更觉菜蔬香。（胡寅）

清淡羹汤能健胃；新鲜素菜可延年。（周劲晖）

五谷杂粮壮身体；青菜萝卜保平安。（谚联）

上市鲜瓜，红黄白绿般般好；生津嫩菜，春夏秋冬季季鲜。

213. 老似婴儿防饮食
贫如禁体作文章

清代文学家袁枚《随园诗话》卷十四载："余七十以后，遇宴饮太饱，夜辄不适。读黄莘田诗曰：'老似婴儿防饮食，贫如禁体作文章。'叹其立言之妙。然不老亦不能知。"吃饭虽然人人都会，但是吃什么，怎样吃，怎样注意合理膳食？却不是人人都懂得的。有古代神医之称的扁鹊曰："安身之本，必资于食。不知食宜者，不足以存身。"美国著名的抗衰老专家霍华德·希尔也指出：只有懂得怎样吃对身体有利，才能找到长寿之路的入口。因为人吃的食物有寒、热、温、凉"四性"之别，有辛、甘、酸、苦、咸"五味"之分，有升降补泻的不同功用，人的体质又各有差别，自然食有所宜，亦有所忌，包括日常食物配伍、节令宜忌和疾病宜忌等。"饮食得宜，是为药饵之助，失宜则反与药饵为仇"（清·章穆《饮食辨录》）。特别是"高年之人，真气耗竭，五脏衰弱，全在饮食以资气血。若生冷无节，饥饱失宜，调停无度，动

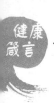

成疾患"（宋·陈直《养老奉亲书》）。"饮食所以养生，而贪嚼无忌，则生我亦能害我。"（高濂《饮食当知所损论》）养生如养儿。这副对联的上联是说对老年人的饮食如像对婴儿的饮食一样，丝毫大意不得，弄不好就会伤肠胃，致生疾患。怎样学会吃？跟着新版膳食指南推荐的膳食宝塔和膳食餐盘，让我们吃得更健康。

下联是进一步强调老年饮食养生之难，难如要知识贫乏的人作禁体诗文。这里所谓"禁体"是指一种要遵守特定禁例写作的诗，即禁体诗。宋代陈傅良《和张孟阜寻梅韵》："我尝欲禁字体，不道雪月冰琼瑰。"又如咏雪不用玉、月、梨、梅、练、絮、白、舞等，意在难中出奇。

214. 爽口食多偏作疾
快心事过必生殃

选自民国胡瑞芝《养正录》。此联语本北宋哲学家、文学家邵雍的《仁者吟》的颈联。全诗为：

> 仁者难逢思有常，平居慎勿恃无伤。
>
> 争先径路机关恶，近后语言滋味长。
>
> 爽口物多须作疾，快心事过必为殃。
>
> 与其病后能求药，不若病前能自防。

（《全宋诗》第 7 册，第 4505 页）

《圣济总录》有言："饮食饱则肠胃伤，情欲过则气血耗。"上联所谓"爽口物"，即指利口美食及个人喜食的食物，大多是膏粱厚味之物，这种爽口之物往往容易进食过多，损伤脾胃，诱发众疾。所以 90 岁的明代医学家万全劝诫人们"凡有喜食之物，不可纵口。常言病从口入，惕然自省"（《养生四要·寡欲第一》）。

下联所谓"快心事"，是指自以为乐的事情，或过度兴奋，喜乐无度，则心神散荡不藏；或房事太过，伤人肾气或意气用事，求一时痛快，则事过为殃（祸患或灾难）。所以清代养生家曹庭栋说："大凡快意处，即是受病处。老年人随时预防，当于快意处发猛省。"（《老老恒言·夜坐》）总之，贪满意之食、爽口之味和快心事、自以为乐的事，都要注意限度，适可而止。否则嗜欲或情欲太过，都对身心不利，不但致疾，而且损寿。如何掌握这个度呢？清代蒲松龄为我们提供了一个限度："爽口之味，皆腐胃烂肠之药，五分便无殃；快心之事，悉败身丧德之媒，半点即当悔。"（《省身语录》）曾国藩亦戒子弟："无好快意之事，常存省过之心。"（《曾氏读＜易＞笔记》）

215. 自供清淡精神爽
处事从容日月长

这是越南劳动党创始人、越南民主共和国主席胡志明（1890—1969）的养生经验。

这副对联提出了饮食清淡和从容豁达的养生原则，与中国的传统养生文化相吻合。饮食清淡是与甘脆肥厚相对而言的。两千二百多年前，《韩非子》就指出："香美脆味，厚酒肥肉，甘口而病形；曼理皓齿，说（悦）情而损精。故去甚去泰，身乃无害。"（《韩非子·扬权》）所谓饮食清淡，就是以素食为主，少食动物蛋白和脂肪，多食粗粮、豆类、豆制品和蔬菜、水果等。"味薄神魂自安"（宋·温革《琐碎录》）。

从容，即舒缓安闲，不慌不忙。《书·君陈》："宽而有制，从容以和。"从容，乃和缓之貌。明代学者吕坤有言："天下之事，每得于从容，而失之急遽。"（《呻吟语·卷一·谈道》）从容是为人处事的一种态度，从容之人做事不慌不忙，面对突然的变故不惊不惧，面对生活的打击不暴不弃，成功不得意忘形，失败不灰心丧气，一切顺其自然，"从容而不后事，急遽而不失容。"（《呻吟语·卷四·品藻》）从容也

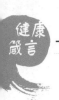
是人生的一种修养，是生命的一种境界。从容之人为人沉着镇静，心神安静，睿智明达，举止从容。而要做到处事从容，关键在"养和平之心"。如吕坤所云："和气平心，发出来如春风拂弱柳，细雨润新苗，何等舒泰！何等感通！疾风迅雷、暴雨酷霜，伤损必多。"（《呻吟语·卷一·存心》）故"与其抑暴戾之气，不若养和平之心"（《呻吟语·卷二·修身》）。"心平气和而有坚毅不可夺之力，秉公持正而有圆通不可拘之权，可以语人品矣。"（《呻吟语·卷四·品藻》）

从容对于老年人尤为重要。吕坤曾言："天地万物之理，皆始于从容，而卒于急促。……事从容则有余味，人从容则有余年。"（《呻吟语·卷三·应务》）气衰体弱，对于突兀而来的事件，不仅肢体上反应迟钝，中枢神经的应激反应也失去敏锐性。心理学家认为，老年人过度地启动应激反应思维，会导致血压升高，心跳加快，危及大脑中枢神经的正常支配阈值，甚至会发生猝死。所以保持平和的心态、豁达的胸怀和从容处事的雅量，自然心安气顺，益寿延年。老年万事等闲看，阴晴圆缺顺自然。从容、淡泊、宁静、安详，也是老年人应有的精神境界。

与此联内容近似的还有三联：

　　　　劳动能益寿；淡食可延年。（刘照运）

　　　　炊薪安淡泊；尝味忌贪饕。

　　　　饮食清淡读书乐；襟怀豁达度晚年。

（二）补益助养

216. 夏来菰米饭
秋至菊花酒

选自唐代山水田园派诗人储光羲的《田园杂兴八首》之八。这副联语具有食养意义。

上句的"菰米",一名茭米,系多年生水生宿根草本,生浅水中,长江以南低洼地区生长最多。春天之嫩茎为茭白,又名菰笋、茭笋,可作蔬菜食用,谓之茈。菰有夏秋双季和秋产单季茭两种。其籽可煮饭食用,称菰米,系古六谷之一。因其米大多霜凋时采之,故谓之凋茈,亦称雕胡米。据明代姚可成编《食物本草》卷五介绍:"菰生水中,叶如蒲苇。其苗有茎梗者,谓之菰蒋草。至秋结实,乃凋菰米也,古人以为美馔。今饥岁,人犹采以当粮。"明代李时珍《本草纲目》谷部之二云:"彫胡九月抽茎,开花如苇芀,结实长寸许,霜后采之,大如茅针,皮黑褐色。其米甚白而滑腻,作饭香脆。"所以,南宋诗人陆游的《薏苡》诗云:"初游唐安饭薏米,炊成不减雕胡美。"清人陆以湉的《冷庐杂识》卷五收录的玄真子祠联也有:"泛镜水千塍,归来餐菰饭莼羹,地真仙境;听棹歌一曲,随处有荻花枫叶,我亦渔人。"菰米不仅具有食用价值,且有药用价值。《本草纲目》卷五云:"菰米的气味:甘、冷、无毒。主治:止渴。解烦热,调肠胃。"

"菊乃寿人之草"(明·唐寅《菊隐记》)。下句的菊花酒,是一种用菊花杂黍米酿制的酒。菊花古时雅称"延寿客",民间还呼之为"药中圣贤",《神农本草经》早已将它列为"上品",称菊花"久服利血气,轻身耐老延年"。据文献记载,早在西汉初的汉宫中就有"饮菊花酒,令人长寿"的记载。晋·潘岳《秋菊赋》云:"既延期以永寿,又蠲疾而弭痾。"晋代葛洪的《西京杂记》卷三记载:"九月九日佩茱萸,食蓬饵,饮菊花酒,令人长寿。菊华(花)舒时,并采茎叶,杂黍米酿之,至来年九月九日,始熟,就饮焉,故谓之菊华(花)酒。"到元明时,白菊花酒中已加进了多种中草药,其制法是取菊花煎汁,同曲、米酿酒,或加地黄、当归、枸杞诸药亦佳。明代李时珍《本草纲目》第二十五卷则称菊花酒有"治头风,明耳目,去痿痹,消百病"的

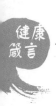

功效。

217. 地碓舂粳光似玉
沙瓶煮豆软如酥

选自宋代苏轼《豆粥》诗。

这一副联语分别介绍了谷类和豆类两种重要食物及其制作方法。上联的地碓，即碓，舂米的工具。粳是稻的一种，是介于籼稻、糯稻之间的晚稻品种，米粒短而粗，米质黏性较强。粳米营养丰富，富含糖类、蛋白质、脂肪、粗纤维、钙、磷，及 B 族维生素 B_1、B_2、B_3 等。且含有乙酸、延胡索酸、琥珀酸、苹果酸等 15 种有机酸及葡萄糖、果糖、麦芽糖等单糖和双糖。从养生角度讲，地碓新舂的光洁如玉的粳米，"味甘、平、无毒。主益气，止烦止渴止泄利，温中和胃气，长肌肉，壮筋骨，益肠胃，通血脉，和五脏，益精强志，聪耳明目。合芡实煮粥，食之更佳。"（明·姚可成《食物本草》卷之五）

下联的"沙瓶"，犹沙罐，是煮豆的器具。大豆蛋白所含的必需氨基酸种类齐全，数量充足，是植物性食物中蛋白质含量最高的。大豆富含无机盐，其中钙、铁含量比同量的牛、猪肉还高出许多倍。大豆还含有较丰富的不饱和脂肪酸，亚油酸，磷脂及少量的豆固醇和较多的 B 族维生素 B_1、B_2，维生素 E，胡萝卜素等。大豆具有多种生物活性物质，有降血糖、抗氧化、抗动脉粥样硬化和免疫调节等作用；大豆磷脂有激活脑细胞、提高记忆力和注意力的作用以及提高人体免疫力、抗高血压、抗衰老的作用。正因为如此，所以坡翁遇着吃豆粥的机会，便激动不已——"卧听鸡鸣粥熟时，蓬头曳履君家去。"生动反映了坡翁随缘自适的生活态度和餐粥东家的放浪形象。

但大豆中含有一些天然的抗营养因子，可影响人体对某些营养的吸收。在食用大豆时，通过水泡、磨浆，加工成豆浆、豆腐、豆腐脑、豆豉、豆芽、豆腐乳等，可提高其消化率。而用"沙瓶（罐）煮豆"，煮至酥软滑腻不失为一个好的食用方法。

宋代陆游也有类似的两联诗句：

水碓舂粳滑胜珠，地炉燔芋软如酥。

（《病思》《剑南诗稿》卷八四）

菘芥煮羹甘胜蜜，稻粱炊饭滑如珠。

［《病中遣怀》（之五）《剑南诗稿》卷八四］

218. 芋魁加糁香出屋
菰首芼羹甘若饴

选自宋代陆游《幽居》诗的颔联。（《全宋诗》第 39 册，第 24546 页）

这副联语介绍了亦蔬亦药的两种食物。上联的"芋魁"，即芋的根茎。明代姚可成《食物本草》卷之七称："芋，一名土芝，一名蹲鸱。今处处有之……蜀川出者，形圆而大，状若蹲鸱，谓之芋魁。芋魁亦泛指薯类植物的根块。"宋代苏轼《庆源宣义王丈有书来求红带既已遗之且作诗为戏》："拂衣自注下下考，芋魁饭豆吾岂无。""糁"为米粒、饭粒。加糁即以米和羹，经过蒸煮加工当然就香出屋了。芋，口感细软，绵甜香糯，营养价值近似于土豆，淀粉丰富，含有较多的维生素 B_1、B_2 等，是一种很好的碱性食物。不仅可做主、副食食用，而且具有药用价值。芋头味辛、平、滑，有小毒，能化痰、软坚、消肿散结。可用于治瘰疬结核和腹中癖气，还可捣敷疮疡肿毒、乳腺炎、牛皮癣、水火烫伤。

下联的"菰首"，即茭白，又名茭笋、茭瓜、菰菜。"芼"是择取、拌和的意思。"芼羹"，就是用菜（包括茭笋）杂以肉做成的羹。"饴"，指饴糖，泛指甘美的食物。菰首富含蛋白质、脂肪、糖类、粗纤维、钙、磷、铁、硫胺素、核黄素、尼克酸、维生素 C 等。历来菰首与莼菜、鲈鱼并称为"江南三大名菜"，用菰首和肉做的羹，当然会甘美无比。对这一道美食，北宋王安石《次韵约之谢惠诗》就写道："闻说茅羹腥，芬香出邻壁。"苏轼在《薏苡》一诗中也写道："春为茨珠圆，炊作菰米香。"由于菰首甘、寒，还是解热、除烦渴、利二便的药膳。但脾虚泄泻者慎服用，也不宜与蜂蜜同食。

陆游关于芋、菰、荠的食养食疗作用的联语还有：

秋菰出水白于玉，寒荠绕墙甘若饴。

（《秋晚》《剑南诗稿》卷三十）

橙黄出白金斋美，菰脆供盘玉片香。

（《对食戏咏》《剑南诗稿》卷四十七）

芋羹豆饭家家乐，桑眼榆条物物春。

（桑眼即桑叶的嫩芽）

（《肩舆历湖桑堰东西过陈湾至陈让堰小市抵暮乃归》《剑南诗稿》卷八十一）

219. 唐安薏米白如玉
汉嘉栮脯美胜肉

选自宋代陆游《冬夜与溥庵主说川食戏作》。（《全宋诗》第 39 册，第 24623 页）

上句的"唐安"，古称蜀州，唐天宝元年（742）改州为郡，蜀州改称唐安郡，唐至德二年（757），又复称蜀州，今属四川省崇州市境。陆游曾贬为蜀州通判，故对唐安薏米深有研究。"薏米"，薏苡的子实，又叫苡仁，俗称"药玉米""珍珠米""薏珠子"，色白如玉。薏米含有丰富的蛋白质、脂肪油、维生素 B_1，及人体必需的 8 种氨基酸等，不仅可供食用和酿酒，而且可入药。中医认为，薏米甘、淡、凉，入脾、肺、肾经，具有健脾、利湿、清热、排脓的功效。《证类本草》记载，薏米"主筋急拘挛，不可屈伸，风湿痹，下气，除筋骨中邪气不仁，利肠胃，消水肿，令人能食。久服，轻身益气"，还能"治肺痿肺气，积脓血，咳嗽涕唾"（《药性本草》）等。对于久病体虚和病后恢复期的患者，以及老人、产妇、儿童，用薏米煮粥服食，颇有裨益。薏米炒用，还能补益肺脾。所以，陆游总是对薏米赞不绝口。他的《薏苡》诗云："初游唐安饭薏米，炊成不减雕胡美。大如芡实白如玉，滑欲流匙香满屋。"而且说"唐安所出尤奇"。

下句的"汉嘉"，指东汉顺帝阳嘉二年（133）在四川西部设置的汉嘉郡。治所在今四川省芦山县境。"枻脯"，即干木耳。干木耳在古代被视为珍贵蔬菜，因其味道鲜美与鸡肉相近，故被称为"木鸡"，盛产于四川、福建等地。所以陆游盛赞"汉嘉枻脯美胜肉"。他在《食野菜》诗中还回味："可怜龙鹤山中菜，不伴峨眉枻脯来。"其实，木耳不仅是美食佳品，而且具有药用价值。中医认为，木耳甘、平，入胃、大肠经，益气，凉血、止血，可治咯血、吐血、衄血、血痢、肠风、崩漏、痔血和高血压病，还有补脾益胃、润燥利肠、和血养荣的功效。

220. 青菘绿韭古嘉蔬
莼丝菰白名三吴

选自宋代陆游《菜羹》诗。（《剑南诗稿》卷五十七）

上句的"青菘"，即大白菜。菘性凌冬晚凋，四季常见，有松之操，故曰"菘"。"菘有二种，一种茎圆厚微青，一种茎扁薄而白，其叶皆淡青白色。"（明·李时珍《本草纲目·菜部·菘》）大白菜含有丰富而全面的营养成分，其中蛋白质和维生素的含量多于苹果和梨，所含矿物质和微量元素如钙、磷、铁、铜、锌、锰、钼、硒等达十余种，有"菜中之王"的美称，且有"百菜不如白菜"之说。还有"粟为口中食，菘为养老药"的古谚。大白菜性味甘、平。入肠、胃经。

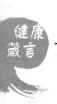

有解热除烦、通利肠胃的功用，能治肺热咳嗽、便秘、丹毒、漆疮等。大白菜虽在今天已成为大众化的普通蔬菜，可在以往却是稀有之物，即使在中华人民共和国成立初期，也曾作为赠礼的珍贵礼物。1949 年12 月21 日是斯大林 70 岁生日，毛泽东主席曾送去山东出产的大黄芽白菜、大萝卜、大葱、大梨子各 5000 斤作为寿礼。1957 年冬，毛泽东主席又派人送大白菜给时任中央人民政府副主席的宋庆龄，宋庆龄非常高兴地复信说："承赠山东大白菜已收领，这样大的白菜是我出生后头一次看到的。十分感谢。"可见，大白菜身价之高。

　　绿韭，又名钟乳、起阳草、懒人菜、长生韭、壮阳草，为百合科植物韭的叶。"韭之为菜，可生可熟，可菹可久，乃菜中最有益者也。"（《本草纲目·菜部·韭》）由于韭的叶型不同，可分为宽叶韭和细叶韭。宽叶韭，性耐寒，在北方栽培较多，叶宽而柔软，叶色淡绿，纤维少，品质优，在北方是过年包饺子的主角。细叶韭，性耐热，多在南方栽培，叶片狭小而长，色深绿，纤维较多，富有香味。韭的性味，辛，温，无毒。入肝、胃、肾经。有温中、行气、散血、解毒的功用。能治胸痹、噎膈、反胃、吐血、衄血、尿血、痢疾、消渴、痔漏、脱肛、跌打损伤，及虫、蝎蜇伤等。据《南史·周颙传》记载："文惠太子问颙，蔬食何味最胜，颙曰：'春初早韭，秋末晚菘。'"这说明绿韭青菘自古以来都是最佳美的蔬菜，而且是药食两用的养生佳品。

　　下句的莼，又名屏风、凫葵、水葵、露葵、水芹、丝莼、马蹄草、锦带，为睡莲科植物莼菜的茎叶。多年生草本，叶片椭圆形，深绿色，浮在水面，茎上和叶背有黏液，花暗红色。嫩叶可以做汤菜。唐代张志和《渔父歌》："松江蟹舍主人欢，菰饭莼羹亦共餐。"莼性味甘，寒，无毒。入肝、脾经。有清热利水、消肿、解毒的功用。可治热痢、黄疸、痈肿、疔疮。《本草汇言》："莼菜，凉胃疗疸，散热痹之药也。此草性冷而滑，和姜醋作羹食，大清胃火，消酒积，止暑热成痢。"

　　菰白，一名菰笋，《食物本草》卷七谓："菰笋，一名茭白，江湖陂泽中皆有之，叶如蒲苇背，春末秋仲二时生白茅如笋，即菰菜也，又谓之茭白，生熟皆可啖。"菰白性冷，入手、足阳明经。有解烦热、调肠胃的功用，还可治心脏病。《晋书·张翰传》："因见秋风起，乃思吴中菰菜、莼羹、鲈鱼脍。曰：'人生贵得适志，何能羁宦千里以要名爵乎！'遂命驾而归。"后因以"莼羹鲈脍"为辞官归隐的典故。陆翁还有"莼羹菰饭香满船"的诗句（《樊江晚泊》）。足见莼丝菰白在三吴地区是很有名的水生特产。这里的"三吴"，虽指吴兴、吴郡、丹阳、苏州地区，也泛指长江中下游一带。

221. 菘芥煮羹甘胜蜜
　　稻粱炊饭滑如珠

　　这是陆游85岁时写的《病中遣怀》诗之五。（《剑南诗稿》卷八十四）

　　上句的菘，即大白菜。芥，蔬菜名，又名大芥、雪里蕻，为十字花科植物芥菜嫩茎叶。八、九月下种，冬月食者，俗称腊菜；春月食者，俗呼春菜；四月食者，为之夏芥；芥心嫩薹，为之芥蓝，瀹食脆美。芥菜性味辛，温，入手太阳经。有宣肺豁痰、温中利气的功用。能治寒饮内盛，咳嗽痰滞，胸膈满闷。李时珍谓"芥性辛热而散，故能通肺开胃，利气豁痰"（《本草纲目·菜部·芥》）。芥菜腌制后有特殊的鲜味和香味；如果与大白菜一起煮羹，其味当胜过蜜甜。南宋诗人袁燮在《园蔬六首》（之二）也写道：

　　　　白菘肥脆真佳品，紫芥蒙茸亦可人。

　　　　环舍满畦多且旨，寒儒专享未为贫。

　　下句的"稻粱"，指稻和粱，谷物的总称。《史记·礼书》曰："稻粱五味，所以养口也。"稻的类型很多，按米的黏性不同，可分为粳稻、籼稻和糯稻等。籼稻黏性差，粳稻次之，糯稻黏性最强。糯米，又称江米、元米，为禾本科植物，糯稻的种仁。其性甘、温。入脾、胃、肺经。有补中益气的功用，可治消渴溲多、自汗、便泄。李时珍谓："糯米性温，酿酒则热，熬饧尤甚，故脾肺虚寒者宜之。"（《本草纲目·谷部·稻》）粳米，即今人常食之米。粳有早、中、晚三收，以晚白米为第一。其性甘、平。入脾、胃经。有补中益气、健脾和胃的功用，能除烦渴、止泻痢。李时珍谓："粳米粥：利小便，止烦渴，养肠胃。""炒米汤，益胃除湿。"（《本草纲目·谷部·粳》）明代姚可成谓："粳米，味甘、平，无毒。主益气，止烦止渴止泄利，温中和胃气，长肌肉，壮筋骨，益肠胃，通血脉，和五脏，益精强志，聪耳明目。合芡实煮粥，食之更佳。……天生五谷，所以养人，得之则生，不得则死。惟此谷得天地中和之气，同造化生育之功，故非他物可比。"（《食物本草》卷五）梁者，良也。谷之良者也，即粟也。通称谷子，去壳后称小米。古称其优良品种为梁，后引申为精美的饮食。孔颖达疏："食以稻粱为贵，故以粱表精。"粱有黄粱、白粱、青粱，凡云粱者皆是粟类，系禾本科植物粟的种仁。粟，性味甘咸，凉。独黄粱性味甘平，专入肾，兼入脾、胃经。有和中、益肾、除热、解毒的功用，能治脾胃虚热、反胃呕吐、消渴、泄泻。陈粟米，止痢，解烦闷。李时珍谓："粟之味咸淡，气寒下渗，肾之谷也，肾病宜食之。虚热消渴泄利，皆肾病也。渗利小便，所以泄肾邪也。降胃火，故脾胃之病宜食之。"（《本草纲目·谷部·粟》）"煮粥食，益丹田，补虚损，开肠胃。"（《食物本草》卷之五）罗天益《宝鉴》云：粳粟米粥气薄味淡，阳中之阴也。所以淡渗下行，能利小便。故陆翁盛赞稻粱炊饭滑如珠。陆翁在《甜羹》一诗中还兴奋地写道：

山厨薪桂软炊粳，旋洗香蔬手自烹。

从此八珍俱避舍，天苏陀味属甜羹。

表明陆翁是深谙食养之道的。

222. 久因多病疏云液
近为长斋进玉延

选自南宋代陆游《书怀》。（载《剑南诗稿》卷十一）

上句的"云液"，据陆氏自注，系扬州酒名，亦泛指美酒。唐代白居易《对酒闲吟赠同老者》："云液洒六腑，阳和生四肢。"陆游《庵中晨起书触目》有"朱担长瓶列云液，绛囊细字坼龙团"。清代孙枝蔚《代书寄呈大兄伯发》诗亦有："却记在扬州，云液美如酥。"上句是说，陆翁久因多病就疏远了美酒。扁鹊云："久饮酒者，腐肠烂胃，溃髓蒸筋，伤神损寿。"（唐·孙思邈《千金要方·卷二十六·谷米》）可见疏远美酒，有利于却病延年。

下句的"长斋"谓信佛的人长期素食。唐代杜甫《饮中八仙歌》："苏晋长斋绣佛前，醉中往往爱逃禅。""玉延"，薯蓣的别名，又名山药。《广雅·释草》："玉延，薯蓣，署预也。"薯蓣，一名薯，一名儿草，一名修脆。齐、鲁名山芋，郑、越名土藷，秦、楚名玉延。薯蓣在唐代因唐代宗名预，避讳改为薯药；又因宋英宗讳署，改为山药，一直沿用至今。山药"根既入药，又复可食"，是药食两用的原料之一。"薯蓣入药，野生者为胜；若供馔，则家种者为良。"（《本草纲目·菜部·薯蓣》）

山药性味甘、平，入肺、脾、肾经。有健脾、补肺、固肾、益精的功用。能治脾虚泄泻、久痢、虚劳咳嗽、消渴、遗精、带下、小便频数等。山药富含多种营养成分，块茎含皂苷、黏液质、胆碱、淀粉、糖蛋白和自由氨基酸，还含止杈素、多酚氧化酶、维生素C、3，4－二羟基苯乙胺，黏液中含甘露聚糖与植酸。因此，山药对身体虚弱、脾虚泄泻、虚劳咳嗽、精神倦怠等人是很好的滋补品。明代李时珍《本草纲目·菜部·薯蓣》记载：山药"补虚羸，除寒热邪气，补中，益气力，长肌肉，强阴。久服，耳目聪明，轻身不饥延年。主头面游风，头风眼眩，下气，止腰痛，治虚劳羸瘦，充五肠，除烦热。补五劳七伤，去冷风，镇心神，安魂魄，补心气不足……强筋骨，主泄精健忘。益肾气，健脾胃，止泄利，化痰涎，润皮毛。"明代另一位医家贾九如在《药品化义》中谈到山药的功用时说："山药，温补而不骤，微香而不燥，循循有调肺之功，治肺虚久咳，何其稳当。因其味甘气香，用之助脾，治脾虚腹泻，怠惰嗜卧，四肢困倦。又取其甘则补阳，以能补中益气，温养肌肉，为肺脾二脏要药。土旺生金，金盛生水，功用相仍，故六味丸中用之治肾虚腰痛，滑精梦遗，虚怯阳痿。但性缓力微，剂宜倍用。"至于山药的吃法，明人姚可成说："熟煮和蜜，或为汤煎，或为粉，并佳。干之入药更妙。"（《食物本草》卷之七）

　　陆翁的这首《书怀》写于淳熙六年（1179）春，时年55岁。因为多病就疏远了云液，长期坚持素食，进补山药，这是他能寿享86岁高龄的重要因素。

223. 养生以素食为主
除病以恬静为高

这是苏局仙为周浦敬老院的题联。（选自《苏局仙联语选》）

　　素食是与荤食相对而言的。所谓"素食"是指素的饭食和不掺有肉类的用蔬菜、瓜果等做的菜。人类在漫长的生活实践中发现，长期以荤食为主，容易导致疾病，"厚酒肥肉，甘口而病形"（《韩非子·杨权》）；相反，素食饮食则较少罹患疾病。2000多年前，在《黄帝内经·素问·藏气法时论》中就提出了"五谷为养，五果为助，五畜为益，五菜为充，气味合而服之，以补精益气"的合理搭配的膳食原则。这里的五谷、五果、五菜都是素食，只有五畜是荤腥。显然，这是一个荤素搭配、以素为主的饮食结构。享寿101岁的"药王"孙思邈则提出"每食不用重肉"(《千金要方·道林养性》)的主张。2016年国家卫计委修订发布的《中国居民膳食指南》及其"膳食宝塔"与《黄帝内经》提出的膳食原则是一致的。值得注意的是,新版膳食指南和2007年版相比,显然把"健康体重"概念提到前列。鉴于近年来肥胖和体重超标现象越来越凸显,成人体重超标率达到30.1%,肥胖率达到11.9%,导致糖尿病、高血压等慢性病发病率逐年上升。因此,《指南》建议成人要坚持日常身体活动,并用"体质指数"(BMI)来衡量体重是否健康:体重(千克)÷身高(米)^2,正常值应在18.5～23.9之间。《指南》还下调了日常动物性食物、水果、大豆和盐的摄入量,将畜禽肉类由50～75克下调为40～75克,水产类由50～100克调为40～75克,大豆及坚果由30～50克调为25～35克,水果由200～400克调为200～350克,盐由6克调为小于6克;大大上调了水的摄入量,成人日均建议饮水量由1200毫升(6杯水)上调到1500～1700毫升,相当于7～8杯水。《指南》还倡导在家吃饭,与家人一起分享食物和享受亲情;少搞应酬。其实早在中华人民共和国成立初期,中国出版家舒新城就提出"应酬是健康之敌"的口号(《我怎样恢复健康的》),这对减少肥胖和慢性病是有现实意义的。现代研究证实,素食为主的饮食结构有助于防治心血管疾病、肥胖病、癌症等。联作者101岁时也题墨介绍自己的饮食养生经验:

"一日三餐,少荤多素。清洁新鲜,烹调合度。精粗结合,浓淡适宜。浪费宜戒,吝啬也非所宜。"上联主张"养生以素食为主",既是他的经验之谈,也是他对老年人的忠告。出于对老年人的关切,他还为敬老院题了另一联:

老易贪馋,应当留心饮食;

居宜清洁,更该注意卫生。

如有病应如何祛除呢？"以恬静为高"。"恬静"，是恬淡安静，心境清静自适而无所营求。清人陈文圃曾言："欲延生者，心神宜恬静而无躁扰，饮食适中而无过伤。"（《医述·医学溯源·养生》）对于祛病，更要心神恬静，"药固有安心养血之功，不若平心易气，养其在己而已。"（明·戴元礼《推求师意》卷上）人若能保持心神恬静，心情舒畅，无所营求，万虑俱忘，大脑皮质的兴奋和抑制作用就能保持正常状态，这样，不仅利于养生，也有助于防病除病。除病固然医药不可少，恬静养神更重要。

224. 蔬食七十年未尝不饱
曲巷半世纪足以忘忧

这是中国著名佛教学家、社会活动家、爱国宗教界领袖、诗人赵朴初的养生联。（选自《答客问》，载《赵朴初韵文集》）

上联讲饮食。1999 年，赵朴初曾在致养生学专家姚品荣的信中谈到自己的养生之道：弟今年九十有二，在同辈人中，堪称健者。蔬食已七十年，每日两菜一汤、饭二两左右；每晨起床前摩腹二百次左右，消化系统良好，所谓养生之道惟此而已。近有诗云："不知肉味七十年，虚度自惭已九十；客来问我养生方，无他奉告惟蔬食。"（余开亮、李满意《国学大师的养生智慧》）这里所谓的蔬食，是与甘脆肥厚相对应的粗食、素食，主要是指新鲜蔬菜水果和五谷杂粮。《后汉书·窦章传》："（章）居贫，蓬户蔬食，躬勤孝养，然讲读不辍。"元代著名医学家朱震亨在谈到蔬食时说："天之所赋者，若谷、菽、菜、果。自然冲和之味，有食入补阴之功。"（《格致余论·茹淡论》）即是说，谷类、豆类、蔬菜类、水果类的食物，所含营养素全面，能满足人的各种生理功能的基本需求，兼而取之，能收补精益气之效。赵朴初从二十多岁起就坚持蔬食（不忌牛奶、鸡蛋），不但符合佛家众生平等尊重生命的教义要求，且对身体健康极为有益，是他享寿93岁高龄的一大缘由。故上联云，蔬食七十年，从未曾感到营养不足。他曾为十方斋题词："素食养生，延年益寿。"正是他养生经验的高度概括。

下联讲居处。"曲巷"，指偏僻的小巷。南朝时期梁国萧统《相逢狭路间》诗："京华有曲巷，曲巷不通舆。"唐代李白《宴陶家亭子》诗："曲巷幽人宅，高门大士家。"比喻赵朴初清贫而闲适的清静生活。他虔心向佛，慈悲为怀。自己甘于清贫，而把金钱无私地奉献给了他热爱的宗教和慈善事业。有人统计，20世纪80—90年代，他为社会捐助人民币达240万元。长期以来，他身居要职，住的房子却普通而陈旧。组织上曾多次分给他好宅，都被他谢绝了。故下联云：曲巷半世纪，却完全忘掉忧愁而乐在其中。正是：

> 欲寡清心能益寿；素餐淡食可延年。

225. 甘脆肥脓命曰腐肠之药
羹藜含糗难语太牢之滋

选自清代邹圣脉《幼学琼林·饮食》。

上联出自汉代枚乘《七发》："甘脆肥脓，命曰腐肠之药。"意为美酒佳肴，犹如烂肠子的毒药。因为贪食过甜和厚味油腻的食品，会使糖和脂肪的摄入过量，造成身体发胖；同时厚味油腻的食物，不易消化，造成肠胃负担，增加血液黏稠度，使血流不畅。特别是高血脂、糖尿病、动脉粥样硬化、冠心病患者，更不能过食甘脆肥脓食品。有一则谚语说得好：要长寿，四份蔬菜，一份肉。

下联出自《汉书·王褒传》"羹藜含糗者"，即是说用野菜与炒熟的米麦或大豆熬成的含汁的食物，泛指清淡饮食，虽然不如牛、羊、猪肉的滋味，但营养丰富。这里的太牢，是指古代诸侯用于祭祀的牛、羊、豕三牲。清代医学家程国彭说："莫嗜膏粱，淡食为最。"（《医学心悟·保生四要》）因为淡食为主的饮食能清理肠胃。正如谚语所说："鱼生火，肉生痰，青菜萝卜保平安。"特别是山蔬野菜比人工栽培的蔬菜营养更好。以下四联正是说的这个意思：

> 山肴田菜存真味；
>
> 五谷杂粮养太和。（王维成）
>
> 休说飧蔬无兼味；
>
> 须知菽粟有真香。
>
> 野蔬粗杂养生三味；
>
> 勤恭俭让怡寿百年。（韩亦农）
>
> 菜鲜滋味长，去杂存精珍绿色；
>
> 羹美养生好，忌多宜少重清香。（周劲晖）

226. 身健在且加餐把酒再三嘱
人已老欢犹昨为寿百千春

这是中国画家张大千（1899—1983）题画室的集句联。

上联的一、二句集自宋代黄庭坚《鹧鸪天》："身健在，且加餐。舞裙歌板尽情欢。"上联的末句，乃化用"祝哽祝噎"的典故而来。古代帝王为表示敬老，设三老五更之位，天子以父兄之礼养之，以示天下之孝悌。所谓三老五更"皆年老更事致仕者也"（郑玄注）。在他们进餐时，使人在其前后祝祷不要哽噎。《后汉书·明帝纪》曰："尊事三老，兄事五更，安车软轮，供绥执授，侯王设酱，公卿馈珍，朕亲袒割，执爵而酳（颜师古注：'酳者，少少饮酒，或食已而荡口也。'）祝哽在前，祝噎在后。"唐代孟郊《赠崔纯亮》也有"一饮九祝噎，一嗟十断肠"的诗句。"把酒"即端起酒杯。上联是说，老年人为了健康地活着，在吃饭饮酒时要防哽噎防过量，以免食物或鱼骨等堵住食管和卡住喉咙。

下联的一、二句集自宋代辛弃疾《满江红·和范先之雪》："人已老，欢犹昨。对琼瑶满地，与君酬酢。"下联是说，人年纪大了，心理上仍要保持以往积极乐观的精神状态，才有利于健康长寿。两千多年前《黄帝内经》就明确提出了心理养生要"以恬愉为务"(《素问·上古天真论》)的思想。因为只有"以恬愉为务"，才能"形体不敝，精神不散，亦可以百数"。为什么乐观能使人长寿呢？因为"喜则气和志达，荣卫通利"(《素问·举痛论》)。清初名医刘默则进一步指出："人之性情最喜畅快，形神最宜焕发，如此刻刻有长春之性，时时有长生之情，不惟却病，可以永年。"(《证治百问》)其实，快乐就是人的心灵维生素。人越老，越是需要快乐来调节身心，支持意念，适应变化，焕发精神。否则越老就越觉得活得没劲头，思想一懈怠，百病也就找上门。行文至此，联想到清人石成金的《却病歌》：

> 人或生来气血弱，不会快活疾病作。
> 病一作，心要乐。心一乐，病都却。
> 心病还将心药医，心不快活空服药。
> 与其病重无奈何，孰若时时自斟酌。
> 且来唱我快活歌，便是长生不老药。

（《传家宝》第一集）

（三）戒烟限酒宜饮茶

227．三篇陆羽经
七度卢仝茶

这是旧时北京"听雨轩"茶室的门联。联语对仗工稳，用典贴切。上联的陆羽（733—804），系唐代学者，字鸿渐，一名疾，字季疵，复州竟陵（今湖北天门）人，嗜茶成癖，且精通茶道，著有上、中、下三卷十章的《茶经》，分别论述了茶的起源，茶的性状和功效，采制茶叶的工具，茶叶的种类与采制方法，烹茶的技术和饮茶用具，烹茶用的燃料与水，饮茶的掌故和药方，唐代茶叶的产地与品质的高低优劣等。正如《新唐书·陆羽传》所云："羽嗜茶，著《经》三篇，言茶之源、之法、之具尤备，天下益知茶矣。""宁可三餐少酒食，不可一日无茶饮。"陆羽的《茶经》是我国历史上，也是世界茶学史上第一部茶学专著。因而他本人也被世人尊奉为"茶神"和"茶圣"。

卢仝，乃唐代诗人，曾写过一首关于饮茶的诗《走笔谢孟谏议寄新茶》，诗曰："一椀喉吻润，两椀破孤闷。三椀搜枯肠，唯有文字五千卷。四椀发轻汗，平生不平事，尽向毛孔散。五椀肌骨清，六椀通仙灵。七椀吃不得也，唯觉两腋习习清风生。"故人称卢仝为"七碗茶"，传为文坛佳话。

杭州"藕香居"茶室有一副集句联：

> 欲把西湖比西子；
>
> 从来佳茗似佳人。

此联上下联均是集苏东坡的诗句，上联出自《饮湖上初晴后雨二首》（二）："欲把西湖比西子，淡妆浓抹总相宜。"下联出自《次韵曹辅寄壑源试焙新芽》："戏作小诗君一笑，从来佳茗似佳人。"盛赞西湖龙井茶的清香怡人。

还有两副茶联，也别有意趣：

> 诗写梅花月；
>
> 茶烹谷雨春。
>
> 淡中有味茶偏好；
>
> 清茗一杯情更真。

228. 烟烟酒酒伤身劳劳碌碌伤神
正正派派做人开开心心养生

这是清末民初上海杰出名医丁甘仁的养生名言。（选自 2003 年第 1 期《医古文知识》）

上联首句言明烟酒的危害。吸烟之害，有识之士早有警觉。早在 300 多年前的清代医家沈李龙在《食物本草会纂》中就说："烟草，多食则大气熏灼，耗血损年，人不自觉耳。"《高要县志》则记载得更具体："吸烟独取一时爽快，然久服面目俱黄，肺枯声干，未有不殒身者。愚民相率习服，如蛾扑火，诚不可不严戢之也。"而酒既为百药之首，但过则伤身。清代吴仪洛《本草从新》卷十二云："（酒）少饮则活血行气，壮神御寒，辟邪逐秽，暖水脏，行药势；过饮则伤神耗血，损胃烁精，动火生痰，发怒助欲，致生湿热诸病。"次句阐明过分劳碌（包括体力、脑力劳动），就会有损心脑。《素问·上古天真论》说："上古之人，其知道者……食饮有节，起居有常，不妄作劳，故能形与神俱，而尽终其天年。"强调要劳逸适度，"不妄作劳"，才有益身心。

下联则是做人的道德规范和乐观的心态。荀子说："君子养心莫善于诚。"（《不苟》）"意诚而后心正，心正而后身修。"（《礼记·大学》）何谓"正正派派做人"？我们还可以在元代养生家王珪的《泰定养生主论》中找到丁氏立论的依据，这就是："名利不苟求，喜怒不妄发，声色不因循，滋味不耽嗜，神虑不邪思，无益之书莫读，不急之务莫劳。"这"五不二莫"不正是"正正派派做人"的基本内涵吗？俗话说，寿向乐中寻。因为"人心常和悦，则心气冲而五脏安，昔人所谓养欢喜神"（清·张英《聪训斋语》）。

山西绛县有一农民为倡导戒烟，曾在自家门口贴有一副戒烟联：

母快乐妻快乐全家乐无边；

父戒烟子戒烟父子不吸烟。

横批："家风可传。"我们相信，在这位觉悟农民的带动下，也可望"民风可传"。

某茶馆也有这样一副劝人饮茶戒烟的对联：

吸烟有害，花钱买病；

饮茶有益，醒脑提神。

229. 陶潜善饮易牙善烹饮烹有度
陶侃惜分夏禹惜寸分寸无遗

广州陶陶居酒楼有副对联更胜一筹，既用了四个人名，又用了四个典故。既用陶侃、陶潜两名人之姓为号，又推崇两陶德行。

上联的陶潜是东晋时嗜酒的代表人物。在他写的 20 首《饮酒》诗的序言说："余闲居寡欢，兼比夜已长，偶有名酒，无夕不饮。顾影独尽，忽焉复醉。既醉之后，辄题数句自娱。纸墨遂多，辞无诠次，聊命故人书之，以为欢笑尔。"他的"善饮"，既不像刘伶醉后脱光衣服，也不像王忱醉后裸体而游，他是以诗酒娱兴，把诗酒融为一体的田园诗人。他常"衔觞赋诗，以乐其志"，在田园生活中找到了别人不能得到的人生快乐和心灵慰藉。更难能可贵的是他能饮酒有度，"止酒独醒"（宋·喻良能诗："止酒独醒陶靖节。"）。易牙，春秋时齐桓公近臣，雍人，名巫，亦称雍巫。长于调味，善逢迎。桓公死后，与竖刁、开方专权，导致齐国内乱。为人不足称，但善于调味，烹饪有术。上联强调饮与烹都要注意"度"。

下联的陶侃，西晋末庐江浔阳人，初为县吏，渐至郡守，系陶潜曾祖父。陶侃精勤吏职，常勉人惜分阴，为人所称。陶注重养生，调任广州刺史时朝夕运甓以习其劳，故享寿 76 岁。夏禹系夏后氏部落领袖，为了治水，"八年于外，三过其门而不入"（《孟子·滕文公上》），表现夏禹勤奋辛劳、公而忘私、珍惜寸阴的精神。

此联也劝人莫狂食滥饮，既要注意饮食有度，更要珍惜光阴。可作今人进酒楼之座右铭。

230. 酒常知节狂言少
心不能清乱梦多

清代方子云撰，选自袁枚《随园诗话》卷十二。

这是一副劝人节制饮酒的对联。诚然，少量饮酒，可以通经活络，促进气血的运行，壮神御寒。故清医家吴澄说，酒"少饮之则宣和气血，壮神御寒；多饮之则腐胃烁精"。又说："酒本狂药，大损真阴。"（《不居集》）清代王士雄在《随息居饮食谱》中也说："酒性皆热，多饮必病。"饮酒过多，则会伤身，所以饮酒必须量力而行，适可而止。过量饮酒，会增加肝损伤、痛风、心血管疾病和某些癌症发生的风险。所以国家卫生计生委2016年修订发布的《中国居民膳食指南》不推荐饮酒。成人如饮酒，一天饮用酒的酒精量男性不超过25克，女性不超过15克。

谈到饮酒限酒，这里不妨引用汪佩琴著《〈红楼〉医话》所概括的"酒道"的十要十戒：①要慢慢品尝，戒吃急酒；②要自得其乐，戒吃闷酒；③要节制饮量，戒酗饮无度；④要酒菜相配，戒空腹饮酒；⑤要选优质味醇之酒，戒吃廉价烈性劣酒；⑥要吃温酒，戒吃冷酒；⑦要注意保暖，戒酒后受风寒；⑧要饮后添食，戒酒多食少；⑨要节欲收心，戒酒后纵欲；⑩要敛神定志，戒酒后狂言。饮酒限量怎样把握呢？清人阮葵生在所撰《茶余客话》卷二一谈到"小饮"之法。陈几亭《小饮壶铭》曰："名花忽开，小饮；好友略憩，小饮；凌寒出门，小饮；冲暑远驰，小饮；馁甚不可遽食，小饮；珍酿不可多得，小饮。""小饮"而非豪饮、狂饮，此乃阮氏饮酒限量的经验之谈。从养生和礼仪的角度讲，饮酒的限量还是应该遵行明代御医龚廷贤的那句

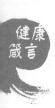

诗："酒至三分莫过频。"这样，不仅狂言少，更利于养身健体。

下联则启示人们，只有清心寡欲，淡泊宁静，才会神安梦稳。

与此联内容相似的还有一联：

> 疾病多为贪杯起；
>
> 烦恼皆因欲火生。

231. 一生有酒唯知醉
百岁无愁即是仙

这是一副集句联。上联出自五代文学家徐铉的《闭门》："闭郤闲门卧小窗，更何人与疗膏肓。一生有酒唯知醉，四大无根可预量。……"（《全唐诗》卷七百八）

下联出自晚唐诗人杜荀鹤的《乱后山居》："乱后移家拟傍山，今来方办买山钱。九州有路休为客，百岁无愁即是仙。野叟并田锄暮雨，溪禽同石立寒烟。他人似我还应少，如此安贫亦荷天。"上联是说，作者饮酒知醉，故一生都注意限量；下联是说百岁都无愁烦，快活直似神仙。

饮酒有利有弊。明代医家吴正伦指出："酒饮少则益，过多则损……饮少则能引滞气，导药力，调肌肤，益颜色，通荣卫，辟秽恶；过多而醉则肝浮胆横，诸脉冲激，由之败肾、毁筋、腐骨、伤胃，久之神散魄溟，不能饮食。"（《养生类要·饮食论》）故上联提醒人们，饮酒要知醉防醉，以少为佳，方有利于健康。诗曰："与其病后求良药，不若醉时辞大觥。"（宋·邵雍《代书答淮南宪张司封》）

下联的"无愁"，就是没有忧虑。"人无忧，故自寿也。"（《太平经》）而且是"百岁无愁"，那岂不是长生久视的神仙！何谓"仙"？"仙道者，长生之道也。"（《金莲仙史》）致寿之道的重要因素就是要"无愁"。谚云：笑一笑，十年少；愁一愁，白了头！中国教育家、百岁老人马相柏的一副格言联，对我们很有教益：

> 无虑在怀为极乐；
>
> 有长可取不虚生。

232. 美酒饮教微醉后
好花看到半开时

选自宋代邵雍《安乐窝中吟》之六。（《全宋诗》第 7 册，第 4557 页）

上联讲饮酒的学问。古人把"酒饮微醉"视为佳境，恰到好处。诗人在《善饮酒吟》中指出："人不善饮酒，唯喜饮之多。人或善饮酒，唯喜饮之和。饮多成酩酊，酩酊身遂疴。饮和成醺酣，醺酣颜遂酡。"（酡，即脸色发红。"饮而面赤曰酡。"）大凡善饮酒者，素来讲究"饮酒半酣正好"的艺术。《养生要论》云："淡酒、小杯、久坐细谈，非惟娱客，亦可养生。"

下联讲赏花的艺术。花是美的化身。赏花的奥秘，就是一个"美"字。赏花就是欣赏花的色、香、姿和韵。色、香、姿是花的实体的形态美、外表美，而韵则是抽象的意境美，即精神。把花人格化，就是所谓韵，韵寓于色、香、姿之中。花的美，韵的情，令人怡情悦性，给人一种真善美的精神享受。诗人在《善赏花吟》中云："人不善赏花，只爱花之貌。人或善赏花，只爱花之妙。花貌在颜色，颜色人可效。花妙在精神，精神人莫造。"何时赏花才"大有佳趣"呢？"好花看到半开时"。按照中华民族的传统审美习惯，赏花求雅。所谓雅，按明代文学家屠隆所言："清香而色不艳者为雅。"（《考槃余事》）值得注意的是，清代文学家、养生家石成金在品读该联时有一段评语："花看半开，酒饮微醉，此中大有佳趣。若至烂漫酩酊，便成恶境矣。履满盈者须思之。"（《传家宝·绅瑜》）石氏提醒那些志得意满的人品读该联时深思什么呢？深思月满则亏、盛极则衰的道理。梁实秋也曾说："'花看半开，酒饮微醺'的趣味，才是最令人低徊的境界。"（《饮酒》）

其实，"酒饮微醺，花看半开"，体现的是传统的中和之道。酩酊大醉，则损健康；花朵全开，则会凋谢。所以"中也者，天下之大本也"（《礼记·中庸》）。同样，修身养性也要秉中和，求适度。俄罗斯则有"适度是健康之母"的谚语，清代陈星瑞曾在《集古偶录》说：凡事当留余地。邵康节先生诗云：酒饮微醺，花看半开。"最是养身处世之妙法。"曾国藩在家书中曾言："平日最好以昔人'花未全开月未圆'七字，以为惜福之道、保泰之法。"享寿111岁的上海书法家苏局仙则有"欲尽天年，日常生活处处不失节度"的遗训。这些都说明健康尽在适度中。

南宋诗人方回（1227—1307）也有内容相似的联语：

> 酒饮八分何必满；
>
> 棋赢一子便为高。

（《闲书二首》之一。《全宋诗》第66册，第41761页）

清·郑板桥则有：

> 处世总无穷竭处；
>
> 看花全在未开时。

233. 除恶习清神爽气
扫烟尘益寿延年

有一位瘾君子意识到吸烟的可怕后果，写此联表示戒除吸烟恶习的决心。对于吸烟的严重危害，我国卫生部2012年5月在《中国吸烟危害健康报告》中曾指出：我国吸烟人数超过3亿，15岁以上人群吸烟率为28.1%，其中成年男性吸烟率高达52.9%。我国约有7.4亿不吸烟者遭受二手烟暴露的危害。二手烟暴露是影响我国居民，特别是妇女和儿童健康的重要危险因素。报告指出：吸烟者的平均寿命要比不吸烟者缩短10年。中国每年因吸烟导致死亡人数超过100万，因二手烟暴露导致的死亡人数超过10万。如果目前的吸烟流行趋势持续下去，21世纪初0～29岁的3亿中国男性最终将有1亿人因吸烟而过早死亡，其中1/2的过早死亡发生在35～69岁。据测定，香烟在燃烧时，烟雾中含有7000多种化学成分，其中数百种为有害物质，至少69种为致癌物（《健康指南》2012年第7期），如尼古丁、焦油、氢氰酸、丁烷、甲醛、氯乙烯、亚硝基甲苯、砷、铅和一氧化碳等。吸烟容易诱发癌症、心脑血管疾病、呼吸系统疾病、糖尿病、白内障、骨质疏松、性功能勃起障碍等多种疾病，还有碍容颜。

被动吸烟对人们身心健康的危害也不可忽视。所谓被动吸烟，是指自己不吸烟而每天被动吸15分钟以上烟雾者。调查发现被动吸烟者患慢性支气管炎的危险增加45%，哮喘危险增加39%。调查还发现父母中只要有1人吸烟，其子女造血系统癌症的危险为不吸烟者的子女的1.7倍，如父母均吸烟，其危险度上升到4.6倍。丈夫吸烟的妻子发生抑郁、焦虑、恐惧、偏执要比不吸烟的丈夫的妻子高得多。据中国癌症基金会控烟与肺癌防治工作部主任、首都医科大学肺癌诊疗中心主任支修益教授披露，大部分国家，87%的肺癌死亡都同吸烟有关（包括被动吸烟）。吸烟是导致癌症最直接的元凶。我国是世界第一肺癌大国，每年大约有60万人死于肺癌。他指出：肺癌是目前癌症死亡中的"第一杀手"，但它却是各种癌症中病因最为明确，因而是最可以预防的癌症。肺癌高发因素主要是人类自身行为造成的，从某种意义上说，肺癌是一种人造肿瘤，是一种生活方式病，因而只要我们行动起来，改变不良的生活方式与习惯，远离烟草和危险致癌因素，就可以有效避免肺癌的侵扰。（《光明日报》2009年11月9日）要想身体好，戒烟是正道。早戒比晚戒好，戒比不戒好。

另有二副戒烟限酒联也值得瘾君子记取：

酗酒吸烟伤寿命；

出操练拳利身心。

酒能乱性休贪饮；

烟可致癌应戒抽。

（吴少章）

234. 何须魏帝一丸药
　　且尽卢仝七碗茶

宋代苏轼《游诸佛舍，一日饮酽茶七盏，戏书勤师壁》。（《全宋诗》第 14 册，第 9187 页）

上联中的魏帝即魏文帝曹丕，其《折杨柳行》："西山一何高，高高殊无极。上有两仙童，不饮亦不食。赐我一丸药，光耀有五色。服之四五日，身体生羽翼。"意思是说，魏文帝游西山，得仙童丸药，服后身生羽翼，这事太玄妙了！

上联用反问的语气表示不需要那样的丸药，还是如卢仝那样品饮七碗茶为好。下联中的卢仝是唐代诗人，其《走笔谢孟谏议寄新茶》诗对茶的作用说得极为明白：陆羽在《茶经》中指出，茶味性寒，是败火的最佳饮料，不仅能解热渴，还可去烦闷、舒关节、长精神。顾况在《茶赋》中则写道："滋饭蔬之精素，攻肉食之膻腻，发当暑之清吟，涤通宵之昏寐。"意思是说，茶可帮助消化、可涤去腥膻、可祛暑助思、可清心提神。唐末刘贞亮总结"茶有十德"，即"以茶散郁气，以茶驱睡气，以茶养生气，以茶除病气，以茶利礼仁，以茶表敬意，以茶赏滋味，以茶养身体，以茶可行道，以茶可雅志"（《茶十德》）。1168 年来到中国学佛的日本禅师荣西，还撰有《吃茶养生记》，称茶为"上天的恩赐"，是"养生之仙药，延年之妙术"，他因此被尊为日本的"茶祖"。日本茶道讲究"和、敬、清、寂"，被日本人民视为修身养性、学习礼仪、进行交际的有效方式。坡翁意思是说，与其为长寿求仙，倒不如去喝茶。近人孙中山也主张"茶寿"说，称赞茶是"最合卫生最优美之人类饮料"。粗茶淡饭，"常多上寿"。

现代科学证明，茶富于营养，饮茶能满足人体对多种维生素和微量元素的需要。茶能治病，是因为茶中含有与人体健康关系密切的茶多酚、蛋白质、氨基酸、维生素类、矿物质微量元素、生物碱等物质。日本科学家发现，茶抗衰老的作用约为维生素 E 的 20 倍。日本心脏病专家说："中国患动脉粥样硬化和患心脏病的比例比西方低，除了遗传因素、生活方式、饮食结构外，同时与中国人爱饮绿茶有关。"正因为如此，2004 年 3 月第三次全国茶文化工作座谈会倡导"茶为国饮"，为各界所认同。但饮茶"宜热宜少，空腹最忌"（《本草纲目》第 32 卷·茗）。

下面是一副品茶的趣联：

> 趣言能适意；
>
> 茶品可清心。

这是一副回文茶联，倒读则为："意适能言趣；心清可品茶。"既说明"趣言"与"茶品"的适意、清心作用，又说明只有"心清""意适"才可品茶、言趣，意境非凡，令人回味无穷。

> 茶到激浓无倦意；
>
> 酒逢小醉有神思。

235. 人生惟酒色机关须百炼此身成铁汉
世上有是非门户要三缄其口学金人

此联原作者是清人张骐巡检之妻钱守璞，清浙江钱塘（今杭州）

人，以诗画擅名。她随夫到粤西边瘠之区赴任，能相其夫。"甘于末秩，不以富贵利达熏其心，不愧女士之目。尝因伯冶（即张骐）豪饮健谈，为手书楹联帖于座右。"（《楹联续话卷二》）

上联的"机关"，本指古代箭弩上的发动机关，引申为周密而巧妙的计谋或计策，这里是说美酒和女色是人生的两个关键问题，最易使人陷身。要加强自身修养百炼此身成铁汉才能经受住考验。

下联的"缄"，是封闭，"三缄其口"就是紧闭着嘴。下联针对"健谈"而发，作者认为人世上有许多是非纷扰的危险境地，要闭嘴不语学金人。"金人"，语本汉代刘向《说苑·敬慎》："孔子之周，观于太庙，右阶之前有金人焉，三缄其口，而铭其背曰：此古之慎言人也，戒之哉！无多言，多言多败。无多事，多事多患。"上联讲节酒色，下联讲慎言语，二者皆"养德养身之切要"（明·何伦《何氏家规》）。金代著名医学家李杲（东垣）曾在《远欲》篇说："安于淡泊，少思寡欲，省语以养气，不妄作劳以养形，虚心以维神，寿夭得失，安之于数，得丧既轻，血气自然谐和，邪无所容，病安增剧?"（《脾胃论》卷下）为了积气全神他还写了《省言箴》。清代养生家石成金说得更为明了："少思虑以养我之元神也，少言语，以养我之元气也，少色欲以养我之元精也。"（《传家宝·真福谱》）

1991年3月赵朴初在深圳得一联，与此联有异曲同工之妙，联曰：

持身同铁汉；

慎语学金人。

（选自《赵朴初韵文集》）

236. 酒能成事酒能败事
   水可载舟水可覆舟

此联相传为当年朱元璋微服私访时，主动邀请重庆府秀才余文到一家乡村酒店把盏叙话时所对。同样说明了酒的两重作用。此联的主旨仍然是劝人限酒，以免过量伤身，发怒助欲，伤德败事。大禹曾预见到美酒可能会造成损人亡国之祸，他说："后世必有以酒亡其国者。"（《战国策·魏策一》）夏禹的担心不是没有道理的，因为饮酒，造就了亡国的君主，豪爽的侠士，高隐的名士，沉湎的庸人，豁达的诗圣，乃至荒唐的赃官或罪人。酒确能成事，亦能败事。可见酒可饮，不可"过"，更不可"酗"。现实生活中，喝酒劝酒之风愈演愈烈，似乎形成了一个怪圈：劝酒的人认为不劝就是没有诚意，喝酒的人认为人家劝了不喝就是不礼貌，所谓"感情深，一口焖"。其实，强行劝酒往往容易醉酒伤身，才是很不礼貌的。清代人关于喝酒劝酒有一段话很精彩："君子饮酒，率真量情，交士儒雅，概有斯致。夫唯市井仆役喝酒，以逼为恭敬，以虐为慷慨，以大醉为欢乐。士人而效斯习，必无礼无义不读书者。"（清·阮葵生《茶余客话》卷二十）可见，强行劝酒、"逼"酒，正是一种低俗的表现。当然，在宴客应酬活动中，为表示友好、活跃气氛，适当的敬酒、祝酒是难免的，但应坚持"觥筹错落，各适其意""客各尽欢，不必主劝"的原则（清·张晋寿《仿园酒评·酒德》）。不能"一口焖""喝半斤"，更不能"舍命陪君子"。

下联语出《荀子·王制》："君者，舟也；庶人者，水也。水则载舟，水则覆舟。"是说君子如船，百姓如水，水既能使船安稳地航行，也能使船沉没。所以君主想要安定，就没有比改善政治、关注民生更重要的了。这种民本思想和为政观对今天的领导者也是有警示作用的。

劝人限酒的联语还有如下几副：

酒虽养性还乱性；

水能载舟亦覆舟。

（《重订增广》）

佐酒有方，提神醒脑；

贪杯无度，损胃伤肝。

食莫贪多，能饱便好；

酒防狂饮，不醉为佳。

237. 酒少饭淡二陈没干
　　慎寒谨风续命无功

选自明代吕坤《续小儿语》。

上联的"二陈"，指中药的"二陈汤"，即半夏、橘红各3两，茯苓3两，炙甘草1两，乌梅1个，生姜7片。水煎服。本方能燥湿化痰、理气和中，可治疗咳嗽多痰、胸膈痞满、恶心呕吐、肢体倦怠等症。联语意思是说，在饮食上坚持酒少饭淡，无厚味湿热以生痰火，自然用不着燥湿化痰、理气和中的二陈汤。

下联的"续命"系指中药的"续命汤"。《中医大辞典》第1458～1459页介绍的续命汤的多种组方之一是：炙甘草、黄芩各2两，防风1.5两，生姜5两，人参、川芎、芍药、麻黄、木防己各1两，炮附子1枚。水煎，分3次服，治中风、贼风入腹、口噤、举身不仁等。联语是说在起居上慎寒谨风，无外感贼邪侵入肌肤，能治中风口噤、半身不遂的续命汤就发挥不了功用。慎寒谨风为历来的医家、养生家所重视。明末医生潘楫说："慎起居者何？言一切行住坐卧，早起晚息间，谨而慎之，勿使风寒暑热湿之邪，乘虚侵袭。而病中尤当防备。"（《医灯续焰·尊生十二鉴》）

（四） 起居有常

238. 衣巾视寒燠
饮食节饱饥

此联语选自宋代陆游 80 岁时写的《养生》诗。（《全宋诗》第 40 册，第 25250 页）

上联的"寒燠"，即指天气的寒热凉温。上联是说，老年人穿衣服戴头巾，要顺应自然，看天气气候的变化决定取舍和增减。早在五代，史家张昭远等在《旧唐书·李珏传》中就写道："当四体和平之时，长宜调适，以顺寒暄之节。如恃安自忽，则疾患旋生。"对此，晚年的陆游在《居室记》（《文集》卷二十）中写得清楚："衣加损，视气候，或一日屡变。"老年人为什么要"衣巾视寒燠"呢？宋代养生家陈直说明了究理："尊年人肌肉瘦怯，腠理开疏，若风伤腠中，便成大患，深宜慎之。"（《养老奉亲书·宴处起居》）宋代另一位养生家蒲虔贯则在《保生要录·论衣服门》中谈了穿衣的学问，强调"衣服厚薄，欲得随时合度"。他说："寒热之时，妄自脱着，则伤于寒热矣。寒欲渐着，热欲渐脱。"注意"凉不至冻，温不至燥""夫寒热平和，神形恬静，则疾疹不生，寿年自永"。享年九十余岁的清代养生家曹庭栋对衣帽穿戴更为细心，他说："老年人着衣戴帽，适体而已，非为客也，热即脱，冷即着。""春秋寒暖不时，即近地偶出，棉夹衣必挈以随身。往往顷刻间，气候迥异，设未预备，乍暖犹可，乍凉即是为患。"（《养生随笔·见客》）尤其在春天，"春来弄燠寒，弹指四时异。"（明·袁中道《江行》）更要注意天气的忽冷忽热。

同样，对于饮食也要注意节制。我国 2600 多年前的政治家管仲曾说："饮食节，则身利而寿命益；饮食不节，则形累而寿命损。"（《管子·形势篇》）《黄帝内经》则明确地提出了"食饮有节"的重要原则（《素问·上古天真论》）。意思是说食饮要有规律，有所节制。南朝齐梁时的道教思想家、医学家陶弘景在谈到"食饮有节"时则进一步指出：善养性者，应"先饥乃食，先渴而饮。恐觉饥乃食，食必多；盛渴乃饮，饮必过"（《养性延命录·食诫篇》）。对于老年人养生更应注意少吃多餐，饮食适度。宋人陈直的《养老奉亲书》云："尊年之人，不可顿饱，但频频与食，使脾胃易化，谷气长存。若顿令饱食，则多伤满。缘衰老人肠胃虚薄，不能消纳，故成疾患。"（《饮食调治第一》所以，"调理脾胃为医中之王道，节饮食乃却病之良方。"（宋·杨士瀛《仁斋直指方论·病机赋》）

"衣巾视寒燠，饮食节饱饥"，这是人们饮食起居的两个大问题。养生家提醒人们在日常生活中要坚持"衣可加即加，勿以薄寒而少耐；食可置即置，勿以悦口而少贪"（清·曹庭栋《养生随笔·燕居》）

239. 馆于是粥于是充口腹无羡大烹
　　寒不出暑不出庇风雨自安小乐

选自明代李鼎《偶谈》。

上联讲馆粥饮食。上联的首句，语出《左传·昭公七年》："馆于是，粥于是，以糊余口。"馆，是稠粥；粥，是用粮食或粮食加其他东西煮成的半流质食物。二者只是稠和稀的区别。"粥饮为世间第一补人之物。"（清·王世雄《随息居饮食谱》）粥在我国已有 3000 多年的历史，粥"能养脾胃，生津液，利小便，消胀满，调中健脾，除烦止渴，利膈益气，推陈致新。万症皆宜，平人亦妙，其功不可殚述。《纲目》曰：每早食粥，胃中空无他杂物，谷气先入，所补不细。又极柔腻，与肠胃相得，最为饮食妙品"（清·章穆《调疾饮食辨》卷二）。粥的最大特点，除主料为粮食外，还可选加有药用价值的配料，如莲子、薏苡仁、百合、扁豆、大枣、山药、茯苓、胡桃仁等，乃至营养丰富的牛羊肉、鱼肉、蛋等。"口腹"，口与腹。多指饮食，吃喝。"大烹"，即盛馔。宋·苏轼《初别子由》诗："无忧赖贤妇，藜藿等大烹。"上联是说，馒也好，粥也好，能满足口腹，滋养身体，无须羡慕丰盛的美食。

下联讲出行禁忌。语本宋代邵雍《四事吟》："会有四不赴，时有四不出。（邵翁自注：公会、生会、广会、醉会，大寒、大暑、大风、大雨）无贵亦无贱，无固亦无必。里闬闲过从、身安心自逸。"（《全宋诗》第7册，第4598页）作为老人，不独大寒、大暑、大风、大雨不可出门，即居家亦当密室静摄，以养天和。这就是《灵枢·本神》所讲的"智者之养生也，必顺四时而适寒暑，和喜怒而安居处"的道理。下联提醒人们：养生顺四时，寒暑宜周防，大寒大暑不出门，要遮蔽风雨，自安其心自娱自乐。享寿110岁高龄的书法家苏局仙1980年1月应《科学生活》编辑部之请，介绍自己的养生之道时，写道：

> 人生谁不望年长，真觉遐龄无秘方。
>
> 汉帝秦皇都是梦，葛仙梅尉亦荒唐。
>
> 苍松百尺经风雨，白鹤千秋冒雪霜。
>
> 只有起居着意重，心平气壮自康强。

240. 一心履薄临深畏天之鉴畏神之格
　　两眼沐日浴月由静而明由敬而强

选自清代曾国藩《求阙斋日记·颐养》。

上联讲治身务谨。上联首句，语本《诗经·小雅·小旻》："战战兢兢，如临深渊，如履薄冰。"意谓好像身临深潭旁，好像走在薄冰上，要谨慎小心。晋代陶潜《晋故征西大将军长史孟府君传》："惧或乖谬，有亏大雅君子之德，所以战战兢兢若履深薄云尔。""鉴，镜也；""格，正也。"意谓惧怕天的明察和神灵的匡正。故立身行己要畏天知命，谨慎小心。正如明代方孝孺所言："人之持身立事，常成于慎，而败于纵。"（《逊志斋集·慎斋箴》）其实，治身养性又何尝不是这样。东晋著名医学家、道家葛洪在《抱朴子内篇·极言》中说："治身养性，务谨其细，不可以小益为不平而不修，不可以小损为无伤而不防。凡聚小所以就大，积一所以至亿也。"清代名医程国彭在《医学心悟·保生四要》中谈到慎风寒时也指出："君子持躬，战战兢兢，方其汗浴，切莫当风，四时俱谨，尤慎三冬，非徒衣厚，惟在藏精。"

下联讲视力保健。下联首句谓两眼受日月光华的润泽。传说禹登南岳，获金简玉字之书，有文曰："祝融司方发其英，沐日浴月百宝生。"清代陈栋《花月痕》（传奇剧本）第49回也有："沐日浴月，妖气尽豁。脱履人间，天高地阔。"下联首句即典出于此。曾国藩晚年患目疾，友人劝其"不看书、不写字、不多阅公牍，以保将盲之左目"。医生为他诊脉，谓其病在心肝虚火上炎，宜静坐以养之。又谓"慎独则心泰，主敬则身强""主敬者，外而整齐严肃，内而专静纯一，斋庄不懈，故身强"（《求阙斋日记·颐养》）。故下联有"由静而明，由敬而强"一语。这是符合摄养之道的。明代医学家万全说："心常清静则神安，神安则七神皆安，以此养生则寿，殁世不殆。"又说："目者，神之舍也，目宜常瞑，瞑则不昏。"俭视以养神。（《养生四要·慎动》）

还有一联，可作此联内容的延伸：

> 战战兢兢，即生时不忘地狱；
> 坦坦荡荡，虽逆境亦畅天怀。

（曾国藩《求阙斋日记·问学》）

241. 重寒盛暑多闭户

    轻暖初凉时出街

宋代邵雍《安乐窝中好打乖》。

司马光和诗说：

> 细雨寒风宜独坐；
>
> 暖天佳景即闲游。

（《和邵尧夫安乐窝中职事吟》，《全宋诗》第 9 册，第 6181 页）

邵雍认为严寒酷暑应常闭户独坐，这是邵雍"四不出"即大风、大雨、大寒、大热不出门的起居养生经验在本联中的反映；而春秋轻暖初凉时节则出去闲游。司马光也认为独坐闲游确实各有最适宜的时候。春暖花开时如闭户独坐，则辜负了良辰美景；细雨寒风时雅室独坐，易入静境。天气暖和晴朗则适合闲游。这是他们慎节起卧的经验之谈，是符合传统的养生之道的。人与自然是统一的整体，人体阴阳气血受日月星辰、四时八节的影响而不断发生周期性变化，从而使人体存在着一定的生命节律。自然阴阳消长的变化与人体的生命节律，正是科学安排起居作息的依据。《黄帝内经》指出："智者之养生也，必顺四时而适寒暑，和喜怒而安居处，节阴阳而调刚柔。如是则僻邪不至，长生久视。"（《灵枢·本神》）只有顺应自然，一切行住坐卧，早起晚息，都谨而慎之，勿使风寒暑湿燥热之邪，乘虚侵袭，才能保障人体的健康。从上面两首诗的诗句，就可知自古以来圣哲先贤就非常重视起居调摄对人体的保健作用。

242. 生活恰如鱼饮水

    进修浑似燕衔泥

这是中华人民共和国领导人、中国共产党创始人之一的董必武（1886—1975）的自题书斋联。此联系从 1944 年 4 月所作七律诗《清

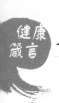

明后一日得孔原书却寄》录出。原诗为：

> 小园芳草绿萋萋，寒食清明日又迷。
>
> 生活恰如鱼饮水，进修浑似燕衔泥。
>
> 心悬大局忧无补，绩著边隅喜可稽。
>
> 远念延安诸努力，奋飞不得亦思齐。

上联是说人的生活起居要像"鱼饮水"那样有节奏。这里的"鱼饮水"，就是鱼在水中呼吸的形象概括。鱼为水生脊椎动物，身有鳞鳍，卵生，用鳃呼吸。鱼鳃多为羽毛状、板状或丝状，用来吸取溶解在水中的氧。鱼的正常呼吸是水从口部进入，再从鳃裂排出，即鱼口张开时，口腔扩大，鳃盖膜紧闭，此时水由口进入，然后将口关闭，使水由口腔通过咽喉两侧的间隙，再通过外鳃孔流出体外。如此连续呼吸，鱼类的血液中就不断得到溶解于水中的氧，同时把血液中的二氧化碳排出体外。鱼的这种时而张开、时而紧闭的呼吸运动，是很有节奏的。即使鱼在睡眠状态下，它的鳍和鳃也在有规则地缓慢活动着。人的生活起居，也要像"鱼饮水"那样有规律。法国作家巴尔扎克曾说："有规律的生活原是健康与长寿的秘诀。"（《赛查·皮罗多盛衰记》）无数养生经验证明，生活作息规律化，踏着生物钟的节拍运动是健康长寿的关键。

下联化用《易·乾》"君子进德修业"一语。意思是说，要进益道德和学业，就得有酷似"燕衔泥"的执着勤恳。燕有许多种属，一般体型小，翅膀尖而长，尾巴分叉像剪刀。在飞行时扑食昆虫，对农作物有益，人们都喜爱它。在我国最常见的是家燕，《诗经·邶风·燕燕》："燕燕于飞，差池其羽。"燕子属候鸟，每年秋去春来，很有规律。

宋代陈造《春日客中》诗："露桃烟柳为谁好，蜂蜜燕泥徒自忙。"每到春天，成双成对的燕子，宛如燕尔新婚的情侣，孜孜不倦，一点一滴衔泥在住家的横梁上或屋檐下筑窝营巢，产卵孵雏。"燕衔泥"这种执着勤恳的精神给人们进德修业以有益启示。

这副联语正是这位年高德劭的无产阶级革命家晚年生活起居和修德进业的生动写照，也是对我们的谆谆告诫。

243. 陶公容膝乐天命
刘子作铭惟德馨

选自安徽黟县西递村古联。

上联的"陶公"，指东晋文学家陶渊明（365—427）。陶渊明，一名潜，字元亮，私谥靖节。寻阳柴桑（今江西九江）人。"容膝"，是仅能容纳双膝的居室，形容住处的狭小。陶渊明《归去来兮辞》："倚南窗以寄傲，审容膝之易安。"意思是倚着南窗寄托旷放高傲的意志，明白狭小的住处亦易安身。"乐天命"，即乐天知命。如陶公所言："寓形宇内复几时，曷不委心任去留，胡为乎惶惶兮欲何之？……聊乘化以归尽，乐乎天命复奚疑！"说白了，活在世上还能够有多长时间，何不随自己的心愿决定行止，还急急忙忙心神不安地去追求什么呢？还是顺应自然的运转变化，过着乐天安命的生活。

下联的"刘子"，指唐代文学家刘禹锡（772—842）。刘禹锡，字梦得，洛阳人。"作铭"，指其所作《陋室铭》。馨，馨香，香气远闻，比喻可流传广远的德行、声誉；又含有美、和美之意。《陋室铭》有言："斯是陋室，惟吾德馨。"从物质享受上说，居室虽然简陋，但却不失洁雅。首先是环境洁雅。"苔痕上阶绿，草色入帘青"。刘子卜居的自然环境好，草色青葱，空气清新，人与自然相依相合，让人有返璞归真之感。其次是宾朋高雅。"谈笑有鸿儒，往来无白丁"。人文环境好，往来都是谈吐高雅脱俗的饱学之士。这正符合古人所说的"善养生者，不可不交有道之士"的养生观（《闲情偶记·颐养部》）。第

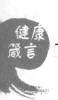

三是心境闲雅。远离官场闹市，"无丝竹之乱耳（指多种乐器合奏的声音），无案牍之劳形"。闲暇时，抚琴吟咏，诵诗读经，怡然自乐。这种远离闹市，充满自然情趣，又有高雅精神生活的居住环境，正是修身养性的好去处，又何陋之有！短短81字的《陋室铭》，从室陋与德馨的统一中，写出知识分子"淡泊以明志，宁静以致远"的性情；甘于清贫，甘于寂寞，逃避庸俗，追求自我完善的心态。唐代享寿89岁的道家司马承祯在谈到安居处时曾说："何谓安处？曰：非华堂邃宇，重茵广榻之谓也。"在于南向而坐，阴阳适中，通风采光，"内以安其心，外以安其目。心目皆安，则身安矣。"（《天隐子·安处》）刘子的《陋室铭》已为人们所熟知，但明人徐伯龄的《容膝斋铭》却鲜为人知，现录于下：

"粤惟文命，土阶茅庭。顾彼受辛，琼台摘星。兹室斗许，仅容膝肱。既非藻棁，庸使丹楹。形无劳役，耳无哇声，心远境静，气和神宁。日对典坟，颐吾德馨。噫！金谷平泉，匪吾之行。广厦万间，付之公卿，慎勖终始，敢识斯铭。"（清·褚人获《坚瓠补集》卷一）行文至此，联想到后人赞颂诸葛亮茅庐的一副对联：

自古宇宙垂名布衣有几；

能使山川生色陋室何妨。

"善养生者择地而居。"（《摄生要义》）此联反映了对居住环境和条件的独特看法，对今人营造"安乐窝"不无启示。

244. 晚食以当肉安步以当车素位而行唐虞后其谁与共
富贵不能淫威武不能屈纵心所欲天地间惟我独尊

郑昶撰于1940年。郑昶，字午昌，号若龛，别号鬖散人，亦称郑杨柳，近代画家、美术史家。上联首二句出自《战国策·卷十一·齐宣王见颜斶》："斶愿得归，晚食以当肉，安步以当车，无罪以当贵，清静贞正以自虞。"上联的意思是说，饿了以后进食，吃粗茶淡饭都像吃肉那样香甜；为了通畅气血，强身健体，安于用步行代替乘车骑马；又满足于"所居之位而行其所行之事"，唐尧虞舜以后有谁能像我自得其乐？

下联首二句出自《孟子·滕文公下》："富贵不能淫，贫贱不能移，威武不能屈，此之谓大丈夫。"下联的意思是说：富贵不能乱我之心，威武不能屈我之节，随心所欲地按自己的主见行事，天地间只有我值得尊敬。

苏东坡也曾给他的朋友张鹗写过养生保健秘方的四句话："一曰无事以当贵，二曰早寝以当富，三曰安步以当车，四曰晚食以当肉。"苏东坡解释说，所谓"无事以当贵"，是指人不要把功名利禄、荣辱过失考虑得太多，如能在情志上任性逍遥，随遇而安，无事以求，这比大贵更能使人终其天年；"早寝以当富"，指吃好穿好、财货充足，并非就能使你长寿，唯有养成良好的起居习惯，尤其是早睡早起，对老年人来说，比获得任何财富更加富贵；"安步以当车"，指人莫过于讲求安逸、肢体不劳，而应多以步行来替代骑马乘车，多运动才可以强健肢体，通畅气血；"晚食以当肉"，意思是说，人应该用已饥方食、未饱先止代替对美味佳肴的贪吃无厌。

苏东坡的"四味长寿药"，强调了情志、睡眠、运动、饮食四个方面对养生长寿的重要性。这种养生观点至今也很有科学道理。这副对联体现了"四味长寿药"的内涵。

245. 三顿饭数杯茗一炉香万卷书何必向尘寰外求真仙佛
晓露花午风竹晚山霞夜江月都于无字句处寓大文章

这是清咸丰举人陈维英（1811—1869）为在台北市郊建立的"太古巢"别墅自撰的读书养性联。太古巢，在剑潭前圆山仔顶。四周山石峻峭树木葱郁，基隆河从山脚下静静流过。附近有剑潭，深数十丈，

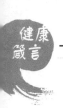

澄澈可鉴，旧为淡水八景之一。圆山附近，原为台湾先民居住之地，陈氏结庐于此，故名"太古巢"。建于清咸丰、同治年间，今为台北圆山动物园。

上联写作者有规律的读书生活。每天按时吃三顿适口的饭菜，品几盏沁人心脾的佳茗，伴着香炉的缕缕青烟，坐拥万卷书城捧读奇书，神交古人，可谓其乐融融，何必脱离尘寰到世外去寻仙求佛？

下联写别墅所处的周围景色及作者的起居。清晨的花草带着晶莹的露珠供人餐霞饮露，正午的翠竹摇曳在轻风之中显示其有节有柔的品格，傍晚的山霞映红满天，静夜的月光洒落在沉寂的江上。作者以时序为经，以风物为纬，编织成一幅赏心悦目的动人画卷。这些都是无字句的自然美景提供的文章素材。古人云："文章是案头之山水，山水是地上之文章。"（清·张潮《幽梦影》）面对这媚人的山光水色、花草翠竹，能不令人文如泉涌吗？看来作者深谙养生之道，不仅注意饮食起居，而且注意自然环境，置身"太古巢"中，返璞归真，天人合一。宛如羲皇上人。

全联表达了作者对粗茶淡饭、焚香读书、寻花问竹、观霞赏月的雅趣，流露出作者淡泊名利、清心寡欲的心绪。

（五）乐而有节

246. 酒是烧身硝焰
色为割肉钢刀

选自明代冯梦龙《警世通言》第十一卷。

酒不可过，已如前述。同样，色也不可贪。

《养性延命录》云："房中之事，能生人，能煞人。"正当的夫妻交欢，既不应禁绝，也不可纵欲无度。而应"乐而有节，则和平寿考"
（《汉书·艺文志》）。如果房室不节，必然耗伤肾精，损及元气，给人
体健康带来损害。故明代医家万全说："佳丽之色，利于刃也；高粱之
味，毒于鸩也。远而疏之，不可狎也。"（《养生四要·寡欲》）此联从
酗酒纵欲的角度痛陈了好酒贪色的严重危害，旨在劝人限酒节欲。历
史上劝人戒好色的诗词箴言不少，这里选录其中"词雅而意切"的
几篇：

> 昨日流莺今日蝉，起来又是夕阳天。
>
> 六龙飞辔长相窘，更忍乘危自着鞭。

唐代司空图《猨题十八首》（之一），该诗前两句写好色者日复一
日地沉溺女色之中的昏愦生活；后二句写太阳有六龙驾车，时光飞快，
人生迅疾而短促，而沉溺女色，不是自己在向死亡快马加鞭吗？

明·胡文焕在《新刻类修要诀》中也辑有一首：

> 醉饱无忧倚翠娥，闲将精气自消磨。
>
> 当时只道欢娱好，今日番成怨悔多。
>
> 锦帐张时开陷阱，金钗横处动干戈。
>
> 玉山自倒难扶起，纵有仙方怎奈何。

明代陈眉公（继儒）也有一首词：

"红颜虽好，精气神三宝，都被野狐偷了。眉峰皱，腰肢袅，浓妆
淡扫，弄得君枯槁。暗发一枝花箭，射英雄应弦倒。病魔缠扰，空去
寻医祷，房术误人不少。这烦恼，自家讨。填精补脑，下手应须早。
快把凡心打叠，访仙翁，学不老。"（载清·褚人获《坚瓠戊集卷》之
一》）

这些诗词极言纵欲之害，旨在警醒人们，欲不可纵。清代石成金
《传家宝·联瑾》也有一副劝人"搏节保寿"的联语：

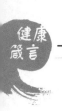
衣食不过温饱，惟勤省俭续生不乏；

酒色何苦贪恋，惟顾撙节保寿不夭。

247. 倩盼作妖狐未惨
　　肥甘藏毒酖犹轻

选自宋代陆游《养生》诗的颔联。(《全宋诗》第 40 册，第 25075 页)

上联的"倩盼"，形容女子相貌美好，神态俏丽妩媚。语本《诗经·卫风·硕人》"巧笑倩兮，美目盼兮"。原本是描写卫庄公夫人庄姜一笑的动人神态，是自古以来描写美女最富有灵性和生气的经典诗句。上联的意思是说，一旦美色淫邪媚人，比狐媚魔道更厉害惨烈。当然这种比喻是有片面性的，反映了男性社会男尊女卑的偏见，乃至把男性贪色纵欲的恶果归咎到女子的貌美上，这是不公道的。天生的丽质何罪之有？不过从上联的主旨上看仍有可取之处。上联的主旨是强调欲不可纵，乐不可极。闺房之乐，夫妇之欢，本非淫邪，问题是要"乐而有节"。不能"迷者弗顾，以生疾而陨性命"（东汉·班固《汉书·艺文志·方技略》）。晋代葛洪则进一步指出："人不可以阴阳不交，坐致疾患。若欲纵情恣欲，不能节宣，则伐年命。"（《抱朴子·内篇·微旨》）这就是古人说的"长寿之要，其在房中"（明·吴正伦《养生类要·男女论》）的道理。如何注意房中养生呢？明人高濂所辑的《色欲知戒歌》可供借鉴：

阴阳好合，接御有度，可以延年；

入房有术，对景能忘（面对美貌女子不作非分之想），可以延年；

澄思力学，无溺少艾（少女），可以延年；

妖艳莫贪，市妆莫近（不接近卖身的女性），可以延年；

惜精如金，惜身如宝，可以延年；

勤服药物，补益下元，可以延年；

外色莫贪，自心莫乱（不贪婚外情），可以延年；

勿作妄想，勿败梦交，可以延年；

少不贪欢，老能知戒，可以延年；

避色如仇，对欲知禁，可以延年。

（《遵生八笺·延年却病笺下》）

下联语本汉代枚乘《七发》："甘脆肥脓，命曰腐肠之药。"意思是说，高脂肪、高蛋白之类的美食犹如损害脏腑的毒药，而且肥甘美食藏的毒比鸩毒（传说中一种有毒的鸟）还严重。这些食物，"所食愈多，心愈塞，年愈损焉"（晋·张华《博物志》）。下联的主旨是强调食宜和淡，饮食有节。清代学者、文华殿大学士兼礼部尚书张英曾说："古人以眠食二者，为养生之要务。脏腑肠胃，常令宽舒有余地，则真气得以流行，而疾病少。……燔炙熬煎，香甘肥腻之物，最悦口而不宜于肠胃。彼肥腻易于黏滞，积久则腹痛气寒，寒暑偶侵则疾作矣。"（《聪训斋语》）许多人的高血脂、脂肪肝、糖尿病、高血压、心脑血管病等，往往与过嗜肥甘有关。

"毋以饮食伤脾胃，毋以床笫耗元阳。"（明·袁衷等录《庭伟杂录》卷下）联语意在劝诫人们在饮食、男女问题上，要注意多素少荤、食饮有节，交接有度、节欲保精。所以张英在引用该联语时写道："此老知摄生哉。"（《联训斋语》）。

另有一副劝人莫沉湎于灯红酒绿生活的谚联，亦有警醒作用。

莫让灯红迷慧眼；

不为酒绿醉洁身。

248. 病身对妾庄如客

老眼看灯大似轮

清代袁枚《随园诗话补遗》卷六载："金孝廉有句云：'病身对

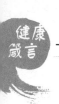
妄庄如客。'黄野翁有句云：'老眼看灯大似轮。'此二句正可作对。"
意思是说，身体有病时对自己的妻妾应庄重如宾，不能随心所欲；至
于老眼昏花看灯都晃如车轮的高龄老人，就更应节欲或绝欲。中医认
为，"肾为先天之本"。肾脏精气的盛衰，直接关系到人的生长、发
育与衰老，"肾元盛则寿延，肾元衰则寿夭。"（明·虞抟《医学正
传》）故"善养生者，必宝其精，精盈则气盛，气盛则神全，神全则
身健，身健则病少，神气坚强，老而益壮，皆本乎精也"（明·张介
宾《类经·摄生类》）。按照养生学原理，节制房室应根据体质强弱、
精血盛衰、年岁壮老，考虑房室所宜。尤其是年高之人，"血气既弱，
阳事辄衰，必慎而抑之"（孙思邈《千金要方》）。汉代刘歆《西京杂
记·卷二十》载："长卿（司马相如）素有消渴疾（糖尿病），反还
成都，悦文君之色，遂以发痼疾。乃作《美人赋》，欲以自制，而终
不能改，卒以此疾至死。"这应了那句古话：婢美妾娇，非闺房之福。

明代洪应明《菜根谭》和清代蒲松龄《省身语录》中也有一副劝
人节房室、薄名利的联语：

> 色欲火炽，而一念及病时，便兴似寒灰；
>
> 名利饴甘，而一想到死地，便味同嚼蜡。

故人常忧死虑病，亦可消幻业而长道心。

249. 九十老翁缘底健
一生强半是单栖

选自宋代陆游《次韵李季章参政哭其夫人》诗之二（《全宋诗》
第41册，第25552页）。这是时年84岁的爱国诗人的自爱之言，也是
他众多的养生经验之一。这里的"栖"是指"床"，"单栖"，即是单
床独卧。联语的意思是说，进入耄耋之年的老翁身体之所以强健，是
因为养生有道，能节制性欲，科学行房，而且到了老年则大半与妻子

分床独卧。

古人言："食、色，性也。"（《孟子·告子上》）男女成婚，乃人之大伦，也是养生延年不可缺少的内容。中国古代养生家认为，性欲、房事是人的本能，因此，欲不可绝，绝则幽闭怨旷，多病而不寿。但如果纵情恣欲，又损年命。"唯有得其节宣之和，可以不损。"（东晋·葛洪《抱朴子内篇·释滞》）

在夫妻生活中，如何乐而有节、节欲保精，对于人们强身健体有着重要意义。《素女经》有言："人有强弱，年有老壮，各随其气力，不欲强快，强快即有所损。"这就是说，人们应根据身体强弱、年龄壮老和器质等不同情况，适宜掌握房事的频度，一般以行房后双方第二天不感到疲倦为限。至于老年人则更应以少为佳。正如唐代医学家、养生家孙思邈所言："晚而自保，犹得延年益寿。"（《备急千金要方·卷二十七·养性》）

老年人如何节欲保精以"自保"呢？孙思邈引彭祖的话说："上士别床，中士异被，服药百裹，不如独卧。"（《千金翼方·卷第十二·养性》）享年90余岁的唐代诗人顾况用诙谐的诗句写道："服药不如独自眠，从他更嫁一少年。"（《宜城放琴客歌》）宋人曾慥在《高斋漫录》中曾记载了一则"独睡丸"的故事："包恢先生，年八十八，为枢密，恢陪祀，登拜高台，精神康健。一日，贾似道忽问曰：'包先生高寿，步履不艰，必有卫养之术，愿闻其略。'答曰：'恢有一服丸子药，乃是不传之秘方。'似道欣然欲受其方，恢徐徐笑曰：'恢吃五十年'独睡丸'。满座皆哂。"英国睡眠专家尼尔·斯坦利博士认为，翻身、打鼾、磨牙等行为将会干扰另一半的睡眠。也有研究数据表明，同床共枕的夫妻要比分床睡的夫妻所遭到的睡眠干扰多50%。无论是"独卧"，还是"单栖"，抑或是"同床不同垫"，意在节制房事，以利保健。当然老人中身体状况各有不同，提倡"独

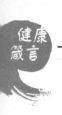

卧""单栖"只是一种辅助的养生保健方法，具体到个人，则要因人而异。

250. 心若不驰闭目天空海阔
身难制欲请看烛灭灯消

选自清代石成金《传家宝·联瑾》。

上联是说，心若平静，神不外驰，就会心安神泰，天空也显得宽广。

下联是说，身难控制情欲，只要看看油尽灯灭、髓竭人亡的结局，就不会徇情纵欲了。这是因为情爱活动是以燃烧大量的先天之精与后天之精为代价的。但现代医学研究表明，积极主动和充满激情的性生活，不但能化解消极情绪，而且有延年益寿、强健心脏、消除疼痛、增强免疫系统的功效。只要能"乐而有节，则和平寿考"（《汉书·艺文志》）。如果纵欲过度，则会给人体健康带来损害。

下面也是石氏劝人节欲保精的另一副联语：

> 戒色方用聋耳、瞎眼、死心三味；
> 养病法只寡言、少食、息怒数般。

（选自清·石成金《传家宝·联瑾》）

上联是说，戒色即节制房事，应别床异被，耳目不染，心神安定，易于控制情欲，是节制房事的有效丹方。下联是说，寡言语以养元气，少饮食以养胃气，慎嗔怒以养肝气，是养病的有效方法。

又作：

> 戒色有神方，惟聋耳、瞎眼、死心三味；
> 养生无别法，只寡言、少食、息怒数般。

（石成金《联瑾》）

（六）日常保健

251. 惩病克寿
矜壮暴死

选自唐代柳宗元《敌戒》一文。该文写道："惩病克寿，矜壮死暴。纵欲不戒，匪愚伊耄。我作戒诗，思者无咎。"

上句的"惩"是警戒、警惕；"克寿"，谓能长寿。意思是说，对疾病知道警惕，注意预防，有了病能及时治疗，就能延年益寿。下句的"矜"是自恃、自夸；"暴"是突然而且猛烈。意思是说如果骄矜自负，凭借自己强壮无恙，等到突然发作来势很凶的病，就有可能暴病而亡。韩愈在《祭十二郎文》中就曾言："孰谓少者殁而长者存，强者夭而病者全乎？"这不是危言耸听，在古今中外是不乏其例的。所以，唐·文学家、哲学家柳宗元要人们警戒深思。后世的养生家、医家也反复提醒人们牢记这一古训，并探讨了人生寿夭的规律。

南朝齐梁时期的道教思想家、医学家陶弘景指出："世人不终耆寿，咸多夭殁者，皆由不自爱惜，忿争尽意，邀名射利，聚毒攻神，内伤骨髓，外贬筋肉……邪气日盛矣。"（《养性延命录·教诫篇》）颇通医道的北宋文学家、书画家苏轼在《上神宗皇帝书》中说："世有尪赢而寿考，亦有盛壮而暴亡。……是以善养生者，慎起居，节饮食，导引关节，吐故纳新。不得已而用药，则择其品之上、性之良，可以久服而无害者，则五脏和平而寿命长。不善养生者，薄节慎之功，迟吐纳之效，厌上药而用下品，伐真气而助强阳，根本已空，僵卧无日。"明代著名医家张介宾结合自己的临床实践，辩证指出："身虽赢瘦而动作能耐者吉，体虽强盛而精神易困者凶。……若以人之作用言，

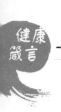

则先天之强者不可恃，恃则并失其强矣。后天之弱者当知慎，慎则人能胜天矣。所谓慎者，慎情志可以保心神，慎寒暑可以保肺气，慎酒色可以保肝肾，慎劳倦饮食可以保脾胃。惟乐可以养生，欲乐者莫如为善。惟福可以保生，祈福者切勿欺天。但使表里无亏，则邪疾何由而犯？而两天（即人的先天与后天）之权不在我乎？"（《景岳全书·传忠录·先天后天论》）

清人申涵光也曾说："常有小疾则慎疾，常亲小劳则身健。恃壮者一病必危，过懒者久闲愈懦。"（《荆园小语》）所以，平时注重保养，"惩病克寿"，就可以避免"矜壮暴死"的悲剧。如能"加之以道养寿，年未可量也"［明·高濂《遵生八笺·清修妙论笺（上卷）》］。

252. 亥寝鸣云鼓
寅兴漱玉津

选自唐代孙思邈《孙真人养生铭》。

上联的"亥"，系旧时计时法指午后九时至十一时（21—23 时）。"鸣云鼓"，即鸣天鼓。此系保健功的功法之一。先以两手掌心按两耳并抱脑后，然后将两手食指压在中指上，再用食指叩弹后脑部（相当于风府穴部位）左右各二十四次，可闻咚咚击鼓声，是谓鸣天鼓。上联是说，每晚九时许就寝前要练习鸣天鼓。练习时要求顶平项直，通过按耳和叩击后脑部，可以刺激耳部、脑部经脉，促进气血化生，充养脑髓，起到健脑作用。常做鸣天鼓有防治头晕、耳鸣，增强记忆、保护听力的作用；但有中耳炎或鼓膜穿孔者慎做此项活动。

下联的"寅"，指凌晨 3~5 时。"玉津"，亦称玉醴、醴泉、醴液、玉英、玉泉、玉浆、灵液、神水，均指口中津液，俗称口水。下联是说凌晨 5 时左右起床，即结合叩齿鼓漱咽津。咽津一直是道家的一种养生方法。产生于魏晋时期的《黄庭经》曾言："口为玉池太和宫，漱咽灵液灾不干。"南朝·齐梁间的道教思想家、医家陶弘景亦指出："口为华池，中有醴泉，漱而咽之，溉脏润身，流利百脉，化养万神，肢节毛发，宗之而生也。"又说："食玉泉者，令人延年，除百病。"（《养性延命录》第一、第三）宋·蒲虔贯进呈御览的《保生要录·调肢体门》进一步指出："常以舌挂上腭，聚清津而咽之，润五脏，悦肌肤，令人长寿不老。"至明初则形成了较为完整的《八段锦导引诀》：

闭目冥心坐，握固静思神。叩齿三十六，两手抱昆仑。

左右鸣天鼓，二十四度闻。微摆撼天柱，赤龙搅水津。

漱津三十六，神水满口匀。一口分三咽，龙行虎自奔。

闭气搓手热，掌摩后精门。尽此一口气，想火烧脐轮。

左右辘轳转，两脚舒放伸。叉手双虚托，低头攀足频。

以候逆水上，再漱再咽津。如此三度毕，神水九次吞。

咽下汩汩响，百脉自调匀。河车搬运讫，发火烧遍身。

邪魔不敢近，梦寐不能昏。寒暑不能入，灾病不能迍。

子后午前作，造化合乾坤。循环次第转，八卦是良因。

[选自明·胡文焕辑《寿养丛书》（三）]

唾液为津液所化，它是一种与生命密切相关的天然补品。现代医学研究表明，唾液除99%的水分外，主要有黏蛋白、白蛋白、免疫球蛋白、氨基酸、唾液腺激素和淀粉酶、溶菌酶、变位酶以及钾、钠、磷、钙、镁等多种微量元素。对人体有助消化、消炎、杀菌、止痛、护齿、疗伤、抗癌、抗衰等多种功效。漱津咽唾，古称"胎食"。但咽津要注意浊吐清咽，即"浊唾则吐，清津则咽"（《保生要录》）。

253. 食防难化常思节

衣必宜温莫懒增

这是宋代哲学家邵雍的诗句。转摘自清代沈复《浮生六记·养生记道》。从古至今，衣食二端乃养生要务。早在两千四百多年前，墨子就提出了"量腹而食，度身而衣"的原则。东晋道教理论家、医学家葛洪在谈论养生之方时也指出："先寒而衣，先热而解。不欲极饥而食，食不过饱；不欲极渴而饮，饮不过多。"（《抱朴子·极言》）邵子此联，则对吃饭穿衣应注意的问题做了艺术概括。

先就饮食而言，人知饮食所以养生，不知饮食失调亦所以害生。上联指出了饮食中的常见问题——"食防难化"。如何防食物难化呢？其一"不得强食，不饥而食即脾劳"；"不得强饮，不渴而饮则胃胀"（《太上老君养生诀》）。其二，"勿过食，勿急食。""食时当谨其度。"（宋·张杲《医说》卷七）其三，"已饥方食，未饱先止。"（苏子瞻《养生颂》）其四，"烹煮熟烂。""细嚼缓咽。"（《随息居饮食谱·水饮类》）其五，怒时哀时勿食。"怒时食物易下而难消，哀时食物难消亦难下，俱宜暂过一时。"（清·李渔《闲情偶记·调饮啜第三》）其六，老人之食，则宜温热熟软，忌黏硬生冷。且"频频与食，使肠胃易化，谷气长存"（《养老奉亲书·饮食调治》）。要而言之，食防难化贵在"常思节"。"颐生无元妙，节其饮食而已。"（《随息居饮食谱》前序）

《灵枢·本神》云："智者之养生也，必顺四时而适寒暑。"一年四季中，穿衣应注意什么问题呢？曰："衣必宜温。"就是要温暖适体，穿衣戴帽，保暖为要，尤其两足四时宜暖。唐末刘词说："春深稍宜和平将息，棉衣稍宜晚脱，不可令背寒，寒即伤肺，令鼻塞咳嗽；似热即去之，稍冷即加之甚妙。肺俞五脏之表，胃俞十二经脉之长，最不可失寒热之节。"俗谚云："避风如避箭，避色如避乱。勤解逐时衣，少餐申后饭。"同样，冬时"棉衣稍宜晚着，仍渐渐加厚，不得顿温，此乃将息之妙矣"（《混俗颐生录》第三、第六）。长寿诗人陆游亦云："衣裘视寒暖，日夜自调燮。"（《冬夜作短歌》）清代年逾九旬的养生家曹庭栋对于寒暖饥饱谈得更为具体切当，强调要"随时审量""衣可加即加，勿以薄寒而少耐。食可置即置，勿以悦口而少贪"。他说："春冰未泮，下体宁过于暖，上体无妨略减。……北方语曰：'若要安乐，不脱不着。'南方语曰：'若要安乐，频脱频着。'"常常警戒衣服的冷暖，稍感觉冷或暖时即增减衣服以保持体温的平衡。谚云："勤脱勤着，胜如服药。""衣必宜温莫懒增"乃是保身良方。尤其是"老人气弱，骨疏怯风冷，易伤肌体。但多穿夹衣，遇暖之时，一重渐减一重，即不致暴伤也"（宋·陈直《养老奉亲书》）。当然，对于寒暖的反应，因体格、年龄和习惯的不同会有差异，各人要随自己的需要因时因地选择穿衣的厚薄多少，不失四时之和，不应为时髦而影响健康。有联语云：

> 冷暖无定，骤暖勿弃棉衣；
>
> 贵贱何常，骤贵无捐故友。

（清·申涵光《荆园小语》）

254. 梳头浴脚长生事
临卧之时小太平

选自宋代陶谷（902—970）《清异录》。该书载，郭尚贤常云："服饵导引之余有二事，乃养生大要，梳头洗脚是也。每夜尚贤先发后脚方寝，自曰：梳头浴脚长生事，临卧之时小太平。"

梳头洗脚不仅是一种卫生习惯，而且是日常养生保健的必修课。中医学认为，头为诸阳所会。人体的重要经脉和40多个大小穴位以及10多处特别刺激区均聚于此。经常梳头，能疏通经络，活血化瘀，改善头发及颅内营养。故"养生家谓梳为木齿丹"（《清异录》）。早在南朝·齐梁时期的著名医学家陶弘景就指出："晨夕以梳梳头，满一千梳，大去头风，令人发不白。"（《养性延命录·第五》）至明人沈仕则

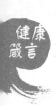

说得更具体："发多栉，去风明目不死之道也。……安乐诗云：发是血之余，一日一次梳。通血脉，散风湿。"（《摄生要录》）可见，历代养生家都把梳头作为护发健脑防衰的重要健身方法。梳头时，梳子要划过通天、百会、玉枕、风池等40多个穴位，使这些穴位得到类似针灸式的刺激和按摩，以达到通畅血脉、祛风散湿、开窍宁神、滋养和坚固头发等功效。现代医学表明，经常梳头，可以降血压，并对预防感冒和延缓大脑衰退十分有益。梳头既可用梳子梳，也可用手指指尖梳。梳头应由前向后、由左向右，循环往复数十次至数百次，用力均匀适中，以免损伤毛囊。梳头速度以每分钟25～35次为宜。

"洗脚上床真一快，稚孙渐长解烧汤。"（陆游《泛舟过金家埂赠卖薪王翁》）脚被称为人体的第二心脏，睡前用热水泡脚，确为养生保健良方。华佗在《足心道》说：春天泡脚，升阳固脱；夏天泡脚，暑湿可祛；秋天泡脚，肺润肠濡；冬天泡脚，丹田温灼。浴脚水温宜在38～43℃，水温渐冷渐加热水。为加强去湿散寒效果，可用棉布包50克左右的花椒用水煮开后加入盆中，一包花椒可反复使用一周。泡脚时间以20分钟为宜，温水浴脚能促进血液循环，加快新陈代谢，改善心脏供血。还能防感冒、稳血压、治脚气、助睡眠。但水温不宜太高，以免发生意外。泡完双脚后，再用力按摩足心（涌泉穴），即一手握住脚趾，另一手摩搓涌泉穴，约50～100次，以局部发热为度。两脚交替进行，这被称为"足心上的健身术"。

"睡得香，寿而康"。如何睡得香？"临卧之前小太平。"即：睡前先静心，不思考问题，更要抛开一切烦恼；养成良好睡眠习惯，定时作息，准时上床，准时起床；做好睡前功——洗澡或泡脚及按摩；遵循"睡诀"，选择最佳睡姿。宋·蔡季通"睡诀"云："睡侧而屈，睡觉而伸。早晚以时。先睡心，后睡眼。"（明·沈仕《怡情小录》）

255. 发宜多梳气宜炼
　　齿宜频叩津宜咽

这是选自享寿 101 岁的唐代医学家孙思邈的《孙真人卫生歌》中的联语，反映了人们日常养生保健的重要内容。

上联讲梳发与炼气。梳发健身，古已有之。早在南朝齐梁时期的道教思想家、医学家陶弘景就指出："千过梳发，发不白。"（《养性延命录·第三》）享寿 86 岁的南宋诗人陆游也有"觉来忽见天窗白，短发萧萧起自梳"（《杂赋》之二）的健身实践。明人高濂则进一步指出："每日梳头一二百下，不得梳着头皮，当在无风处梳之，自然去风明目矣。"（《遵生八笺·四时调摄笺》）梳头经过的上星、百会、太阳、玉枕、风池等穴位，在梳子的反复按摩刺激下，会通过神经末梢把刺激传给大脑皮层，以达到调节头部神经功能，松弛头部神经紧张状态，促进头部血液循环的目的。现代医学研究表明，梳头按摩对养生保健确有重要作用。一能疏通气血，改善头部血液循环和头部供氧能力；二能使头发得到滋养，荣发固发，容颜悦泽；三能散风明目，缓解头痛、失眠，预防感冒；四是有助降低血压，预防脑血管病发生；五能振奋阳气，健脑提神，解除疲劳或抑郁。

所谓炼气，也称调息，即调整呼吸，吐故纳新。陶弘景曾言："凡行气，以鼻纳气，以口吐气，微而引之，名曰长息。纳气有一，吐气有六。纳气一者，谓吸也；吐气有六者，谓吹、呼、唏、呵、嘘、呬，皆出气也。"（《养性延命录·第四》）其基本要求是"深、长、匀、细"。深，即深呼吸；长，即时间拉长且缓慢；匀，即呼吸要柔和均匀；细，就是要细微，不能粗猛。逐步达到无声无息，"呼吸绵绵，如儿在胎之时。故曰胎息。"（明·万全《养生四要·慎动》）还要注意："吸入一大片，呼出一条线。"即吸进大片天地自然之清气；呼出体内浊气，要缓慢呼出成一条线。炼气方法有自然呼吸法、腹式呼吸法、提肛呼吸法、吐字呼吸法等。万全指出："能养气者，可以长生。"（明·万全《养生四要·慎动》）

下联则讲叩齿与咽津。东晋著名医学家、道教理论家葛洪说："清晨叩齿三百过者，永不动摇。"（《抱朴子·杂应》）陶弘景也说："朝、夕啄齿，齿不龋。"（《养性延命录·第三》）唐代长寿诗人白居易也有"起坐兀无思，叩齿三十六。何以解宿斋？一杯云母粥"的诗句（《晨兴》）。他的方法是：排除杂念，思想放松，嘴唇微闭，心神合一，然后上下牙齿相互轻轻叩击。臼牙 36 次，门牙 36 次，每日早晚各一次，叩齿结束，辅以"赤龙搅天池"更妙。经常叩齿可增强牙齿的坚固度，保持咀嚼力，还能固摄肾气、促进唾液的分泌和消化功能。

津宜常咽，也是古已有之的一种健身方法。陶弘景说："饮醴泉（唾液），乃延命之本也。"（《养性延命录·第三》）清代医家程国彭把津唾比作"人参果"，他说："华池之水，人身之金液也。敷布五脏，洒陈六腑，然后注之于肾而为精。"如何咽津呢？他说："二六时中，常以舌抵上腭，令华池之水充满口中，乃正体舒气，以意目力送至丹田，口复一口，数十乃止。此所谓以真水补真阴，同气相求，必然之理也。"（《医学心悟·治阴虚无上妙方》）可以说，唾液是人体的一种天然补品。

256. 食服常温一体皆春
心气常顺百病自遁

选自明代学者、诗文家蔡清的《密箴》。

上句讲食服养生。所谓"食服"是指人的饮食衣着。《灵枢·师传》云："食饮衣服，亦欲适寒温。"清代年逾九旬的养生家曹庭栋也说："衣食二端，乃养生切要事。……所以食取称意，衣取适体，即是养生之妙药。"(《老老恒言》卷二)上句是说,保持食服常温,一身就会富有生机,春色永驻。这是有充分理论依据的。

饮食为健身之本。扁鹊云:"安身之本,必资于食。不知食宜者,不足以存身也。"(转引自元·李鹏飞《三元延寿参赞书》卷三)人们的饮食除要搭配合理以外,还要寒温适宜。所谓寒温适宜,一是指食物的寒热温凉属性应与进食人的体质相协调;二是指食物入口时的温度要适宜。《灵枢·师传》曰:"食饮者,热无灼灼,寒无怆怆,寒温中适,故气将持,乃不致邪僻也。"南朝齐梁时期陶弘景曾教诫人们:"凡食,欲得恒温暖,宜入易消,胜于习冷。"(《养性延命录·食诫篇》)尤其是老人,五脏衰弱,更应温食,以利于保护胃气。唐代孙思邈说:"老人于四时之中,常宜温食,不得轻之。"(《千金翼方》卷十二《养老大例》)我国较早的老年养生学专著《寿亲养老新书》说:"饮食须用暖,盖脾喜温,不可以冷热犯之,惟暖,则冷热之物,至脾皆温矣。"(卷之二《饮食用暖》)明代有医林状元之称的龚廷贤说:"凡以饮食,无论四时,常令温暖。夏月伏阴在内,暖食尤宜。"(《寿世保元·乙集·二卷·饮食》)享年81岁的清代文学家朱彝尊在《食宪鸿秘·饮食宜忌》中则进一步强调:"夏月不问老少,吃暖物,至秋不患霍乱吐泻,腹中常暖,血气壮盛,诸疾不生。"现代科研发现,当食物的温度与人体的温度大致相同时,体内的各种消化酶才能充分发挥作用;否则不利于食物营养成分的消化与吸收。

同样,衣着也须常温。衣着最初的实用功能是御寒防暑、遮羞护肤。东汉唯物主义哲学家王充说:"衣以温肤,食以充腹。肤温腹饱,精神旺盛。如饥而不饱,寒而不温,则有冻饿之害矣。冻饿之人,安能久寿。"(《论衡·道虚篇》)为保持衣着常温:第一,衣服的穿脱应与当地当时的气温状况相适应,"先寒而衣,衣不得顿多。先暖而解,解不得顿少。"(唐·施肩吾《西山群仙会真记·养形》)即所谓"急脱急着，胜如服药"（晋·李之彦《东谷所见》）。第二，"衣服厚薄，欲得随时合度。是以暑不可全薄，寒时不可极温。""寒欲渐着，热欲渐脱。腰腹下至足胫欲得常温，胸上至头欲得稍凉。凉不至冻，温不至燥。""夫寒热平和，形神恬静，则疾疹不生，寿年自永。"（宋·蒲虔贯《保生要录·论衣服门》）第三，衣物脱着，注意禁忌：大汗之时忌脱衣当风；"湿衣及汗衣，皆不可久着"（唐·孙思邈《千金要方·道林养性》）。

下句则是讲心理养生。养生先养心，只要心情平静，气机顺畅，百病就自己逃走了。说明在心理上保持心平气和，气机顺畅，乃是却病延年的良方。

257. 居家当思求阙翁八本
　　处世须慎快意事三端

这是中国学者、文学家王闿运《示蒋霞初》联，选自《清十大名家对联集》。

上联的"求阙翁"，即求阙斋主曾国藩。曾氏以"求阙"名斋，即求自有缺陷不足之处，这也就是苏东坡"守骏莫如跛"的意思。"八本"，是曾国藩教子弟的家训，并将其堂名为"八本堂"。即："读书以训诂为本，作诗文以声调为本，事亲以得欢心为本，养生以少恼怒为本，立身以不妄语为本，治家以不晏起为本，居官以不要钱为本，行军以不扰民为本。"这就是：读书以明了词句意义为本，作诗文以注重节奏为本，侍奉亲长以他们得欢愉为本，保养身体以减少恼怒为本，为人以不说假话为本，持家以不晚起床为本，做官以不贪钱财为本，行军以不骚扰民为本。这些对于我们今天修身、齐家、处事仍有借鉴意义。所以上联说，居家过日子应当思考和借鉴求阙翁的"八本家训"。

下联的"快意",指咨意所欲,或称心适意。曾氏对快意之事一向持谨慎态度,尝教子弟"无好快意之事,常存省过之心"(《曾国藩嘉言钞·治学》)。"三端"系曾氏所注重的可泽被后世的君子之泽中最值得称道的三个方面:"士大夫之志趣、学术,果有异于人者,则修之于身,式之于家,必将有风流余韵传之子孙,化行乡里,所谓君子之泽也。就其最善者约有三端,曰诗书之泽、礼让之泽、稼穑之泽。"(《唐浩明评点梁启超辑曾国藩嘉言钞·治学》)意思是说,士大夫的志趣、学术,果真有超过寻常人的,则可以使自身得到修炼,给家庭树立楷模,必将有风流余韵传给子孙后代,影响乡里,这就是所谓的君子之泽。君子之泽中约有三个方面最值得称善,即诗书之泽(文化教育)、礼让之泽(礼仪谦让)、稼穑之泽(重视农耕)。这些都是人们在社会上立身处世而且影响后世的需要慎重对待的三件有重大意义的事情。

258. 口中言少心头事少肚里食少有此三少神仙可到
酒宜节饮忿宜速惩欲宜力制依此三宜疾病自稀

选自清代沈复《浮生六记·养生记道》。这是沈复悟出的养生养心之道。

明代高濂辑《遵生八笺·清修妙论笺》有:"口中言少,心头事少,肚中食少,自然睡少。依此四少,神仙可了。"上联即化用此语而来。口中言少,是思想者的美德,也是养生者的智慧。《守口诀》云:"古人有训,守口如瓶。匪第蓄德,亦以尊生。多言耗气,谩语摇心。渊然静默,抱寂守真。"(明·孙文胤《丹台玉案》)口中言少,则愆尤少。言少可避免口中之患。心头事少,是达者的胸怀。宋代何坦曾言:"君子安分养恬,凡物自外至者皆无容心也,得则若固有之;不得本非我有也,欣戚不加焉。"(《西畴常言》)亦如今人戏言:"没心没肺,活到百岁。"凡事提得起,放得下,得亦不喜,失亦不忧,心无挂

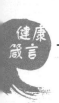

碍，则忧虑少。肚里食少，这是养脾胃之法。实践表明"脏腑肠胃，常令宽舒有余地，则真气得以流行，而疾病少"（清·张英《聪训斋语》）。亦如古谚所云："欲得长生，肠中常清；欲得不死，肠中无滓。"上述三少，即孙思邈"膏用小炷"之义，养生贵在节护（《千金翼方·养性》）。

下联讲"三宜"，宜者，合适、适当、适宜之谓。酒"少饮则和血行气，壮神御寒，消愁遣兴；痛饮则伤神耗血，损胃亡精，生痰动火。……若夫沉湎无度，醉以为常者，轻则致疾败行，甚则丧邦亡家而殒躯命"（明·李时珍《本草纲目·第二十五卷·谷部》）。过量饮酒，可引起肠黏膜损伤和对肝脏的损害，还会增加高血压、中风、消化道癌症等的危险，并可导致交通事故和暴力事件的增加。所以，酒宜节饮。如饮酒，尽可能饮用低度酒，成年男性一天饮用酒的酒精量不超过 25 克，女性不超过 15 克；提倡文明饮酒，不勉强饮酒、不过度劝酒、驾车不饮酒。"七情伤人，惟怒为甚。"（《东医宝鉴·内景篇》）所以，"忿宜速惩"，应坚持"积极疏导，理性对待"，善于以理智控制情绪，做情绪的主人；即使发火，最好不要超过三分钟。《易·损》云："君子以惩忿窒欲。"善养性者，不但要惩忿，而且要窒欲，"绝私欲以养其心。"（明·胡文焕《养生要诀》）明人陈继儒说得好："每事抑损，惩其忿而窒其欲，则五气自平，六脉自和，延生必矣。"（《养生肤语》）依此"三宜"，疾病自然就稀少了。享年97 岁的国医大师裘沛然曾说，人世间什么事都有一个"度"，最恰当之处为"适度"，故识度、守度者，能健康长寿。

259. 万古长生不用餐霞求秘诀
一言止杀始知终世有奇功

北京市广安门外白云观中有一座邱祖殿，为祭祀道教全真派始祖邱处机而建，殿内供奉邱处机塑像。此联是乾隆帝为邱祖殿的题联。

邱处机（1148—1227），字通密，号长春子，登州栖霞（今属山东）人，金代著名道士。一代天骄成吉思汗听说他懂得养生修炼之术，特派近侍官刘仲禄等不远千里去请他。邱处机以 72 岁高龄率 18 名弟子从山东莱州起程出行西域，经过一年的跋涉，抵达岭北的成吉思汗的军营。《长春真人西游记》中有一首诗表露了丘处机的心迹：

　　　　十年兵火万民愁，千万中无一二留。

　　　　去岁幸逢慈诏下，今春须合冒寒游。

　　　　不辞岭北三千里，仍念山东二百州。

　　　　穷急漏诛残喘在，早教生命得消忧。

在成吉思汗西征的营帐中，丘处机以道学思想说服和感化了成吉思汗。他们当时谈话的内容，据《元史》中的《释老传》所载："处机每言，欲一天下者，必在乎不嗜杀人。及问为政之方，则对以敬天爱民为本。问长生久视之道，则告以清心寡欲为要。"元末明初文学家陶宗仪在《南村辍耕录》也载：延问至道，"真人大略答以节欲保躬，天道好生恶杀，治尚无为清净之理。上说，命左史书诸策。"并赐号神仙，爵大宗师，总领道教。邱死后，元世祖忽必烈诏赠五祖七真徽号，世号长春真人。有《摄生消息论》《大丹直指》《磻溪集》等。

上联的"万古"是千秋万代，形容时间之长。"餐霞"，是餐食日霞，餐霞饮露，吸入清纯新鲜之气，亦指修仙学道。南朝齐梁时期陶弘景（《陶真人卫生歌》）云："何必餐霞饵大药，妄意延年等龟鹤。但于饮食嗜欲间，去其甚者将安乐。"意思是说，要益寿延年，不用餐霞和寻求长生不老的秘诀，应该怎样呢？"道法自然"，即"以自然之道，养自然之生"。早在北宋，欧阳修就曾因为不满于当时一般道士对养生学的曲解，特地把魏晋间道家养生之书——《黄庭经》做了一番删正，并写了一篇《删正黄庭经序》。他写道："自古有道无仙，而后世之人，知有道而不得其道；不知无仙而妄学仙。此我之所哀也。道者，自然之道也。生而必死，亦自然之理也。以自然之道，养自然之生，不自戕贼夭阏，而尽其天年，此自古圣智之所同也。"邱处机在《摄生消息论》中也认为，人们的生活方式应适应外界环境，衣食寝处，要顺和时气，"无犯日月之忌，无失岁时之和"。

下联是说邱机处劝谏成吉思汗"好生恶杀""不嗜杀人"道出了道教真谛，制止了滥杀无辜，建立了济世奇功，为后人所纪怀。

五、动静兼养联

（一）动以养形

260. 体勤益寿
心静延年

这是一副讲动静合宜的联语。

古人云："勤可以致寿考。"（宋·罗大经《鹤林玉露·勤有三益》）同样，"'静'字可以益寿"（清·金缨《格言联璧·存养》）。

在中国传统养生文化的发展过程中，曾产生过"清静养生"和"运动养生"两种主要模式。前者始于老子，老子的"致虚静，守静笃""无欲以静"的思想，对中医清静养生学的发展有着很大影响。所谓"静"是指思想专一，排除杂念。它有两层含义：一是机体不可过劳；二是指心不轻动，以便保持生理和心理的平衡，重在养神。后者以《子华子》《吕览》为代表，主张动以养身。华佗倡导五禽戏，孙思邈提倡"常欲小劳"等。所谓"动"包括走动、活动、运动、劳动等。重在养形。

欲求长生之道，到底以静为主还是以动为主？历来养生家众说纷纭。应该说，动与静是对立统一的两种养生方法，不能截然分开。早在南北朝时期齐梁间的著名医药学家、道家陶弘景就指出："静以养神，动以炼形，能动能静可以养生。"宋代理学家程颢、程颐也提出

"动静节宜，所以养生也。"（《二程集·粹言》）到明清时期则逐步形成动静合宜、劳逸适度的养生原则。明代医学家万全在《养生四要》中强调"动静不失其常"。清代医家方开则进一步阐明："动静合宜，气血和畅，百病不生，乃得尽其天年……过动则伤阴，阳必偏胜；过静则伤阳，阴必偏胜。"（《延年九转法》）这些对我们当前的养生健身活动都有很强的指导意义。

其实，动与静是相对的，该动时不动，阳气不振，易于生病；该静时不静，阴气不存，也易于染病。动静合宜，中和适度，才是生命的真谛。"无论动静，总归于自然。心情开旷，则谓之养生可也。若心情不开旷，静亦不是，动亦不是。"（清·黄凯均《友渔斋医话·一览延龄》）一般而言，心神以静为宜，形体以动为主。且要根据各个养生健身者的工作特点、年龄壮老和体质强弱，注意"动静节宜"、不失其常。这样才能有助于益寿延年。

讲动静兼养的联语还有以下几副：

> 事冗炼成筋骨健；
> 心清赢得梦魂安。

> （康有为的弟子、书法家萧娴自题联）

> 劳逸妥安排，健康多福；
> 油盐休浪费，勤俭持家。

> （老舍赠女儿联）

> 静以养心心自安；
> 动以健身身恒坚。

261. 运动身恒壮

常乐寿自高

这是一副身心兼养的谚语联。

上联讲运动健身。古人云："流水不腐，户枢不蝼，动也。形气亦然，形不动则精不流，精不流则气郁。"（《吕氏春秋·季春纪》）东汉末年的医学家华佗也说："动摇则谷气得销，血脉流通，病不得生。"（晋·陈寿《三国志·华佗传》）为什么养生贵在"动"呢？因为，只有动，而且是勤动，才能增强呼吸、消化、神经、内分泌腺和心脑血管系统的功能，改善肌肉、骨关节功能，提高皮肤的防御能力。所以，明代著名医家张介宾说："善养生者，可不先养此形，以为神明之宅；善治病者，可不先治此形，以为兴复之基乎？"（《景岳全书·二卷·传忠录中治形论》）运动锻炼还可调节人的情绪，增加生活乐趣，常葆青春活力。一句话，只有运动，才能保持身体的健壮。实践表明，运动锻炼不仅是健康人群的保护神，也是病人却病疗疾的重要手段，对于老年人则是他们强身健体、延年益寿的最佳途径。苏联医学科学院院士、著名心脏外科专家费·乌格洛夫也指出："运动是生命存在的基础。运动不仅是肌肉活动的表现，而且是整个肌体活动的需要。运动量不足，会减少人的寿命，甚至对动物实验的结果也是如此。……活动筋骨可以使人体几十种适应性系统的功能得到加强。但是，运动量过大也不行，尤其对于老年人来说更是如此。人越老，越要善于掌握适量和不适量之间的界限。对老年人来说，'适量'是个新概念。"（《延年益寿荟萃——生命自我管理学》第八章）因此，运动锻炼，要坚持有恒、有序、有度的原则，根据自身的状况，选择适宜的锻炼项目和场所。运动地点以空气新鲜的湖边、公园、运动场、校园和清洁宽敞的绿化地带，并在上风方向运动。作为有氧运动的最佳锻炼时间是每天 8～12 时和 14～17 时。当然，对在职人员和广大学生，日出后的晨练，为即将进行的工作和学习均有良好作用，对广大离退休老人则不必"闻鸡起舞"。因为，早晨是一天中空气污染最严重的时段，早晨又是血压开始上升，心率也逐渐增快的时间，至上午 10 时往往是心血管病的高发时段。所以，离退休老人，特别是心血管病人的最佳锻炼时间应是下午和傍晚。运动量以每周进行 3 ~ 5 次，每次坚持 20 ~ 40 分钟为宜。这就是享寿 101 岁的唐代医学家孙思邈所说的："养性之道，常欲小劳，但莫大疲及强所不能堪耳。"（《备急千金要方·道林养性》）

下联讲乐观延年。人的精神状态与身心健康有着密切的关系。《黄帝内经》早就指出："外不劳形于事，内无思想之患，以恬愉为务，以自得为功，形体不敝，精神不散，亦可以百数。"（《素问·上古天真论》）享寿 101 岁的唐代医学家孙思邈也告诫人们："世人欲知卫生道，喜乐有常嗔怒少。心正意诚思虑除，顺理修身去烦恼。"（《孙真人卫生歌》）强调"安神宜悦乐，惜气保和纯。"（《孙真人养生铭》）可见其对精神悦乐的重视。可以说，乐观是心理养生的不老丹。现代医学研究也表明，一个人的精神面貌和心理状态对健康影响极大。当人心情愉快时，脉搏、呼吸、血压、消化液的分泌、新陈代谢就会处于平稳、协调的状态。而当人情绪低沉、焦虑或恐惧、忿怒的时候，消化功能会减弱乃至脉搏加快，呼吸急促，血压和血糖也会增高，给健康带来不利影响。正如谚语所云：千保健、万保健，乐观方是最关键。而且只有"以恬愉为务"，保持"常乐"才能寿高。下面几副谚联，也与此联内容相同或相近：

> 乐观益寿；运动延年。
>
> 动可延年；乐则长寿。
>
> 动与康相伴；乐和寿为侣。
>
> 勤锻炼强筋壮骨；讲卫生却病延年。

262. 勤劳身体壮
常乐寿自长

这是又一副身心兼养的谚语联。

上联言劳动使人强壮。劳动与养生的关系，我们的祖先早有认识。东汉末年的医学家华佗就指出："人体欲得劳动，但不当使极尔。"（晋·陈寿《三国志·魏志·华佗传》）晋·葛洪云："生可惜也，死可畏也。然长生养性辟死者，亦未有不始于勤。"（《抱朴子内篇·地真篇》）宋人罗大经还指出了勤劳的好处："勤有三益：盖民生在勤，勤则不匮。一夫不耕，必受其饥；一妇不蚕，必受其寒。是勤可以免饥寒也。农民昼则力作，夜则颓然甘寝，故非心淫念，无从而生。陶渊明诗曰：'田家岂不苦，弗获辞此难。四体诚乃疲，而无异患干。'是勤可以远淫辟也。户枢不蠹，流水不腐，周公论三宗（即殷代的中宗、高宗、祖甲）文王之寿，必归之《无逸》。吕成公释之曰：'主静则悠远博厚，自强则坚实精明，操存则血气循轨而不乱，收敛则精神内守而不浮。'是勤可以致寿考也。"（《鹤林玉露·丙编卷一·勤有三益》）在人类发展史上，劳动不仅与人类的生存发展息息相关，且在保障人的健康长寿方面起着重要作用。因为经常劳动可以提高心血管和消化系统等的功能，锻炼肌肉筋骨，增加食欲，解除神经紧张，有助睡眠。在劳动中手脑并用，有助健脑益智；劳动不仅创造成果，创造欢乐，还可涵养德行，提高生活情趣。俗谚云：老来忙，寿命长。经常进行适度的劳动，对于老年人延缓衰老、却病延年也有积极作用。所以宋代文学家、史学家欧阳修说："劳其形者长年，安其乐者短命。"（《删正黄庭经序》）明人史桂芳也说："劳则善心生，养德养生咸在焉；逸则妄念生，丧德丧生咸在焉。"（《与言儿稽孙》）德国卡尔·马克思说得更为深刻："体力劳动是防止一切社会病毒的伟大的消毒剂。"（《致弗·拉法格》）这就是"勤劳可健身，懒散易生病""勤则寿考，逸则夭亡"的道理。美国长寿学者胡夫兰德研究同样验证："没有一个懒惰的人能活到高年。能够达到高寿的，都是过着忙碌生活的人。"

清·曾国藩也有强调勤的联语：

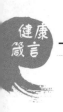

> 家勤则兴，人勤则健；
>
> 能勤能俭，永不贫贱。

（《曾国藩嘉言钞·治家》）

下联言愉悦令人延年。春秋初期的管仲曾说："凡人之生也，必以其欢。"（《管子·内业》）意思是说，人的一生一定要以欣愉达观的态度来对待。西晋大臣羊祜也说："天下不如意，恒十居七八。"（《晋书·羊祜传》）这是人生体验的真谛。如何在崎岖的生活道路上，使不如事少些，再少些，这就必须懂得快乐，寻找快乐。如同人不能缺乏维生素那样，快乐，其实就是人心灵的维生素。清代大臣张英在谈到致寿之道时也说："人常和悦，则心气冲而五脏安，昔人所谓养欢喜神。"（《聪训斋语》）可见，常怀乐意，有欣愉达观的胸怀，自然有利于健康长寿。

今人王惠球有联云：

> 勤以动脑痴呆少；
>
> 乐以忘忧幸福多。

263. 不老无方神仙铅丹非良友
健身有术户枢流水是吾师

上联是说，神仙铅丹并非长生不老之方。"神仙"是道教对所谓得道后能"超脱生死"变化莫测的人的称谓。"铅丹"是道教以铅、硫黄、消石等炼成的丹，可服食。服丹之初精神振奋，面色红润，出现身轻如飞的感觉，但很快便会消失，人的生命不但不能延长，反而会产生疾病和毒副作用，使人丧生。所以古诗云："服食求神仙，多为药所误。"（《古诗十九首·驱车上东门》）汉武帝迷信方士，盲目服食金石铅汞炼制之丹药，结果中毒而亡。唐代的帝王，因服铅丹而死于非命的就有五人，其中包括唐太宗、唐宪宗、唐穆宗、唐武宗和唐宣宗。

与白居易同时的文学家退之（韩愈）、微之（元稹）等也因服铅丹中毒
而死。所以，白居易在《思旧》一诗中沉痛写道：

> 退之服硫黄，一病讫不痊。
>
> 微之炼秋石，未老身溘然。
>
> 杜子得丹诀，终日断腥膻。
>
> 崔君夸药力，经冬不衣绵。
>
> 或疾或暴夭，悉不过中年。
>
> 唯予不服食，老命返迟延。

他大声疾呼："不言药，不言仙，不言白日升青天。"（白居易《海
漫漫·戒求仙记》）可见，人的生长壮老是不可抗拒的自然规律，靠神
仙铅丹却老是靠不住的。

下联则讲运动乃健身之道。"户枢流水"，语出《吕氏春秋·季春
纪》："流水不腐，户枢不蝼，动也。形气亦然。"户枢：门轴；蝼，亦
作蠹，蠹虫。意谓长流的水不会腐臭，常转动的门轴不会被虫蚀，比
喻经常运动的东西不易受外物侵蚀，人经常运动可以强身。宋·张君
房《云笈七签》卷三二："人身常摇动则谷气消，血脉流通，病不生。"
卷五七云："夫肤体关节，本资于动用，经脉营养，实理于宣通，今既
闲居，乃无运役事，须导引以致和畅，户枢不蠹，其义信然。"下联以
流水户枢为借鉴，一方面说明"动则不衰"的道理，另一方面也强调
了经常、不间断的重要性。有道是：

> 延年益寿，生命在于运动；
>
> 健体强身，锻炼务必经常。
>
> 古今未见一人服仙丹长生不老；
>
> 中外已闻万例凭锻炼益寿延年。

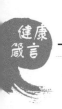

264. 醴泉无源芝草无根人贵自立
流水不腐户枢不蠹民生在勤

这是清代程祖洛抚吴时自书的官斋联。选自清代梁章钜《楹联丛话》卷八。

上联重在述志。"醴泉"，指甘甜的泉水。汉代董仲舒《春秋繁露·王道》："醴泉，瑞水，味甘如醴。"东汉班固《白虎通义·封禅》云："醴泉，美泉也，状若醴酒，可以养老也。"故唐·韩愈《驽骥赠欧阳詹》诗云："饥食玉山禾，渴饮醴泉流。""芝草"，即灵芝。古以为瑞草，服之能成仙。唐代韩愈《与崔群书》："凤皇芝草，贤愚皆以为美瑞。"清·吴伟业《西田诗》之四："愿以求长生，芝草堪采食。"上联的一、二句语出三国吴虞翻《与弟书》："扬雄之才，非出孔氏之门，芝草无根，醴泉无源。"上联用离了源头仍然甘甜的"醴泉"和断了根须依然芳香的"芝草"为喻，说明人的成就无所凭借，全靠自己奋发努力才能有所建树。"人贵自立"乃点睛之笔。另有一联，反映了程氏的为政观：

> 无多事，无废事，庶几无事；
>
> 不徇情，不矫情，乃能得情。

（《楹联丛话》卷八）

下联意在教民。下联的一、二句语出《吕氏春秋·尽数》："流水不腐，户枢不蝼，动也。形气亦然，形不动则精不流，精不流则气郁。"《意林》引"不蝼"为不蠹。蠹，蛀虫。指经常流动的水不易腐臭，经常转动的门轴不会虫蛀。比喻经常运动之物不容易腐烂。下联第三句语出《左传·宣公十二年》："民生在勤，勤则不匮。"下联由"动"引申到"勤"，点明联旨，训导百姓生存之道在于勤奋。下联同样揭示了生命在于运动、勤能寿考的道理。清代曾国藩在《日课四条》

中言："《无逸》一篇，推之于勤则寿考，逸则夭亡，历历不衰。"

265. 莫放春秋佳日过
最难风雨故人来

清代经学家、诗文家孙星衍（1753—1818）自题联。

这副自题联撷取生活中的乐事——佳日游赏、故友相会，看似平常，却洋溢着闲旷自适的气韵。

上联语本晋代陶潜《移居》诗之二："春秋多佳日，登高赋新诗。""佳日"指美好的时日。古人节日游赏，尤重春秋二季。春季风和日丽，绿草如茵，百花争艳，每逢花朝、上巳、清明等节日，人们都成群结队，游春踏青，到大自然中欣赏万紫千红的美景，领略春天的阳和之气，这是自古以来有益身心健康的活动。秋日云白风清，兰芳桂馥，水天一色，上下空明。这时的佳日也不少，诸如中秋节、重阳节，当下还有"十一"黄金周。不过从传统民俗角度讲，秋季的佳日当首推九九重阳。人们在这一天通常要登高、赏菊、插茱萸、喝菊花酒、吃重阳糕。特别是登高是一项很好的健身运动。在登高过程中人的心跳和血液循环增强，肺活量和脑血流量也随之增加，对提高肌肉耐力和神经系统的敏感性有一定作用。加上宜人的气候，多彩的景色，丰收的果实，令人"神骨俱清"，心旷神怡。故北宋政治家、文学家韩琦赋诗赞曰：

谁言秋色不如春，及到重阳景自新。

随分笙歌行乐处，菊花黄子更宜人。

看来，春秋的许多佳日，不仅具有民俗性质，且带有健身、尊老祭祖的含义。正如德国早期浪漫主义诗人诺瓦利斯所言："当大自然最奥秘的生命充盈人的心头时，谁不心旷神怡！"正是"春秋多佳日；山水有清音"（四川清音阁）。

下联的"风雨"，本指自然界的刮风下雨，也比喻危难和恶劣的处境。下联是说，在风雨交加、凄凉清冷，感到孤独或身处危难的时候，良朋挚友风雨无阻，不邀自至，这是最难能可贵的。真是危难之中见真情。可惜朋友难得在这时候来访。因为，世间最美好的东西，莫过于有几个赤诚正直有思想的朋友。

联语分别用"莫放""最难"二字，反映了孙星衍的真情实感，也令人在不尽的回味中产生情感的共鸣。

清代学者、书法家、书学理论家包世臣也有一副关于"交友"与"出游"的自题联：

尽交天下贤豪长者；

常作江山烟月主人。

清末湘军将领彭玉麟亦有一联：

来往游人，须知爱惜花柳；

春秋佳日，切莫辜负湖山。

266. 畏友恨难终日对

异书喜有故人藏

此联选自清代梁章钜《楹联丛话·卷之十一》。

上联的"畏友"，指品德端重，在道义、德行、学问上互相规劝砥砺，令人敬重的朋友。宋代陆游《病起杂言》诗："起居饮食每自省，常若严师畏友在我旁。"与畏友相对，不仅能劝善规过，而且有益身心。正所谓友谊相伴，健康相随。英国哲学家、科学家弗兰西斯·培根曾说："除了一个知心挚友以外，却没有任何一种药物可以治疗心病。"他在谈到友谊的作用时指出："友谊的奇特作用是：'如果你把快乐告诉一个朋友，你将得到两个快乐；而如果你把忧愁向一个朋友倾吐，你将被分掉一半忧愁。所以友谊对于人生，真像炼金术士所要寻找的那种'点金石'。"（《论友谊》）上联说，畏友是弥足珍贵的，所恨的是不能终日与畏友相对，表达了希望与好友朝夕相处的心情。

下联的"异书"，指内容精湛新奇、版本珍贵而罕见的书籍。所喜的是故交好友收藏有异书，可借来阅读。正是：好书悟后三更月；良友来时四座春。

谈交友、读书的对联尚多，可一并品赏：

读古人书；

友天下士。

（清·包世臣赠丁宴联）

奇书手不释；

旧友心相知。

（清代书画家、"扬州八怪"之一的金农的赠友联）

得好友来如对月；

有奇书读胜看花。

（清代书法家、文学家王文治）

旧书细读犹多味；

佳客能来不费招。

（清·黄铖）

喜有两眼明，多交益友；

恨无十年暇，尽读奇书。

（清·包世臣自题联）

千载奇逢，无如好书良友；

一生清福，只在碗茗炉烟。

（明·洪应明《菜根谭》）

做数件可流传之事，销磨岁月；

会几个有识见的人，论说古今。

（吴恭亨《对联话·卷十一·杂缀》）

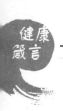

267. 人间岁月闲难得
天下知交老更亲

这是清代书法家、文学家王文治（1730—1802）的赠友联。这副对联的意义在于揭示了老年养生的两个普遍性的问题，一个是"闲"，一个是"友"。

人生在世，或迫于生计，或忙于事业，或为子女成龙成凤，确实不可不忙，不得不忙。然而什么是"闲"？老年养生为什么看重难得的"闲"呢？明代的戏曲作家高濂在《燕闲清赏笺》的开篇曾对"闲"做了一个描述性的定义："心无驰猎之劳，身无牵臂之役，避俗逃名，顺时安处，世称曰闲。而闲者，匪徒尸居肉食、无所事事之谓。俾闲而博弈樗蒱，又岂君子之所贵哉？"这就是说，闲，首先是悠闲，心无所追逐，身无劳苦之役；其次是避俗逃名，"扰扰驰名者，谁能一日闲。"（唐·韩愈《把酒》）要闲就不能为世俗功名利禄所累，而要随分随缘，顺时安处。当然休闲者，也绝不是尸居肉食、无所事事之人，而是无拘束地做自己所雅好之事。善养生者之所以看重难得的"闲"，就在于"闲可以养性，可以悦心，可以怡生安寿"，"清心乐志"而"一洗人间氛垢"（《燕闲清赏笺》上卷），让人的生命活得更有意义。

下联的"知交"，即知心朋友。"人之相知，贵相知心。"（汉·李陵《答苏武传》）"知交"之所以"老更亲"，除了道义之交老而益深之外，还因为老年人最怕孤独，更需要交友。清代文学家蒋士铨在《再示知让》诗中，强调了学问、交友、见识和操守四者在人的一生中的作用。诗曰：

> 学以腴其身，友以益其寿。
>
> 识以坦其心，守以慎其耦。
>
> 时命不可知，四者我宜有。

这里特别讲到交友能让人延年益寿。享寿 103 岁的国民党元老之一的陈立夫在介绍他的长寿之道时，则讲了四个"老"，即：

> 老健：养身在动，养心在静；
>
> 老伴：爱其所同，敬其所异；
>
> 老友：以诚相见，以礼相待；
>
> 老本：取之有道，用之有度。

他说这是老年人的四大需要和实现健康长寿的四大条件。特别是志同道合、风雨同舟的老友往来谈心，会使人心境愉悦，共赴善美。那种"水煤电气相通，老死不相往来"是不利于健康长寿的。澳大利亚科学家纪尔斯研究组对当地 1477 位 70 岁以上的老人，进行了为期 10 年的跟踪调查，发现拥有较多朋友的人，不仅他们的心理比那些朋友少的人健康，他们的寿命也比朋友少的人长。且朋友少的一组的死亡率要比拥有朋友最多的那一组高出 28%。所以，积极交友乃是老人健康长寿的必要条件之一。因为人际交往一方面刺激了脑神经活动，另一方面激活了敏锐的情绪体验。可以说，"攒朋友就是攒健康。"

反映老人乐于交友情怀的联语还有：

> 淡中交耐久；
>
> 静里寿延长。

> （清·王永彬《围炉夜话》）

> 阳春曲调高难和，
>
> 淡水交情老始知。

> （白居易《张十八员外以新诗二十五首见寄》）

> 交情到老方为厚；
>
> 处世无奇但率真。

> （清·王堃的赠友联）

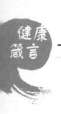

穷达尽为身外事；

升沉不改故人情。

（萨镇冰赠冰心之父谢葆璋的对联）

268. 海到尽处天是岸
山登绝顶人为峰

古人云："登山始觉天高广，到海方知浪渺茫。"（宋·王溥《谢进士张翼投诗两轴》）国画大师刘海粟（1896—1994）在一幅山水画中化用清代林则徐少年时作的"海到无边天作岸；山登绝顶我为峰"的述志联，这样题道："海到尽处天是岸，山登绝顶人为峰。"其情趣所致跃然纸上。他锻炼兴趣广泛，如骑马、打网球、博弈、爬山、泛舟，无所不爱。耄耋之年，还十上黄山。

上联是说，大海浩瀚无涯，只能把视野的尽头——地平线当作海岸。

下联是说，山高高不过人的脚板心，人登上山的绝顶，山便在人的脚下，人则为峰顶了。此联反映了国画大师海纳百川的广阔胸怀和"一览众山小"的视野。

品读此联，联想到扬州八怪之一的郑板桥也有"山矮人高"的联语。两百多年前，郑曾为四川灌县青城山天师洞台榭题写了"心清水浊；山矮人高"的对联。上联写泉水清澈如莹，与此间"洗心池"一景相联系。"心"经过洗自然"清"，"心清"倒觉水变"浊"。下联写群山层峦叠嶂，仰之高耸入云，但山再高也在攀登者的脚下。人登临山巅，自然是"人高"而"山矮"了。两联同写山水但有同工异曲之妙，让人遐想联翩。

反映文人雅士寄情山水、怡情山水的联语还有：

云霞生异彩；

山水有清音。

人品若山极崇峻；

情怀与水同清幽。

得趣在形骸以外；

娱怀于天地之初。

（均辑自清·梁章钜《楹联丛话》卷十一）

海到无边天是岸；

山登绝顶雪为峰。

（四川万年寺）

269. 万事去心闲偃仰
四支由我任舒伸

选自宋代邵雍《林下五吟》之二的颔联。（《全宋诗》第 7 册，第 4532 页）

上联的"万事去心"，是说一切事都不要放在心上，让心如明镜，如止水。如《养生论》所云："清虚静泰，少私寡欲。知名位之伤德，故忽而不营，非欲而强禁也；识厚味之害性，故弃而弗顾，非贪而后抑也。外物以累心不存，神气以醇泊独著。旷然无忧患，寂然无思虑。又守之以一，养之以和，和理日济，同乎大顺。"（《嵇康集》）清代名医尤乘对于"万事去心"，说得更为直白："贪嗔痴爱，是非人我，一切放下。未事不可先迎，遇事不宜过扰，既事不可留住。听其自来，应以自然，信其自去。"（《勿药须知·养心说》）"偃仰"，犹俯仰，这里指肢体运动，仰卧、俯身；亦指安居，晏安。《抱朴子·极言》云："善摄生者，卧起有四时之早晚，兴居有至和之常制；调利筋骨，有偃仰之方；杜疾闲邪，有吞吐之术；流行营卫，有补泻之法；节宣劳逸，

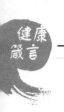

有与夺之要。"上联是说，心如明镜止水，悠闲地起居俯仰。

下联的"四支"，即四肢。"舒伸"，指伸展，展开。汉·张衡《思玄赋》："舒诊婧之纤腰兮，扬杂错之袿徽。"下联的四肢舒伸，实际上讲的是随意自适的运动方法。四肢如何舒伸呢？宋人蒲虔贯进呈御览的《保生要录·调肢体门》做了具体介绍："养生之人，欲血脉常行，如水之流。……故手足欲时其屈伸，两臂欲左挽右挽如挽弓法，或两手双拓如拓石法，或双拳筑空，或手臂左右前后轻摆，或头项左右顾，或腰胯左右转，时俯时仰，或两手相捉，细细捩如洗手法，或两手相摩令热，掩目摩面，事闲随意为之，各十数过而已。每日频行，必身轻、目明、筋节血脉调畅，饮食易消，无所拥滞。体中小不佳，快为之即解。旧导引方太烦，崇贵之人不宜为也。今此术不择时节，亦无度数，乘闲便作。""夜卧，欲自以手摩四肢胸腹十数过，名曰干浴。卧欲侧面曲膝，益气力。"总之，生命在于科学的运动，各人可根据自身体质的现状，选择个性化的运动形式。除前述以外，如易筋经、八段锦、太极拳、健身操等，即使散步、慢跑、游泳、跳舞和球类活动，亦能获益。只是老人运动要注意安全、全面、自然适度，并选择空气清新的场所。

270. 勤劳坚忍积极乐观为身心自强要道
美景天籁阳光清气乃造化所赐补方

这是当代左手书法家费新我（1903—1992）书赠《健康报》的一副养生联。

上联从主体的意志品质和乐观情志方面道出了"身心自强要道"。意思是说，勤奋工作不怕艰苦，有坚忍不拔之志又积极乐观的人，不仅能成就事业，也是身心自强之道。他年近九旬时，仍惜时如金，他在行素簃书柜上贴着一首题为《时者金也》的小诗：

老年来日无多，不少事情要做。

来客请予关照，五六分钟为度。

下联则从欣赏自然美景，倾听自然界声音，采纳阳光清气等健身活动方面指出了补益妙方。所谓"天籁"，指自然界的声响，如鸟鸣深谷、蝉噪幽林、风起松涛、雨打芭蕉、泉泻清池、溪流山涧等。唐代刘禹锡《武陵北亭记》有："林风天籁，与金奏合。"清代方文《宋遗民咏·吴子昭雯》亦有："尤喜诗与歌，声出似天籁。"静听天籁，能陶冶性情，松弛身心，愉悦精神，获得养生保健的效应。"阳光"即日光。宋代杨万里《小憩揭家冈谛观桐阴》诗："仰看阳光只见空，不如阴里看梧桐。""清气"乃天空中清明之气。宋代董弅《闲燕常谈》："天下清气，无南北之异。"所谓"造化"，乃自然界的创造者，亦指大自然。《庄子·大宗师》："今一以天地为大炉，以造化为大冶，恶乎往而不可哉。"人们的养生健身活动是不能离开大自然的。现代医学之父、古希腊名医希伯克拉底曾说："阳光、空气、水和运动，这是生命和健康的源泉。"下联的良辰美景，静听天籁，和煦阳光，清新空气，正是大自然恩赐人类的健身补方。充分利用优良的自然环境，拥有良好的精神状态和意志品质，加上科学的饮食起居，这就是书法艺术家费新我在联语中为我们介绍的"身心自强之道"。故他说："药补不及食补，食补不及动补，锻炼还须乐观，独乐何如众乐。"这是他多年养生健身、寿享遐龄的深切体会。

花鸟画家陈世中也有一联，有助于我们体味"美景天籁"的妙趣：

听鸟说甚；

问花笑谁？

271. 爽借清风明借月

动观流水静观山

此为清代张维屏（1780—1859）自题"听松堂"书斋联。

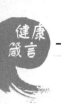

上联语本《南史·谢譓传》："有时独醉，曰：'入吾室者，但有清风。'对吾饮者，唯有明月。"这里的"清风"指清微的风，清凉的风。《诗·大雅·崧高》："吉甫作诵，穆如清风。"毛传："清微之风，化养万物者也。""月"，指明亮的月。清代袁枚《与胡书巢书》："秀亭佐刘太守于徐州时，见之者都有明月入怀、清风投座之意。"上联意谓联作者借清风而凉爽，借月而明朗。实指大自然的无限美景，并揭示了自然景物对人的精神的陶冶作用。"清风明月无人管，并作南楼一味凉。"（宋·黄庭坚《鄂州南楼书事》）相对于当下漫天雾霾而言，清风明月也是滋养人类的营养素。

下联化用《论语·雍也》"知者乐水，仁者乐山。知者动，仁者静"一语，比喻各人的爱好不同。此语反映了孔子对于自然的看法，代表了儒家审美的心理特点。人们游览山水，面对秀丽的山姿水态，可动观亦可静观，大凡不同气质和性格的人，对自然美的感受和偏好会有所不同。敏捷好动的智者喜好活泼流动的水，敦厚好静的仁者喜好稳重坚实的山。

水，除具有老子揭示的七德之外，其重要特性是流动，奔流不息，不舍昼夜，或"盈科而后进"，或"飞流直下三千尺"。其形，小可以为沟渠溪流，大可以为江河湖海；其态，可以为云雾雨露，亦可为雪为冰。故观流水，动态自现。山，除具有"四方并取而不限"（《说苑》）和"吐生万物而不私"（《类聚》七）的奉献精神外，其显著特点是"厚重不迁""久不崩陁"（《春秋繁露·山川颂》）。故山宜静观，以静观动。这是因为同样一座山在不同季节会有不同的形态状貌，给人以不同的感受。正如北宋著名山水画家郭熙所言："春山烟云连绵人欣欣，夏山嘉木繁阴人坦坦，秋山明净摇落人肃肃，冬山昏霾翳塞人寂寂。"（《村泉高致集·山水训》）还有"夜山低，晴山近，晓山高"的境况。以静观动，静动交织，自成佳趣。"万物静观皆自得，四时佳兴与人同。"（宋·程颢《秋日》）四时之变概乎其中。下联既写陶醉于山水之间，又借"动观流水"体现躬行实践，以"静观山"侧重于潜心修养。此联句丽词清，似箴似铭，寓意颇深，深受人们的喜欢。"一生看尽佳风月，不负湖山不负身。"（陆游《秋日杂咏》之二）这是长寿诗人的经验之谈。老年人走出家门，拥抱大自然，在春生、夏长、秋收、冬藏时令的感召下，会感到日新月异的变迁，陶冶情操、愉悦精神，无意中忘记老态，打开青春心扉。联曰：

> 生当稽古右文日；
>
> 老作观山乐水人。

（《楹联丛话》卷十一）

苏州拙政园梧竹幽居亦有赵之谦（1829—1884）撰写的与"听松堂"联完全相同的对联。

272. 羲皇以上怀陶令
山水之间乐醉翁

清代龙雨苍赠友联。选自清代梁章钜《楹联三话》卷上。

上联反映对恬静闲适的向往。"羲皇以上"，羲皇，指伏羲氏。古人想象伏羲以前的人，无忧无虑，恬静闲适，故隐逸之士以"羲皇上人"自称。陶渊明《与子俨等疏》："常言五六月中北窗下卧，遇凉风暂至，自谓是羲皇上人。""陶令"，指东晋诗人陶渊明。陶渊明曾任彭泽令，故称。唐代杜甫《奉寄河南韦尹丈人》诗："浊酒寻陶令，丹砂访葛洪。"元代赵孟頫《见章得一诗因次其韵》："无酒难供陶令饮，从人皆笑郦生狂。"上联称赞友人恬静闲适、不慕荣利的人品，就使人怀念起陶渊明"甘贫贱以辞荣"（《闲情赋》）的"安贫乐道"品格和"性本爱丘山"（《归田园居》之一）的"崇尚自然"本性。人们之所以怀念陶渊明，是因为陶渊明是中国士大夫精神上的一个归宿。许多

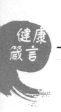

士大夫在仕途失意或厌倦官场的时候，往往回到陶渊明，从他身上寻找新的人生价值，并借以安慰自己。

下联表现娱情山水的乐趣。"醉翁"，指宋代文学家、史学家欧阳修（1007—1072），字永叔，号醉翁、六一居士。宋仁宗庆历五年（1045），欧阳修降职滁州。滁州地僻事简，而他又为政从宽，因此能放情于山水之间。庆历六年（1046）撰写记叙文名篇《醉翁亭记》，文曰："太守与客来饮于此，饮少辄醉，而年又最高，故自号曰醉翁也。醉翁之意不在酒，在乎山水之间也。山水之乐，得之心而寓之酒也。""树林阴翳，鸣声上下，游人去而禽鸟乐也。然而禽鸟知山林之乐，而不知人之乐；人知从太守游而乐，而不知太守之乐其乐也。"下联即化用该文而来，表现出当时士大夫娱情山水、悠闲自适的情调。在古代文人的眼里，山水可以澄怀格物。它可以使隐者找到精神的归宿，使志士激发起进取的意气；它可以洗涤世俗的尘垢，消解胸中的块垒；还可以怡情遣兴，畅达心神。人们在与自然的感情交流中认识山水多样的美。如元代散曲家张养浩所描写："云来山更佳，云去山如画。山因云晦明，云共山高下。依仗立云沙，回首见山家。野鹿眠山亭，山猿戏野花。云霞，我爱山无价。看时行踏，云山也爱咱。"（《双调雁儿落带过得胜令·退隐》）可见，登山临水，是人生最美妙的乐趣。热爱山水，娱情山水，更成为今天城市人回归自然的一种向往，被视为一种生命意识的复归。与此联内容相同与相近的对联还有：

先生何许人？羲皇以上；

醉翁不在酒，山水之间。

（清·郑燮题桐庐严子陵钓台）

林水翳然，便有濠濮间想；

清风飒至，自谓羲皇上人。

（清·袁枚题南京清凉山小仓山房）

273. 听政有余闲不妨甓运陶斋花栽潘县
　　　做官无别物只此一庭明月两袖清风

这是明代思想家、文学批评家李贽（1527—1602）自题"思斋"联。

上联"甓运陶斋"，典出《晋书·陶侃传》：陶侃任广州刺史时，公余无事，每天早晨将百块砖搬至斋外，晚上再搬回斋内。别人不解其意，他说："我正在致力恢复中原，如果生活过分安逸，恐怕不能成就大事。""花栽潘县"，《白孔六帖》卷七十七："潘岳为河阳令，树桃李花，人号曰'河阳一县花'。""潘县"，指河阳县（今河南省孟县西）。西晋文学家潘岳曾为河阳令，故称潘县。潘在任内于一县遍栽桃李，传为美谈。北周庾信《枯树赋》："若非金谷满园树，即是河阳一县花。"后因以"潘花"为典，形容花美或称赞官吏勤于政事，善于治理。上联意思是说，处理政事有余闲时，不妨学陶侃运甓习劳励志，学潘岳遍栽桃李，绿化美化环境。绿色是生命的色彩，花是生命力的绽放，这些都会给人的生命增添活力。

下联的"两袖清风"，是说除两袖清风外，别无所有。形容居官清廉。元代魏初《送杨季海》诗："交亲零落鬓如丝，两袖清风一束诗。"意思是说，做官没有余财，只有"一庭明月，两袖清风"。

此联表达了李贽体恤百姓、励精图治、廉洁自守、一介不取的施政思想和做人准则。他在从故乡福建泉州出发赴云南姚安知府任途中，看到明王朝自宸濠之乱之后，已是满目疮痍，民不聊生，为了不负民望，又书了一联挂在自己官衙的大厅里，以自警自励。

　　　　从故乡而来，两地疮痍同满目；
　　　　当兵事之后，万家疾苦早关心。

一个"早"字更反映了联作者的民本思想，把关心民众疾苦作为第一要务。他在姚安任知府三年，时时以自题联语警策自己，殚精竭虑，政绩卓著，深得当地民众爱戴。离任时，"囊中仅图书数卷"，"士民遮道相送，车马不能前进。"

清代陶廷杰也有内容相近的一联：

> 习勤朝运甓；
>
> 省过夜焚香。

274. 拳操跑跳增添年寿
琴棋书画陶冶性情

上联讲强身健体的运动项目。拳操跑跳，即打太极拳、做健身操、跑步、跳舞、跳绳等，都是以有氧代谢供能为主的运动形式。当然，有氧运动除了这些有代表性的运动项目以外，还有步行、爬山、爬楼梯、骑自行车、游泳、武术、扭秧歌、球类活动及踏板运动等。这些运动强度相对较小，持续时间较长，对人的心、肺功能和心血管系统及神经系统都有很强的锻炼效果，有益于人们增年添寿。特别是当下"出门有汽车，上楼有电梯"，以车代步，以电梯代步已很普遍的情况下，步行更应大力提倡。因为步行不受时间、地点等条件的限制，是最简单易行、老少咸宜、随时随地都可锻炼的运动，也是世界上最好的运动。所以，世界卫生组织呼吁人们重视运动健身。同时利用一切机会运动，例如放弃乘电梯改为走楼梯、多走路少乘车、少看电视多从事体育运动等。其实，在我国有着悠久的"安步当车"的传统，《战国策·卷十一·齐四》就有"安步以当车"的记载。北宋诗人苏轼还将安步以当车作为保健药方之一，书赠友人张鹗。"其药四味：一无事以当贵，二早起以当富，三安步以当车，四晚食以当肉。"（转引自清·梁恭辰《巧对续录》卷下）可见古人对步行健身运动的重视。故俗谚说：步行是个宝，健身抗衰老。

下联讲陶冶性情的高雅情趣。早在宋代，文人士大夫就形成了"琴、棋、书、画"四雅。实践表明，这"四雅"确有陶冶性情和养生保健作用。清人朱锡绶说："琴医心，花医肝。"（《幽梦续影》）抚琴具有锻炼指掌灵活性、锻炼听力的作用；操作时的神情专一，又可调节情志，获得音乐享受。弈棋虽然是一种竞技性娱乐，但也有益智、悦心、解闷的作用。因为弈棋使人心神集中，杂念尽消，对人的情绪有一定的调节作用。所以，古人有"善弈者长寿"和"弈棋养性，延年益寿"之说。宋代享寿72岁的文学家、官至兵部尚书的曹彦约曾有《弈棋戏作》云：

> 人皆讬物涤尘襟，我亦于棋了寸阴。
>
> 散诞不知身老大，从容聊与世浮沉。
>
> 诸君误作机关说，老子初无胜负心。
>
> 收拾定应全局在，清风明月照书林。

（《全宋诗》第51册，第32177页）

书画则有改善体质、陶冶心灵的作用。"世谓耽书画者必寿。"（清·周亮工《书影》卷一）练字习画，或坐或站或屈或伸，不仅指、腕、肘、肩随之活动，腰腿及全身各部也在协调而有节奏地活动，与太极拳有异曲同工之妙。统计资料表明，书法家的寿命比一般人要长。如古代的颜、柳、欧、赵四大家，颜真卿活了76岁，柳公权活了88岁，欧阳询活了85岁，赵孟頫活了68岁。写《夫子庙堂碑》的虞世南活了89岁，明代的大书法家文徵明则活了90岁，齐白石活了97岁。有"北佛南仙"之誉的孙墨佛、苏局仙都是寿逾百龄的书法家。孙氏尝言："作书动中有静，静中有动，血脉豁然贯通。""写字本身是一种活动，一管在手，万念俱消。"享年99岁的画家刘海粟曾介绍他的长寿秘诀时说："我的长寿秘诀无他，不过是写写画画而已。"著名书法家启功教授也曾云："书画益身心，有乐无烦恼。点笔日临池，能使朱

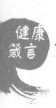

颜保。操觚肢力活，不复策扶老。敢告体育家，行健斯为宝。"可见，琴棋书画确是陶冶性情的娱乐瑰宝。故有联曰：

> 梅兰竹菊可养性；
>
> 琴棋书画能陶情。

（黟县古联）

> 琴书诗画，达士以之养性情，而庸夫徒赏其迹象；
>
> 山川云物，高人以之助学识，而俗子徒玩其光华。

（清·蒲松龄《省身语录》）

> 读书习字，开发智力能益寿；
>
> 弄拳玩棒，锻炼身躯可延年。

275. 得山水情其人多寿
饶诗书气有子必贤

选自安徽省黄山市黟县的古联。

上联的"情"，根据东汉学者高诱的解释："情，性也，顺其天性也。"上联即是说顺其山水天性、亲近山水的人多寿。那么，山与水的天性是什么？它们与人类的生存发展有什么关联呢？《尚书大传·略说》在回答仁者何以乐于山时，援引孔子的话说："夫山，草木生焉，鸟兽蕃焉，财用殖焉，生财用而无私为焉。四方皆代焉，无私予焉。出云风以通乎天地之间。阴阳和合，雨露之泽，万物以成，百姓以飨。此仁者之所以乐于山者也。"山的天性就是可贵的奉献精神。

汉代韩婴《韩诗外传》卷第三在回答智者何以乐于水时写道："夫水者缘理而行，不遗小涧，似有智者；动而下之，似有礼者；蹈深不疑，似有勇者；障防而清，似知命者；历险致远，卒成不毁，似有德者。天地以成，群物以生，国家以宁，万事以平，品物以正。此智者所以乐于水也。"战国时的法家尸佼对于水的天性则说得更为简明：

"水有四德：沐浴群生，流通万物，仁也；扬清激浊，荡去滓秽，义也；柔而难犯，弱而难胜，勇也；导江疏河，万盈流谦，知也。"（《尸子·卷上》）

"山静养性，水动慰情。"（日本·松尾芭蕉《诙谐堂记》）人类要生存延续，并要获得遨游山水的仁智之乐，就应顺应自然，得山水之性，感受人与自然的亲和，享受环境养生。从延年益寿角度讲，走进大自然，置身青山秀水之间，欣赏大自然的风光，品味美好人生，不仅可以开阔眼界、舒畅情志，还能尽荡胸中块垒，增添生命活力，所以仁智之乐对人们，特别是对中老年人，不啻是一剂强身健体的补药。故晋代王羲之有"取欢仁智乐，寄畅山水阴"（答许询诗）的名句。

下联的"饶"，是丰富、众多之意，如富饶、饶有风趣。南朝宋国鲍照《拟古》诗之五："海岱饶壮士，蒙泗多宿儒。"下联是说一个家庭有浓厚的诗书气氛，其子弟必然贤良。因为书籍是知识的泉源，是人类进步的阶梯，是智慧的钥匙，是心灵的良药，是通向知识世界的桥梁。书籍还是幼年人的导师，老年人的护士。黟县西递村履福堂另一副古联云：

几百年人家无非积善；

第一等好事只是读书。

276. 好山水游其人多寿
有诗书气生子必才

这是清代王文韶的书斋联。

上联说游览山水有益于自身长寿。孔子曾说："知者乐水，仁者乐山。知者动，仁者静。知者乐，仁者寿。"（《论语·雍也》）在这里孔子把游览山水与长寿联系起来。孔子本身就是一位爱好山水游乐

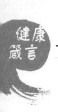

之人。古代文人雅士钟情山水，除了受儒家思想影响之外，主要是因为秀美壮丽的自然风光能够排遣忧愁，激发人们对生活的热情和对人生理想的追求。所谓"登山则情满于山，观海则意溢于海"（南朝·梁·刘勰《文心雕龙·神思》）。说明游览山水，可以振奋精神，寻求审美愉悦，扩大视野，陶冶情操，运体动脑，增强体质。宋人胡仔诗云：

> 幽人偏爱青山好，为是青山青不老。
>
> 山中出云雨太虚，一洗尘埃山更好。
>
> （宋·阮阅《诗话总龟后集卷之七》）

清代长寿诗人袁枚（1716—1798）也咏道：

> 老行万里全凭胆，吟向千峰屡掉头。
>
> 总觉名山似名士，不蒙一见不甘休。
>
> （《老行》）

其另一首《新正十一日还乡》则写得更尽情尽兴：

> 自觉山人胆足夸，行年七十走天涯。
>
> 公然一万三千里，听水听风笑到家。

生动地反映了这位"千秋第一高人"怡情山水的高雅情怀。他所以健康长寿，就在于他亲近自然，像寻访名士那样，领略自然风光，寻幽访胜，抒发情怀，不仅能焕发青春，而且能锻炼体魄。正如这位高人所云："所到总能增阅历，无求何处不神仙。"（《花朝后三日作岭南之游，留别随园六首》之六）蒋藟给袁枚的祝寿词说："八十精神胜少年，登山足健踏云烟。"

"与贤者游信足乐；集古人文亦大观。"（清·梁章钜《楹联丛话》卷八）印度作家、社会活动家泰戈尔曾说："多和朋辈交游无疑是医治心病的良方。"（《沉船》）现代中国人的出游，早已突破了魏晋名士的纵情山水、唐宋诗人的寄情山水和明清文人的怡情山水的传统，成为一项亲近自然、感受文明、理解文化、怡养性情的综合性休闲审美活动和养生方式。这种具有"求知、求新、求奇、求乐"内涵的游山玩水的现代旅游，应该更有利于旅游者的身心放松和健康。"脚力尽时山更好，莫将有限趁无穷。"（宋·苏轼《登玲珑山》）当然，旅游者在出游时，注意量力而行则是十分必要的。

反映寄情山水、怡情山水的对联还有：

> 得山水乐寄怀抱；
>
> 于古今文观异同。
>
> 清气若兰虚怀当竹；
>
> 乐情在水静气同山。

（均辑自清·梁章钜《楹联丛话》卷十一）

下联讲家有诗书气氛有利于子女成才。北宋诗人、书法家黄庭坚曾有"藏书万卷可教子"（《题胡逸老致虚庵》）的诗句，意谓诗书传家宜于子弟读书成才。

（二）静以养神

277. 宁静而致远
澹泊以清心

上联语出《文子·上仁》："非淡漠无以明德，非宁静无以致远。"《诸葛亮诫子书》亦有："静以修身，俭以养德；非淡泊无以明志，非宁静无以致远。"这里的"宁静"指清静寡欲，不慕荣利，亦指环境和心情的安定平静。意谓不宁静就不能加强自身修养，就不能实现远大的目标。所以诸葛亮总是告诫后人："志当存高远。慕先贤，绝情欲。"（《诫外甥》）如何做到宁静致远？唐代诗人白居易的《续座右铭》也许对今人有启发："勿慕贵与富，勿忧贱与贫。自问道何如，贵贱安足论？闻毁勿戚戚，闻誉勿欣欣。自顾行何如，毁誉安足论？……"宁静致远，不但是修身的要旨，且是养神的必然要求。宋代欧阳修也说："养神于静则安。"（《欧阳文忠公书示子侄》）应该说，宁静是一种崇高的境界，不为权力所累，不为名利所诱，不为灯红酒绿所吸引，守住心灵的一片净土，保持心境的平和，享受平静的生活。故有人说：最好的心情是宁静。

下联的"澹泊"，指恬淡寡欲。明代姚舜牧曾说："澹泊二字最好。澹，恬淡也；泊，安泊也。恬淡安泊，无他妄念，此心多少快活。反是以求浓艳，趋炎势，蝇营狗苟，心劳而日拙矣，孰与澹泊之能日休也。"（《药言》）"清心"指心地清净，无思无虑。清代富察敦崇《燕京岁时记·白云观》："问及长生久视之道，则以清心寡欲为要。"意谓只要能淡泊自守，清心寡欲，就能使人始终处于平和的心态，得亦不喜，失亦不惊，有利保持心理的平衡。

宁静、淡泊的精神状态，能激发人体自身的生理调控机制，从而使机体内部实现恒稳状态，深蓄厚养、储藏能量，培养健康的人格，增强人的内在的精神力量。所以明人谢肇淛说："高寿之人多能养精神，不妄用之，其心澹然，无所营求。"（《五杂俎·人部一》）宁静、淡泊更是当代养生的真谛。有道是：

> 天天三笑容颜俏，七八分饱人不老。
>
> 相逢莫问留春术，宁静淡泊比药好。

另有两副言及清闲恬淡的联语：

> 语言间侭毅积德；
>
> 澹泊中皆可长生。

（明·郑心材《郑敬中摘言》）

清闲无事，坐卧随心，虽粗衣淡饭，自有一段真乐；

纷扰不宁，忧患临己，即锦袍厚味，只觉万种奇危。

（清·石成金《传家宝·快乐联瑾》）

278. 静坐澄思虑
闲吟乐性情

这是宋代邵雍《独坐吟》之二中的颈联。（载《全宋诗》第7册，第4596页）

这一联是他吟诵"体静心闲"的诗句。

上联讲养静。庄子曾言："必静必清，无劳尔形，无摇尔精，乃可以长生。"（《庄子·在宥》）韩非也说："圣人爱精神而贵处静。"（《韩非子·解老》）邵雍承继养静的思想，提出"静坐澄思虑"。这里的"静坐"，指平静地端坐，排除杂念，通过意念控制自己的情志活动。澄，即澄清。澄思虑，就是使心澄体静。如苏轼所言："闭息却虑，扫灭尘相，使心澄湛，诸念不起。"（《上张安道〈养生诀论〉》）养神之道贵在"静"。"心静可以固元气，万病不生，百岁可活。"（明·高濂《遵生八笺·清修妙论上》）静坐不仅能澄思虑，而且能使人体阴阳平衡，经络疏通，气血顺畅。上联的意思就是要人们澄思静虑，全身放松，达到入静。后来，清代养生家曹庭栋则对静坐做了具体诠释："平居无事时，一室默坐，常以目视鼻，以鼻对脐，调匀呼吸，毋间断，毋矜持，降心火入于气海，自觉遍体和畅。"因此，他认为"养静为摄生首务"（《老老恒言·燕居》）。

言及"静坐"的对联还有：

气静形安乐；

心闲身太平。

（宋·邵雍《又五首》之一的颈联）

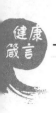

宴坐使人无俗气；

闲来当暑起清风。

（宋·黄庭坚《云涛石》诗的颈联）

七旬外翁，固知死之为归，生之为寄；

半日静坐，不识此是何地，我是何人。

（清·俞樾晚年尤爱静坐，常以此得趣）

下联谈闲吟。所谓"闲吟"指随意吟唱。唐代白居易《闲吟》："唯有诗魔降未得，每逢风月一闲吟。"宋代陆游也有《闲吟》："闲吟可是治愁药，一展吴笺万事忘。""性情"，指人的思想感情。南朝时期梁国钟嵘《诗品·总论》："气之动物，物之感人。故摇荡性情，形诸舞咏。""闲吟乐性情"，就是随意吟唱，愉悦情志，不要为无关紧要的事而气恼。三国时期魏国嵇康的《幽愤诗》有"永啸长吟，颐性养寿"之说。说明随意吟唱，心平气和，不仅能乐性情，娱悦情志，而且能保养心性，延年益寿。

279. 优游乐闲静
恬淡养清虚

这是清文学家姜宸英（1628—1699）自题书斋"真意堂"联。姜虽年七十始举进士，但从其书斋名"真意堂"（取陶渊明《饮酒》诗"此中有真意，欲辨已无言"之意）和该联内容看，可知是一位达观之士。

上联的"优游"，谓悠闲自得。语本《诗经·大雅·卷阿》："伴奂尔游矣，优游尔休矣。"清代王韬《〈淞滨琐话〉自序》："优游恬适，舒畅怡悦，所以养乎心者也。""闲静"，即安闲宁静。语本《荀子·王霸》："形体好逸而安重闲静莫愉焉。"上联是说，过着随遇而安、悠闲自得的生活，可以愉悦心情。正所谓"淡月轻云，潇洒襟怀

· 372 ·

而长啸；疏花密竹，优游雅兴而高歌"（清·石成金《传家宝·快乐联璬》）

下联的"恬淡"，即清静淡泊。语本《庄子·天道》："夫虚静恬淡寂寞无为者，天地之平而道德之至也。……无为则俞俞（从容自得的样子）。俞俞者，忧患不能处，年寿长矣。"汉代王充《论衡·定贤》亦云："恬憺无欲，志不在于仕，苟欲全身养性为贤乎？是则老聃之徒也。"后多用以指不热衷于名利。"清虚"，清净虚无。三国时期魏国阮籍《首阳山赋》："且清虚以安神兮，岂慷慨而言之。"北齐刘昼说："恬和养神，则自安于内；清虚栖心，则不诱于外。神恬心清，则形无累矣。"（《刘子·清神》）明代高濂也说："养寿之道，清静明了四字最好。"（《遵生八笺·清修妙论笺》）这就是说，只要恬淡无欲，清虚栖心，追求精神的安宁，就能达到养神全形的效果。

当然，这里的所谓清静养神，并不是要人无知无欲，无理想无抱负，无所事事，而是要摒除杂念，专心致志，精神静谧。

280. 世界本少全才
人间尽多忙客

这是民国时湖南石门袁少枚自题"半闲园"的嵌字联。全联为：

半市半乡，半读半耕，半士半医，世界本少全才，故名曰半；

闲吟闲咏，闲弹闲唱，闲斟闲酌，人间尽多忙客，而我独闲。

上、下联反复七次运用"半""闲"两字，也就是七次嵌入"半闲"之园名，非常顺畅自然，读之使人解颐。吴恭亨《对联话》称此联"机趣恬适，末二句尤为见理名言"。

上联主要交代"半闲园"故名曰"半"的特独用意。看到上联，使人不由得联想到清代钱德苍辑《解人颐》中收入的《半半歌》：

看破浮生过半，半之受用无边。半中岁月尽幽闲，半里乾坤宽展。

半廓半乡半村舍，半山半水田园。半耕半读半经廛，半士半民姻眷。

半雅半粗器具，半华半实庭轩。衾裳半素半轻鲜，肴馔半丰半俭。

童仆半能半拙，妻儿半朴半贤。心情半佛半神仙，姓字半藏半显。

一半还之天地，让将一半人间。半思后代与沧田，半想阎罗怎见。

酒饮半酣正好，花开半吐偏妍。帆张半扇免翻颠，放马半缰稳便。

半少却饶滋味，半多反厌纠缠。百年苦乐半相参，会占便宜只半。

这首《半半歌》反映了知足安分的思想。对于人们修身养性、保持心理平衡无疑是有益的。上联即化用了《半半歌》取"中"的意境。杭州灵隐寺也有这样一副对联：

> 人生哪能多如意；
>
> 万事但求半称心。

下联突出"吟""咏""弹""唱""斟""酌"的闲情逸趣，也是"独闲"的雅兴所在。"闲，静也"（东汉·王逸《楚辞章句》）。能体静心闲，悠然自得，保持达观的心态，自然有益身心健康。明人陈荩说得好："人生得闲最是好事，闲正可以正心，闲正可以悔过，闲正可以积功，闲正可以向善，且返观内照得于静中，自摄则七情六欲不烦制而敛迹。"（《修匿余编》）

这副对联阐述了两条极普通的道理："世上本少全才。""人间尽多忙客。"如果人们都领悟了这两条极普通的道理，世间也会减少许多烦恼，多一些心理平衡。

281. 静亦静动亦静五脏克消夫欲火
荣亦忍辱亦忍平生不履于危机

明代文学家、书画家陈继儒《见闻录》云，翟公栾曾自制如上对联。（清·梁章钜《楹联续话》卷一）

上联讲"静"。静者，安静，不受外界干扰。西汉刘安《淮南子·原道训》说："人生而静，天之性也。"又说："夫精神气志者，静而日充者以壮，躁而日耗者以老。是故圣人将养其神。"说明静不仅是一种天性，而且静能养神。元代医学家罗天益说："心乱则百病生，心静则万病息。"（《卫生宝鉴·中风小羌活愈风汤》）"宁心养神，即却病良方也。"（清·曹庭栋《老老恒言·燕居》）"欲火"，佛教语，指尘世间炽盛如火的欲念。"克"，指克制、制服。汉代扬雄《法言·问神》："胜己之私谓克。""欲火"（即过分的喜怒哀惧爱恶欲的情志活动）与五脏，特别是与心脏有着密切关系。中医认为，七情为病，则内伤五脏，引起内脏功能紊乱。明代庄元臣曾说：故淫火烧肾，怒火烧肝，忧火烧肺，思火烧脾，故心火壮则诸脏皆衰。（《叔苴子内编》）上联是说，只要保持安静、清静，做到"动静不失其常"（明·万全《养生四要·慎动》），就能以静制动，克消能影响五脏平和的欲火，保持身心健康。

下联说"忍"。所谓忍，即忍耐、忍受、抑制、克制的意思。从心理学的角度说，忍是一种压抑，力量是向内的，作用于人自身。战国时的荀子曾说："志忍私，然后能公，行忍情性，然后能修。"（《儒效》）意谓思想上克制私欲，然后才能为公；行为上克制情感，然后才能有好品德。"忍辱则争端自息；安分则妄想可除。"（民国·胡瑞芝《养正录》）下联是说无论是得荣还是受辱，都要以一颗平常心待之，处之以忍。如俗谚所言："失意事来，治之以忍；快意事来，处之以淡。"如此，才能荣辱不惊。面对人生的升沉荣辱都能忍者，才会"平身不履于危机"。

此联提倡的动静相宜、荣辱不惊的养生之道，对于常烦心伤神，易动肝火之人，确系一剂妙药良方。

下面是一副提倡静心、宁事的对联：

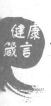

平心静心勿烦心就会舒心；

息事宁事不生事自然无事。

282. 清言每不及时事
　　静坐可以修长生

选自清代梁章钜《楹联丛话》卷八。

清言指高雅不俗的言谈。清言又称清谈、清话、隽语、韵语、箴言、格言等。唐代杜甫《送高司直寻封阆州》诗："清谈慰老夫，开卷得佳句。"唐代岑参《虢州卧疾喜刘判官相过水亭》诗："见君胜服药，清话病能除。"一般发之口吻为清谈，诉诸笔端为清言。后泛指没有一定中心的闲谈。俗话说，莫言闲话是闲话，往往事从闲话来。所以，清言或闲谈，也得有个范围。清言的范围是什么呢？清人沈复说得好："知己聚谈，勿及时事，勿及权势，勿臧否人物，勿争辩是非。……诚能如是，亦堪乐志。"（《浮生六记·养生记道》）为什么清言要"不及时事"？是为"口中不设雌黄，眉端不挂烦恼"（明·屠隆《娑罗馆清言》）。"挥麈雄谈，必须言下即了。"（明·吴从先《小窗自纪》）

静坐，即排除杂念，闭目端坐，或坐忘、坐禅，是儒道释各家及世人最常用的养生方法。《素问·上古天真论》云："恬惔虚无，真气从之，精神内守，病安从来？"这里的"恬惔"，是精神舒畅、志意宁静之意；"虚无"指心无奢望、贪欲之类的杂念。意思是说，思想安闲清静，没有杂念，真气就会畅达而和顺，精与神都守持于内而不外耗，疾病又从哪里发生呢？这说明静坐确能起到强身健体、防治疾病、益寿延年的作用。最新的现代医学研究证明，静坐能延缓细胞端粒的缩短，推迟大脑的老化。一项对239名静坐者所做的实验发现，静坐者端粒酶的长度比那些思绪散漫的人长得多。（《健康指南》，2015.5）这说明静坐能让体内的生化环境稳定，从而延长了细胞寿命。静坐不仅能保护端粒，且可预防心脑血管疾病。静坐可增强控制情绪的能力，有效阻止大脑灰质损失，预防心脑血管等疾病及老年痴呆的发生发展。

静坐养生的要领是松静自然，恬惔虚无，精神内守，心清气顺，达到心境空明宁静的境界。打坐一般早晚两次，每次以15分钟至半小时为宜。打坐时，要坚持肩松背竖盘腿坐的姿势，并注意以下细节：①头正颈直，两眼垂帘。头顶如悬丝线，下颌微微内收，颈项自然而不僵硬。眼睛似闭非闭，呼吸均匀悠缓。②舌抵上颚，意守丹田。丹田位于脐下一寸五分处的气海穴。静坐时将注意力放在这一部位，利于集中精神，排除杂念。③两肩放松，两足曲盘。垂臂松肩，同时两掌相叠，置于肚脐下方，脊梁要竖不要挺。两足曲盘，有散盘、单盘、双盘之分，一般以散盘（即"盘腿坐"）为主，亦可取平坐式，以舒适自然为度。为减轻脊柱压力，避免腰部疲劳，臀部可垫一个厚度2厘米的坐垫。

与此联内容近似的还有三联：

> 雅量含高远；
>
> 清言见古今。

> （山东尚志书院联）

> 少言不生闲气；
>
> 静坐可致大年。

> （选自清·朱应镐《楹联新话》卷一）

283. 自静其心延寿命
无求于物长精神

这是唐代白居易《不出门》一诗的颈联。清篆刻家、画家奚冈用作书斋联，也用以赠人。

上联讲静养。我国古代养生十分重视静养。《老子》曾言："致虚

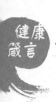
静，守静笃。"（《老子·十六章》）"清静为天下正。"（《老子·四十五章》）《礼记·乐记》则把"静"上升为本体存在："人生而静，天之性也。"庄子则认为静是主体自身排除感性欲望所呈现的纯而无杂的精神状态。他说："水之性，不杂则清，莫动则平；……故曰，纯粹而不杂，静一而不变……此养神之道也。"（《庄子·刻意》）南朝齐梁时期陶弘景《养性延命录·教诫篇》则进一步指出："静者寿，躁者夭。静而不能养减寿，躁而能养延年。"上联正是对这些圣哲先贤关于清静养神思想的艺术概括。所谓"自静其心"，就是主动地使自己的心灵安定宁静。静，既包括舒爽休息以求身静，更包括祛除杂念，以求心静。心情平静，则使精神收藏，精力充沛；心情浮躁，焦虑紧张，则精气就会耗散。人在静养的状态下，神经紧张度放松，呼吸、心率、血压、体温相应降低。这种低代谢的优点有助于生命节能，让生命之烛常亮不灭。可见，"静养"也是一种精神上的"健康运动"。在当下生活节奏加快，浮躁之气盛行的情况下，"自静其心"就更为需要。"习静心方泰，劳生事渐稀。"（唐·白居易《酬裴相公见寄二绝》之一）通过"习静"，使动静合宜，才能保持生理和心理的平衡和谐。

下联讲寡欲。人生在世，要生存要发展，不能无所需求。所谓"无求于物"，是指对物质财富、名誉、地位、生活享受等，应随缘随分，安分知足，做自己能做的工作，过自己该过的生活，不作非分的贪求。无求到处人情好，不饮纵他酒价高。能如此，自然心安神泰、神清气爽。正如唐·崔敦礼所言："清心而寡欲，人之寿矣。"（《多言》卷上）

284. 闲看秋水心无事
静听天和兴自浓

此为集句联。选自清代梁章钜《楹联丛话·卷十一》。

上联出自唐·皇甫冉《秋日东郊作》诗:"闲看秋水心无事,卧对寒松手自栽。"(《全唐诗》卷249)《庄子》有《秋水》篇,借河伯与北海的对话,说明"万物一齐,孰短孰长"? 意为万物都是一样的,无所谓这个长那个短。并根据"万物一齐"的道理,告诉人们应顺其自然,不应强求,"无以人灭天,无以故灭命,无以得殉名。谨守而勿失,是谓反其真。"意谓不要人为地排除天性,不要用世事排除天命,不要出于得失的考虑而为名誉做牺牲,牢记这些道理,就可以回复到天真的境界了。上联的"心无事",即指人的心胸要坦荡旷达,"得而不喜,失而不忧","生而不说(悦),死而不竭"(《秋水》)。一切顺乎自然,这样就会心如止水了。唐代王勃亦有"落霞与孤鹜齐飞,秋水共长天一色"的名句(《秋日登洪府滕王阁饯别序》),描绘了夕阳晚照,天宇清明,彩霞伴着孤鹜齐飞,秋水碧而连天,长空蓝而映水的一派秋日风光。悠闲地观赏这风景如画的风光,即使秋日也会令人心旷神怡。

下联出自唐代刘禹锡《和仆射牛相公见示长句》:"静得天和兴自浓,不缘宦达性灵慵。"所谓"天和",即自然和顺之理,或天地之和气。《庄子·知北游》:"若正汝形,一汝视,天和将至;摄汝知,一汝度,神将来舍。"意谓使你形体纯朴,视觉集中,天道和顺之理就体现在你身上。使你心智收敛,思想专一,才能神安气定,不致神不守舍。这就是庄子引用仲尼的话:"古之人外化而内不化。"(《知北游》)即是说,古代的人行动能顺随万物的运动而心神安静。下联的"兴自浓"即静中见真境,会趣明道。

与此联内容相似的还有二联:

> 淡如秋水闲中味;
>
> 和似春风静后功。

清代王士禛赠友联。水本无味,又言秋水,更增几分清凉之味;

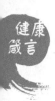

春风最柔，又言静后之风。由此可窥到作者内心世界是何等的淡泊。

> 静对古书寻乐趣；
>
> 闲观云物会天机。

（佚名）

285. 水流任急境常静
花落虽频意自闲

选自宋代邵雍《天津感事二十六首》之十五。（《全宋诗》第 7 册，第 4488 页）

上联是说，不论水流如何湍急，只要人能保持宁静的心境，就不会为滔滔的流水声所干扰。正是：

> 意静不随流水转；
>
> 心闲还笑野云忙。

下联写花瓣虽然频频飘落，只要人能保持闲适的意念，就不会为凋谢的落花而惆怅。明人洪应明在引用这联诗句时写道："人常持此意，以应事接物，身心何等自在。"（《菜根谭》下集）

唐代长寿诗人白居易曾在《续座右铭》中写道："修外以及内，静养和与真。养内不遗外，动率义与仁。"邵雍的联语正体现了白居易等养生家静养的思想。

邵雍言及静养的联语还有：

> 静处乾坤大；
>
> 闲中日月长。

（《何处是仙乡》中的颈联，《全宋诗》第 7 册，第 4592 页）

> 闲中气象乾坤大；
>
> 静处光阴宇宙清。

（《依韵和王安之少卿谢富相公诗》的颔联。《全宋诗》第 7 册，第 4593 页）

成都青城山委心亭联也很有意韵：

> 草亭闲坐看花笑；
>
> 竹院敲诗带月归。

286. 世事沧桑心事定
胸中海岳梦中飞

此联为现代作家冰心（1900—1999）年轻时的集句联。据冰心回忆，她年轻时特别爱读清末思想家、文学家龚自珍的诗词，读得熟了、多了，就能集成许多对联和七绝诗。其中这一副集句联最为青年冰心所钟爱。1924年，冰心在美国沙穰疗养院养病时，思念祖国的心情无法遏止，特意将这副联语寄给当时任《晨报》编辑的表哥刘放园，托他请人书写装裱，以便悬挂室内。刘接信后，便请著名学者和社会活动家梁启超书写，然后回寄给在美留学的冰心。尔后，这副珍贵的墨宝，一直作为她心爱之物珍藏在身边，并作为"梦草斋"的书斋联。

上联出自龚自珍《己亥杂诗》之第一百四十九首："世事沧桑心事定，此生一跌莫全非。"原意为，虽然世间的事情有如沧海桑田般变化很大，但我的心情却笃定如常。此次因揭露时弊，触动时忌而遭受权贵的排挤和打击，也并非全是坏事。

下联出自《己亥杂诗》之第三十三首："少慕颜曾管乐非，胸中海岳梦中飞。"原意为，青少年时就仰慕孔子的贤弟子颜回、曾参和春秋初期的政治家管仲、战国时期的燕将乐毅及战国末期的哲学家、法家韩非等；祖国的大海和高山时时萦绕在他的梦中。语本唐代罗隐《龙泉东下却寄孙员外》诗："恩如海岳何时报，恨似烟花触处生。"反映龚氏的爱国情怀。冰心之所以特别喜欢这一副"集龚"联，是觉得它"朴素平稳"，也表达了她那时的心情。尽管世事如沧海桑田般变化无常，但却心事平静，淡定自如，因为祖国的浩瀚东海、巍峨泰岳伴她入梦，让她眷恋。

这种静对世事的心态对养病患者亦有启发。即任凭时事怎样纷纭复杂和沧海桑田般地变化，但心情要平和安定，引起心潮起伏的事让它从胸中飞去，以安心静养为宜。

287. 精神内守身堪健
　　动静合宜寿自高

上联语本《素问·上古天真论》："夫上古圣人之教下也，皆谓之虚邪贼风，避之有时，恬惔虚无，真气从之，精神内守，病安从来。"这段话的意思告诉人们，要却病延年，既要对外来的"虚邪贼风，避之有时"；又要对内在的精神情志做到"恬惔虚无，精神内守"。所谓"恬惔虚无"就是心灵安闲清静，没有杂念。所谓"精神内守"，即精气内存，神不妄动，以保持充沛的正气，抗拒病邪的侵害。这就要求人们对自己的思维活动和心理状态进行自我调节，使之与机体、环境保持协调平衡。如何做到"精神内守"呢?《上古天真论》提出了至今仍行之有效的方法：①"志闲而少欲"，即限制自己的嗜欲，保持思想的清静，使"嗜欲不能劳其目"；②"心安而不惧"，即心境安静而不为外物所动，使"淫邪不能惑其心"；③"形劳而不倦"，即"人体欲得劳动，但不当使极尔"（晋·陈寿《华佗传》）；还有"气从以顺"及"美其食，任其服，乐其俗，高下不相慕"等。上联是说，养生贵在养心，只要精神守持于内，不使外耗，注重静养，身体就能健壮。正是：

　　　　神静乃寿征，习静工夫端定主；

　　　　心安是良药，居安方法杜傍侵。

　　　　　　　　　（清·石成金《传家宝·快乐联瑾》）

下联语本清代方开《延年九转法》："天地本乎阴阳，阴阳主乎动静。人身一阴阳也，阴阳一动静也。动静合宜，气血和畅，百病不生，乃得尽其天年。"《素问·上古天真论》虽然注重静养，但也讲"和于阴阳，调于四时"，按唐代王冰的注释："至人动静，必适中于四时生长收藏之令，参同于阴阳寒暑升降之宜。"这就是说，所谓动静合宜还要与一年的时令和阴阳寒暑升降相协和。就体育运动而言，也有动静合宜的问题，如太极拳、八段锦、保健按摩是外动而内静。外动是躯体的运动，内静是指精神内守。各种气功锻炼则是外静而内动。外静是指做各种气功时，不论坐式或卧式，都要闭目垂帘；内动即是以意行气。这说明"静者静动，非不动也"。动静不失其时，动静不失其常，才符合生命运动的客观规律。

明·洪应明《菜根谭》也有一副讲人体养生需要动静平衡的联语。

> 静中观物动，闲处看人忙，才得超尘脱俗的趣味；
>
> 忙处会偷闲，动中能取静，便是安身立命的工夫。

现代哲学家任继愈也有一联：

> 涵养动中静；
>
> 虚怀有若无。

> [《赠四弟任继周（院士）》]

意思是人生都要自觉做好"涵养"功夫，保持心境的澄澈、平静，才能充分发挥自己的能量。"虚怀"则可促使自己胸襟恢宏，接纳万物。

（三）雅趣养生

288. 一声来耳里

万事离心中

这是唐代白居易《好听琴》诗的颔联。

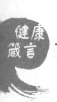

音乐与养生的关系，我国古代早有发现。早在秦汉前的《礼记》就指出："乐者，乐也。"意思是说，音乐就是快乐。西汉史学家司马迁则指出："音乐者，所以动荡血脉，通流精神而和正心也。"（《史记·乐书》）三国时期魏国嵇康的《琴赋》则说：琴声"可以导养神气，宣和情志，处穷独而不闷者，莫近于音声也"。东晋的陶渊明则有"悦亲戚之情话，乐琴书以消忧"（《归去来兮辞》）的名句。白居易则在《好听琴》一诗中，对自己生性的情趣爱好和听琴对养心疗疾的作用做了令人欣喜的描述。诗曰：

> 本性好丝桐，尘机闻即空。
>
> 一声来耳里，万事离心中。
>
> 清畅堪销疾，恬和好养蒙。
>
> 尤宜听三乐，安慰白头翁。

意思是说，我的本性就爱好听琴，一听到琴声尘俗的杂念就一扫而空。只要听到一声琴声，一切烦心的事都从心中离开。那清悠流畅的琴声可以解除病痛，那恬静平和的琴声正好修养正道消除蒙昧。我尤其爱听祭祀天、地、鬼的三种音乐，使我这个老翁的心情更为安适。

宋代欧阳修在《送杨寘序》一文中也曾谈了自己学琴疗心的同感："予尝有幽忧之疾，退而闲居，不能治也。既而学琴于友人孙道滋，受宫声数引，久而乐之，不知疾之在其体也。夫疾，生乎忧者也，药之毒者能攻其疾之聚，而不若声之至者能和其心之所不平。心而平，不和者和，则疾之忘也宜哉。"宋代朱文公的《琴赞》也肯定了琴的修身养性作用。诗云：养君中和之正性，禁尔忿欲之邪心。（元·邹铉《寿亲养老新书》卷四）英国作家沃·海登说："音乐是医治思想疾病的良药。"（《灯下夜赋·音乐》）正因为琴声有"疗心"作用，所以《寿亲养老新书》的作者主张"奉亲者能琴，时为亲庭鼓一二操，亦足以娱悦其意，和平其心"。现代医学研究也发现，不同旋律、节奏、速度、力度的音乐，通过听神经传达大脑，可对人体产生兴奋、抑制、降压、镇痛等不同作用，并可治疗某些疾病。一般说，缓慢轻悠的旋律与柔绵婉转、曲调低吟、清幽和谐的乐章，具有安神镇静的功效；节奏鲜明、节拍爽快、优美动听的音乐，具有舒心解郁的功效；节奏低沉、凄切悲凉之曲，可以起以悲制怒的作用；鲜明、高亢、激昂的悲壮节律，可以激发人的愤怒之情，收到以怒胜"忧"的效果；悠扬的旋律与多变的节奏，给人以欢快喜乐之感。要使音乐养生更好地发挥作用，应根据各人的性格、音乐爱好和修养，以及病情和各种乐曲的作用特点，精心选择音乐曲目。

> 丝竹放怀春未暮；
>
> 清和为气日初长。

　　　　　　（清·梁章钜《楹联丛话·卷之十一》）

这些都说明欣赏音乐确能调整人的情绪，使人心情舒畅，减轻或消除病痛。

289. 话些桑麻故事
结那翰墨因缘

此联为享寿110岁的书法家苏局仙自题"蓼莪居"联。全联为：

　　竹木四周，田畴满望，下临小溪一角，春朝秋月，恒与农夫野老、樵子牧童，话些桑麻故事；

　　六朝典籍，三代文章，旁及大藏真经，酒后茶余，且同鹘眼鼠须、乌丝龙剂，结那翰墨因缘。

"蓼莪"，《诗·小雅》篇名，此诗表达了子女追慕双亲抚养之德的情思。后因以"蓼莪"指对亡亲的悼念。联作者以"蓼莪"作为居室名，以表示对先人的怀念。

上联写居室优美的环境和与社会基层人们的广泛交往。"竹木"，

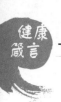

即翠竹与树木。"田畴"，泛指田地、田野。"春朝秋月"，指春天的早晨，秋夜的月亮，泛指一年四季。《春秋序》："春先于夏，先于冬，举先可以及后，言春足以兼夏，言秋足以见冬，故举二字以包四时也。""野老"，村野老人。南朝时期梁国丘迟《旦发渔浦潭》诗："村童忽相聚，野老时一望。""樵子"，打柴人。"桑麻"，指桑树和麻。植桑养蚕取茧和种麻取其纤维，是古代农业解决衣着的最重要的经济活动，亦泛指农作物或农事。晋代陶潜《归园田居》诗之二："相见无杂言，但道桑麻长。"上联言：蓼莪居四周有竹木，远望是田野，近邻是涓涓小溪，一年四季，常与种田的人、村野老人、打柴的人和放牛的儿童，交谈农作物的春种秋收或其他农事，自己的生活充实、快乐而富有情趣。古人云："人之生不能无群。"（《荀子·富国》）如此诗意家居、和谐守望的生存环境，焉得不寿。

下联写居室主人的读书生活及与文房四宝结下的翰墨因缘。"六朝"，指吴、东晋、宋、齐、梁、陈，先后建都于建康（吴称建业，今南京市），史称六朝；亦泛指南北朝时期。六朝典籍为记载六朝法制的图书，泛指古代图书。"三代文章"，即夏、商、周三个朝代的文章。南朝时期梁国刘勰《文心雕龙·铭箴》："斯文之兴，盛于三代。夏商二箴，余句颇存。""大藏真经"，佛教典籍的总称。"鸲眼"，端石上的圆形斑点，宋·欧阳修《砚谱》："端石出端溪……有鹦鸲眼为贵。"借指砚台。"鼠须"，用鼠须制作的一种名笔。唐·何延之《兰亭记》："右军写《兰亭序》以鼠须笔。""乌丝"，即乌丝栏，指上下以乌丝织成栏，其间用朱墨界行的绢素，后亦指有墨线格子的笺纸。清·黄景仁《岁暮怀人》诗："乌丝阑格鼠须描，爱我新诗手自抄。""龙剂"，上等墨名。唐代冯贽《云仙杂记·墨》："玄宗御案墨曰龙香剂。"下联是说居室主人博览群书，包括六朝典籍，三代文章，以及佛学经典。又嗜好书法，酒后茶余间，与文房四宝结下深深的翰墨因缘。联作者

102 岁时写道："自四十以后，日日晨间临写几个字，凝神端坐，如在古人面前恭恭敬敬地做功课。年积月累，就觉得病也少了。""细细体会，健康长寿全从写字得来，未免太过。但练习书法的确能强身延寿。"（转引自苏永祁《苏局仙：110 岁老人的长寿经》，《新民晚报》，2013－7－29）

交际养生，习书者寿。由此联可以看到联作者垂老赋闲，广交今人，神交古人，潜心学问，嗜好书法，心有寄托，心情愉悦，这也许是联作者享高寿的原因。

290. 每天朝暮杯盘白饭青蔬娱老岁
四壁古今书画左顾右盼乐闲情

这是享寿 110 岁的长寿书法家苏局仙题水石居联。

上联写水石居主人清淡的饮食生活。"白饭"，白米饭。宋代陆游《致仕后即事》诗之十四："甑中白饭出新春，饔里黄齑油苜葱。""青蔬"，泛指蔬菜。清代厉鹗《七月五日满月精舍同汪旭瞻坐雨用东坡韵》："相从问字余，香饭青蔬煮。""娱老"，欢度晚年。晋代陆机《叹逝赋》："解心累于末迹，聊优游以娱老。"上联是说，水石居主人每天早晚的杯盘里，有白饭青蔬酒水，足以欢度晚年。

下联写水石居主人高雅的闲情逸趣。"四壁"，四面墙壁，指屋内的四面。唐代姚合《药堂》诗："四壁画远山，堂前耸秋山。""书画"，书法与绘画，自古书画同源。"左顾右盼"，左看看，右看看，形容得意神态。巴金《沉墨集·知识阶级》："他左顾右盼，乐极了，再没有心思去想别的事情。""闲情"，闲散的心情。下联是说，水石居屋内四面都是古今书画，让居室主人无拘无束地左右观看，欣赏书韵雅趣。其实，这种足不出户展玩书画的雅趣，古已有之。宋人袁文曾自称："平生无所嗜好，独于书画颇拳拳焉。故于所居之东含一小轩，榜

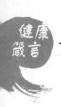

曰'卧雪'，每日徜徉其中，自读书作字外，则取古书画展玩披览，未尝去手。"许多山水画家则奉行南朝时期宋国画家、文学家宗炳（375—443）的"澄怀观道，卧以游之"的画画方式，通过绘画和赏画的方式得到卧游的闲情。明人俞弁则把"读经史百家""展玩书画名帖"与"卧游"视为人生三种"真乐"（《逸老堂诗话》）。实践表明，作书作画，能养气健身，有益寿延年之功；而观赏书画亦有修身养性、疗疾治病之效。这在历史上已不乏其例。且不说篆、隶、楷、行、草五种书体对人心灵的不同感受，赏画对疗疾也有积极作用。历史上，隋炀帝由于长期沉迷酒色，而口干舌燥、烦渴，御医百药无效，擅长绘画的太医莫君锡诊断后，送上两幅画让其观赏。其中一幅《京都无处不染雪》，只见雪落乾坤，漫天皆白。隋炀帝看得入迷，顿觉心脾凉透，积热消退。另一幅《梅熟季节满园春》，炀帝看到满园熟透的梅子，想到梅子酸甜可口，顿时满口生津，便不再感到口干舌燥了。宋代著名词人秦观得了肠胃病，久治不愈。好友高仲特地捧来王维的名画《辋川图》说："你常看看这幅画，病就会好的。"心情郁闷的秦观，每当看到那幅山水清秀的辋川别墅图时，仿佛身临其境，感到心旷神怡。经过十月的"画中游"，食欲增加，肠胃病也逐渐好了。鲁迅、许广平之间也有互相赠画怡情："聊以画卷怡倦眼"的故事。

291. 野老得许多闲趣
晚年养未尽余光

这是清代诗人何栻（1816—1872）为抒发闲适自娱之情而撰写的长联。全联为：

种邵平瓜，栽陶令菊，补处士梅花，不管他紫姹红嫣，但求四序常新，野老得许多闲趣；

放孤山鹤，观濠上鱼，狎沙边鸥鸟，值此际星移物换，唯愿数椽足托，晚年养未尽余光。

上联的"邵平瓜"，即东陵瓜。邵平在秦时为东陵侯，秦亡后沦为布衣，种瓜长安城东青门外。后世因以邵平瓜为归隐田园之典。唐代杨炯《送李庶子致仕还洛》诗："亭逢李广骑，门接邵平瓜。""陶令菊"，即菊花。因陶渊明爱菊，故称。唐代皇甫冉《和中丞奉使承恩还终南山旧居》诗："谢公山不改，陶令菊犹存。""处士梅花"，处士本指有才德而隐居不仕的人。这里指北宋林逋，人称孤山处士，他学问渊博，但志不出仕，在西湖孤山结庐隐居。他终生未娶，喜种梅养鹤。清·秋瑾《梅十章》之九："孤山林下三千树，耐得寒霜是此枝。"上联是说，赋闲以后，像邵平那样种瓜，像陶渊明那样栽菊，像处士那样植梅，不管能否姹紫嫣红，只求春夏秋冬四季瓜果花卉常新，我这村野老人就能得许多闲趣。有道是：精神空虚催人老；生活多彩寿缘高。

下联的"孤山鹤"，指林逋在西湖孤山种梅养鹤，以诗酒自娱，他常到西湖诸寺游玩，有客来，便有童子放鹤招他回去。"观濠上鱼"，即濠水的鱼。《庄子·秋水》记叙庄子与惠子游于濠梁之上，见儵鱼出游从容，因辩论鱼知乐否。后多用濠上观鱼形容人逍遥山水、别有会心、自得其乐。"狎沙边鸥鸟"，即亲近栖息于沙滩、沙洲上的鸥鸟。后以"狎鸥"指淡泊隐逸，不以世事为怀。"数椽"，指房屋的间数。宋代陆游《夜雨》诗之二："寒雨连三夕，幽居祇数椽。"下联是说，闲暇时，放鹤、观鱼、亲近鸥鸟，在这星移物换、时序变迁中，只望有数间房屋寄托，以养晚年未尽余光。正是"鱼戏应同乐，鸥闲亦自来"（宋·余靖《留题澄虚亭》，《全宋诗》第4册，第2657页）。

此联反映了联作者高雅的闲情逸致与随遇而安的生活态度。

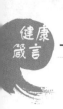

292. 生平以临池为乐
风度得夷惠之余

苏局仙题赠周绍昌联。

上联赞赏受赠者一生以书法为乐。"生平"，终身，一生。"临池"，"临"，面对。东汉的书法家张芝，字伯英，敦煌渊泉（今甘肃安西）人，擅长草书，人称"草圣"。他年轻时每天勤奋地学习书法，把家中所有的布帛丝绸都用来练习写字，然后再漂洗煮白。他还在池塘边习字，以池水洗笔，时间一久，连池水都被染黑了。"临池学书，池水尽黑。"（《晋书·卫恒传》）后因以"临池"指学习书法或作为书法的代称。唐代杜甫《殿中杨监见示张旭草书图》诗："有练实先书，临池真尽墨。"书法是我国特有的一种传统艺术，它是借助汉字的书写，充分发挥毛笔的特殊性能，通过点线的变化运动，以表达作者的审美观念、学问修养、思想感情、性格气质等精神因素的美的艺术。视书法为美为乐，成为中国人的传统。宋代苏子美曾言："明窗净几，笔砚纸墨皆极精良，亦自是人生一乐。"（转引自欧阳修《试笔·学书为乐》）欧阳修也说："有暇即学书，非以求艺之精，直胜劳心于他事尔。以此知不寓心于物者，真所谓至人也；寓于有益者，君子也；寓于伐性汩情而为害者，愚惑之人也。学书不能不劳，独不害情耳，要得静中之乐者惟此耳。"（《笔说·学书静中至乐说》）可见，无论书法水平高下，单就书写本身而言，就是一种赏心乐事，一种美的享受。而且在练习书法过程中，绝虑凝神，意聚笔端，墨洒纸上，抒怀畅志，怡神健体，与打太极拳、练气功有异曲同工之妙，被称为"半气功"。有联云：

书中太极横与竖，

桌上气功捺与钩。

正如清代书法家周星莲所言："作书能养气，亦能助气。"（《临池管见》）联作者与受赠者有共同的书法造诣，而且联作者是书法养生的最好实践者和最大受益者，他在 102 岁生日时，有人问及他的养生秘诀，他笑曰："惟书法而已。"所以，以临池为乐，不啻是服健康长寿的"特健药"。

下联则称赞受赠者有夷惠余风。"夷惠"是伯夷、柳下惠的并称，皆为古代廉正之士，而柳下惠则以善于讲究贵族礼节"坐怀不乱"著称。

293. 寄怀楚水吴山外

得意唐诗晋帖间

选自宋代陆游《出游归鞍上口占》诗的颔联。（《全宋诗》第 40 册，第 25441 页）清代张维屏作为书斋联。

上联的"寄怀"为寄托情怀之意。"楚水吴山"即吴楚之地的山水。五代前蜀国韦庄《题盘豆驿水馆后轩》诗："冯轩尽日不回首，楚水吴山无限情。"当然，这楚水吴山只是广袤的自然山水的代表，诗人"平生爱山水，游陟老不厌"（《思归示子聿》）。其足迹绝不只限"楚水吴山"。他在《纵游归泊湖桥有作》诗中写道："西蜀东吴到处游，千岩万壑独吾州。"（吾州即指陆游故里山阴所在的越州）

为什么山水能成为魏晋以来文人达士寄托情怀的载体呢？因为中国人有天人合一的文化传统，历来对自然山水有亲和之感，"登山则情满于山，观海则意溢于海。"（南朝·梁·刘勰《文心雕龙·神思》）把山水视为生命绿色，而且个体生命因青山绿水而洋溢着活力与乐趣。"非必丝与竹，山水有清音。"（晋·左思《招隐二首》）一些古人尽管处境困顿，悲苦沉重，一旦走向大自然的怀抱，步入山水清境，"荫长松、藉丰草，听山溜之潺湲，饮石泉之滴沥"（宋·欧阳修《浮槎山水记》）。与天地自然之气相通，就会神泰气畅，体味到人生的欢乐。这

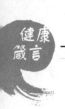
样山水就往往成为人生化苦为乐的净化场。如南朝时期宋国诗人谢灵运在入宋后虽屡遭打击仍无奈地托意老庄，寄情山水以获得自慰。他被谪守永嘉时，就遍游郡内河海山岳，"荡志将愉乐，瞰海庶忘忧。"（《郡东山望溟海》）陆游虽然一生坎坷，但同样热爱山水，寄怀山水，追寻仁智之乐。他说："游山如读书，深浅皆可乐。"（《天王广教院》）"人生有至乐，莫若江湖中。"（《寄题严居厚伴钓轩》）他在《山行》一诗中对这种仁智之乐描绘得更为生动："山光秀可餐，溪水清可啜。白云映空碧，突起若积雪。我行溪山间，灵府为澄澈。"他们在游览山水过程中，体物悟道，感受内心的愉悦，陶冶仁智之性，同时也使自己的心灵得以净化，道德人格得到升华。显然，这种游览山水的出游或旅游，不仅可以亲近自然，陶冶情趣，怡情养性，给人以美的享受，还可吸收清新空气，锻炼身体，开阔视野，增长知识，联络友谊，是古往今来有益于中老年人身心健康的休闲审美活动。所以陆游在80岁时曾总结说："山有篮舆步有舟，放翁身健得闲游。"（《出游》之三）

下联的"得意"，即领会旨趣。唐诗是我国文学遗产中最灿烂、最珍贵的部分，代表了我国古代诗歌的最高成就。而晋帖，是指以王羲之为代表的晋人书迹或摹本、刻帖。我国书法，至晋而风韵标举，臻于化境。故鉴赏唐诗临摹晋帖，领悟其中的旨趣，无疑会得到身心兼养的收获。

294. 习劳自种千盆菊
爱客同看百日花

此联是中国无产阶级革命家、中国共产党的创始人、中华人民共和国的领导人董必武（1886—1975）于1953年11月3日所撰。当时，董必武偕友人到北京净业湖畔絜园（亦称洁园）赏菊。园内近两千盆菊花争奇斗艳，趣味盎然，尽显菊花的色、香、姿、韵，惹人喜欢。

后应该园主人、著名园艺家刘文嘉（1884—1962）之请，题此联留念。

上联言絜园主人"习劳自种"，精心培植了千盆菊（概数）。既肯定絜园主人培植的菊花品种和株数之多，又显示了絜园主人勤劳的品格和艺菊技巧的高超。而且"习劳自种"的园艺劳作，是活动筋骨的全身活动，有健身怡情作用。

菊，亦称黄华、女华、九花、帝女花，又称"寿客""延年客"，是我国传统十大名花之一。而梅、兰、竹、菊又被合称花中四君子。在我国栽培菊花的历史已有3000多年，早在秦国首都咸阳曾出现过菊花展销的市场，而从宋代起民间就有一年一度的菊花盛会，可见当时栽培菊花之盛。絜园主人艺菊注重推陈出新，培育了不少新品种。他还不顾年迈，向前来参观学习的人讲述菊花的特点和培植方法。菊花不仅有较高的观赏价值，而且具有美化环境、净化空气的实用价值以及药用价值。如浙江杭菊、河南怀菊、安徽滁菊、亳菊等是具有清火明目功效的茶用菊，安徽贡菊、河北沪菊、四川川菊是具有抗菌降压作用的药用菊，菊花脑则是南京地区老百姓所喜食的菜蔬。

下联讲絜园主人"爱客同观"，经常陪同客人一起观赏园中千姿百态的菊花，表现了主人热情好客的君子之风。秋天举办菊展与观赏菊花，素称"三秋盛事"。古往今来曾使多少人神往与陶醉其间。人通花情，花草移情。百日花期与客同看，而不是自赏，显示了絜园主人与众同乐、与人共赏的高雅人品与旷达风格。

295. 观钓颇逾垂钓趣
种花何问看花谁

这是中国作家、教育家、出版家和社会活动家叶圣陶（1894—1988）1977年3月的自题联。它生动而鲜明地宣示了作者闲静乐观的情趣和豁达大度的胸怀。

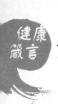

　　垂钓是一项具有强身健体、宁神静心、陶冶情操的多功能的休闲活动。垂钓于江河湖畔，空气清新，阳光充足，避开了空气、噪声的污染，环境本身就是养生保健的良好场所。临水操竿，物我两忘。诗云："垂钓坐盘石，水清心亦闲。"（唐·孟浩然《万山潭作》）今天的钓翁亦云："吃鱼哪有钓鱼乐，乐在其中无法说，身体健康百日钓，老叟操竿真快活。"投竿于江河湖海之滨，眼神贯注着浮漂的动静，心神宁静闲逸，会自然而然地排除杂念，达到静心宁神的效果。"要使身体好，常往湖边跑。"自古以来，垂钓就是人们所喜爱的户外活动。尤其是对久病康复、年老体弱者也是一种积极的修身养性、益智养神的好方法。从养生角度而言，垂钓一要气候适宜，二要钓友合宜，这样既可互相照应，又可闲谈交流。至于观钓和垂钓何者更有乐趣，则因人而异其趣。联作者显然认为观钓更胜过垂钓的乐趣。其实，认为"观钓颇逾垂钓趣"的，古已有之，清代文星兼寿星的袁枚就是其中的一位。他在《坐观垂钓赋》中就写道："余不持一线，但瞠双眸。试操纵之有道，任贪廉之自求。彼得吾不喜，彼失吾不忧。……子但知垂钓之乐，而乌知吾坐观垂钓之逍遥？"

　　同样，种花赏花也是一项修身养性的养生活动。清代李渔曾言："汲水浇花……则乐在其中。督率家人灌溉，而以身任微勤，节其劳逸，亦颐养性情之一助也。"（《闲情偶记·颐养部》）他甚至把花当命："水仙一花，予之命也。予有四命，各司一时：春以水仙、兰花为命，夏以莲为命，秋以秋海棠为命，冬以腊梅为命。无此四花，是无命也。"（《闲情偶记·种植部》）花是大自然的精华，是人类在自然界的密友。花可以净化空气，美化和改造人们生活的环境。花是美的化身，人们在欣赏花的色、香、姿、韵的同时，获得美的熏陶，净化人的心灵，也增进人的健康。俗谚云：常在花间走，活到九十九。联作者种花并非只为自己欣赏，而是为了更多的观花者欣赏。既然如此，种花又何必过问看花人是谁?

全联贯穿着"独乐"不若"众乐"的思想，反映了这位世纪老人特有的生活情趣、思想境界和人生追求。

296. 放鹤去寻三岛客
任人来看四时花

这是清诗人袁枚（1716—1798）题随园联。选自清代梁章钜《〈楹联丛话〉卷六·胜迹》。这是一副摘句联，出自唐代诗人杜荀鹤《题衡阳隐士山居》：

> 闲居不问世如何，云起山门日已斜。
>
> 放鹤去寻三岛客，任人来看四时花。
>
> 松醪腊酝安神酒，布水宵煎觅句茶。
>
> 毕竟金多也头白，算来争得似君家。

（《全唐诗》第20册，第7967页）

此联虽是唐人诗句，但正符合随园主人超凡脱俗和闲逸高雅的情趣。

上联反映袁枚仿效宋代诗人林逋养鹤、种花的隐居生活。林逋学识渊博，但志向清高而不出仕，在杭州西湖孤山隐居，终生未娶妻生子，以种梅养鹤、泛舟湖中以自娱，人称梅妻鹤子。客至，便有童子放鹤招他回。三岛客，传说东海的仙人居住在蓬莱、方丈、瀛洲三座海上仙山上。

下联则表白袁枚欢迎人们任意来观赏自己的花园。花是美的象征，是健康向上的标志。种花、爱花、赏花是古今中外男女老幼的共同爱好。北宋文学家、史学家欧阳修曾有诗云："浅深红白宜相间，先后仍须次第栽。我欲四时携酒去，莫教一日不花开。"（《谢判官幽谷种花》）据《随园诗话》载，袁枚辞官后侨居江宁，筑园林于小仓山，号

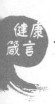

随园。他广交天下文朋诗友，随园不设围墙，一年四季游客访客可随时入内观花讲论。

无独有偶，连任湖南岳麓书院山长 27 年的罗典，也性喜养鹤种花，他也非常欣赏这副联语并把它刻在岳麓书院吹香亭石柱上。

曾任清代两江总督的陶澍也为上海豫园西廊题有内容相似的一联：

> 放鹤去寻三岛客；
>
> 约梅同醉一壶春。

（清·梁章钜《楹联丛话》卷六）

297. 炼闲身以磊石栽花也当陶公之运甓
销暇日于楸枰纸局且同谢傅之围棋

清代李渔《佟寿民方伯》。此联是李渔于康熙十年（1671）在苏州对佟的赠联。佟寿民，名彭年，字寿民，辽宁广宁人，时任江苏布政使。"方伯"，系对地方长官的泛称。汉以来之刺史，唐之采访使、观察使，明清之布政使，均称"方伯"。

上联的"磊石"，把众多的石相委积。《鲁灵光殿赋》："磊石可相扶。""陶公"，指曾任东晋征西大将军、精勤吏职的陶侃。"运甓"，典出《晋书·陶侃传》："侃在州（时任广州刺史）无事，辄朝运百甓于斋外，暮运于斋内。人问其故，答曰：'吾方致力中原，过尔优逸，恐不堪事。'其励志勤力，皆此类也。"后以"运甓"比喻刻苦自励。清代阳兆鲲《辛亥生日感赋》云："运甓朝朝磨虎臂，枕戈夜夜数鸡声。"上联是说，悠闲无事或事少时，就叠石、栽花如像陶公那样"运甓"，以习其劳，利于炼身励志。

下联的"楸枰"：指棋盘。古时多用楸木制成，故名。唐代温庭筠《观棋》诗："闲对楸枰倾一壶，黄华坪上几成卢。"宋代陆游《自嘲》诗："遍游竹院寻僧语，时拂楸枰约客棋。""纸局"，即纸牌。至明代有纸牌，长二寸许，广约半寸。其后又有马钓，以四人为一局。"谢傅"，指东晋宰相谢安（320—385）。时前秦强盛。太元八年（383），前秦苻坚组成87万大军大举南下，江东大震，谢安使谢玄等率北府军8万人迎战，在大军压境之时，临危不惧，仍与客从容对弈。由于他沉着指挥，出奇制胜，取得淝水之战的大捷。谢安卒赠太傅。"围棋"，古称弈，传为尧作。隋唐时传入日本，唐以后为纵横各19道，交错成361个位。双方用黑白棋子互相围攻，吃掉对方棋子，占据其位，占位多者为胜，故名"围棋"。后遂以"谢傅棋"形容为人具有雄才大略和从容镇定的风度。下联是说，闲暇消闲时与友人对弈打牌，犹同谢安下棋那样从容镇定，具有大将风度。这也是调节老年人精神生活的妙方，故有"善弈者长寿"之说。

298. 眼里有余闲登山临水觞咏
身外无长物布衣素食琴书

这是清代书法家、曾任凤阳知府的杨沂孙自题居室联。从内容上看，此联大概作于致仕退隐之后。

上联说眼里有余闲，即"余暇"之时。在联作者看来，余闲之时应用来做什么呢？或"登山"远眺，或"临水"畅怀，或与益友饮酒赋诗，到野外山水之间寻求精神上的消遣，以扩大视野，陶冶情操。这里的"觞咏"，语本晋王羲之《兰亭集序》："一觞一咏，亦足以畅叙幽情。"宋代范成大《观禊帖有感》诗之一："兰亭一觞咏，感慨乃如许。"后以"觞咏"谓饮酒赋诗之意。联作者的"余闲"过得是够惬意的。他之所以闲，是因为不同他人那样熙来攘往，追逐名利。而是"闲世人之所忙"，也"忙世人之所闲"。清代作家张潮曾言："人莫乐于闲，非无所事事之谓也。闲则能读书，闲则能游名胜，闲则能交益友，闲则能饮酒，闲则能著书，天下之乐，孰大于是。"这一段精

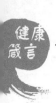

彩论述有助于我们理解上联所抒发的休闲观。

下联说身外无长物，没有多的奢华的东西。仅有粗布衣服、素淡饮食和琴书而已，表明他生活简朴，为官清廉。这里的"琴书"，指琴和书籍。多为文人雅士清高生涯常伴之物。汉代刘歆《遂初赋》："玩琴书以条畅兮，考性命之变态。"三国时期魏国嵇康《赠兄秀才入军》："琴诗自乐……怡志养神。""弹琴咏诗，聊以忘忧。"晋代陶潜《归去来辞》："悦亲戚之情话，乐琴书以消忧。"亦有联云：

> 自有琴书增道气；
>
> 只将诗句答年华。

> （清·张仲甫集句联，载《楹联三话》卷下）

下联显现了联作者自甘淡泊、自得其乐的高雅志趣和风格。

联语上、下联末句，各连续并列三个词组——登山、临水、觞咏；布衣、素食、琴书。既反映了用"列品"方式组句的艺术，读来韵味充盈，使读者有想象空间；也给人们以养生智慧和健身方式的启迪。

六、延年益寿联

（一）却病延年

299. 节食能却病
寡欲可延年

这是一副谚语联。

上联说，节制饮食能避免和消除疾病。饮食是健康和长寿的重要因素，它不仅能供人充饥解渴，且能防病治病。以食当药，防病与疗疾兼顾，这是我国中医学的一个优良传统。早在《山海经》中就有食疗方剂的记述，到了唐代，就出现了专门研究食疗的学者和著作。孙思邈、孟诜、昝殷等就是其中的代表。孙思邈曾说："食能排邪而安脏腑，悦神爽志，以资血气。若能用食平疴，释情遣疾者，方可谓良工。"他说："夫为医者，当须先洞晓病源，知其所犯，以食治之；食疗不愈，然后命药。"（《备急千金要方·食治疗论第一》）孙思邈同时指出："饮食当令节俭。若贪味伤多，老人肠胃皮薄，多则不消。"（《千金翼方·养老食疗第四》）常言道："节食则无疾，择言则无祸。"（宋·何坦《西畴老人常言》）"晚饭少吃口，活到九十九。"（清·钱大昕《恒言录》卷六）

《黄帝内经》强调："谷肉果菜，食养尽之，无使过之，伤其正也。"（《素问·五常政大论》）这里说的"饮食当令节俭""无使过之"，都是教人们适度节制饮食。北宋文学家、书画家苏轼在《养生说》中说："已饥方食，未饱先止，散步逍遥，务令腹空。"再辅以静坐调息，则"诸病自除，诸障渐灭"（《东坡志林》卷一）。明代医学家万全则说："人能谨其嗜欲，节其饮食，避其风寒，虽不灸丹田、三里，身自无病而常安也。"（《养生四要·卷五·养生总论》）他既讲了寡欲，又讲了节食对健康的作用。同样，苏联医学科学院院士、著名心脏外科专家费·乌格洛夫认为："饮食适度乃是防老的基础。我们现在已经确切得知，过量是长寿最危险的敌人。希波克拉底写道：饭量应当适度，因为肥胖能使老年人产生许多病，因而会缩短人的寿命。"（《延年益寿荟萃——生命自我管理学》第四章）他强调指出："饮食过量是威胁人健康的最危险的敌人之一。"（《延年益寿荟萃——生命自我管理学》第十章）他还引用法国和阿拉伯谚语说："饕餮害人，赛过利剑伤人。""吃饭留几分，疾病不缠身。"我国著名营养学家、百岁寿星苏祖斐也说："吃得少，体内残留的食物毒素就少，胃、肠、肾、肝、心的负担就少，这对健康长寿非常有利。"

下联是说，减少和节制欲望，可以延年。苏轼曾言："养生难在去欲。"（《东坡志林》卷一）如何减少和节制欲望呢？明代医学家万全在《养生四要·养生总论》中对寡欲延年做了简明诠释："养生之道，只要不思声色，不思胜负，不思得失，不思荣辱，心无烦恼，形无劳倦，而兼之以导引，助之以服饵，未有不长生者也。"这也是医治迷心逐物、心为物役的"现代病"的良药。

300. 佛救世界众生皆与医门差小异
我读越人列传心随桑子饮上池

这是中国作家、历史学家、古文字学家、社会活动家郭沫若（1892—1978）在民国初年为农村一位名医题赠的对联。

上联的"众生"泛指人和一切动物。在佛教里，"众生"有多义：一指众人共生于世。二指由众多之法，假和合而生。三指经众多之生死。《大乘义章·十不善业义》："多生相续，名曰众生。"《百喻经序》："佛言：我今问汝，天下众生为苦为乐？"佛教认为，以众生之苦为苦，修无量功德，度化众生，这样的人生才是最有价值的人生。上联是说，医者仁心，救死扶伤与佛者慈心，"度化众生"很小差异，都是功德无量的。

下联则以古喻今，高度赞扬起死回生的医务工作者。"越人列传"即指司马迁著《史记·扁鹊仓公列传》。扁鹊本名秦越人（约前407—前310），是战国时期著名医学家，渤海郡郑（今河北省沧州市任丘市）人。由于秦越人医术高明，又行医于民间，人们十分爱戴、尊崇他，故用轩辕时的扁鹊来称誉他。司马迁介绍说：秦越人"少时为人舍长"（即客馆的主事），舍客长桑君过，扁鹊独奇之，常谨遇之。长桑君亦知扁鹊非常人也。出入十余年，乃呼扁鹊私坐，闲与语曰："我有禁方，年老，欲传与公，公毋泄！"扁鹊曰："敬诺。"乃出其怀中药予扁鹊，"饮是以上池之水三十日，当知物矣。"乃悉取其禁方书尽与扁鹊。……扁鹊以其言饮药三十日，视见垣一方人。以此视病，尽见五脏症结，特以诊脉为名耳。下联的"桑子"即指长桑君，战国时医家，是秦越人的老师。所谓"上池之水"，指未落地的水，即竹篱头水或露水，取以和药。战国策云："长桑君饮扁鹊以上池之水，能洞见脏腑。"（《本草纲目·水部·半天河》）秦越人总结当时诊断疾病的望闻问切等方法，出色地应用于临床实践，尤精于脉诊，是中医脉学的创始者。他不仅医术高超，且医德高尚，所到之处，随俗为变，在赵国时为"带下医"（妇科），在周国时为"耳目痹医"（五官科），在秦国又为"小儿医"（儿科），还擅长针刺、熨烙等疗法。公元前310年，他再度到咸阳，由于治愈了秦武王的病，声望益著，为秦太医令李醯

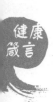

所妒忌而予以杀害，终年97岁。扁鹊崇尚科学，反对巫术，明确提出了"病有六不治"的理论："骄恣不论于理，一不治也；轻身重财，二不治也；衣食不能适，三不治也；阴阳并，藏气不定，四不治也；形羸不能服药，五不治也；信巫不信医，六不治也。有此一者，则重难治也。"（《史记·扁鹊仓公列传》）这些对于今人的养生保健同样有借鉴意义。下联是说，读扁鹊传，如同随长桑君饮甘露一样，泽及脏腑。充满了对医务工作者敬重之情。医生是生命的守护神，敬重医生就是敬重生命。医生有尊严，生命价更高。下一联同样表达了对医者情真意切的敬重之情：

> 学精术也精，名士名医随各唤；
>
> 人寿己亦寿，仙桃仙李逐年栽。

301. 我得宛丘平易法
　　只将食粥致神仙

选自宋代陆游《食粥》。（《全宋诗》第40册，第25008页）这是陆游74岁时写的一首诗。原诗为：

> 世人个个学长年，不悟长年在目前。
>
> 我得宛丘平易法，只将食粥致神仙。

诗中的宛丘，指北宋文学家张耒，字文潜，与黄庭坚、晁补之、秦观并称"苏门四学士"。陆游在诗的序文中说："张文潜有食粥说，谓食粥可以延年，予窃爱之。"因张居所在宛邱，又撰有《宛丘集》，故陆以此称其名。张耒在《粥记·赠邠老》一文中说："今劝人每日食粥，以为养生之要，必大笑。大抵养性命，求安乐，亦尤深远难知之事，不过在寝食之间耳。"他说：粥能畅胃气，生津液，"每日起，食粥一大碗……最为饮食之妙诀也。"所谓"平易法"，即指食粥乃平和简易之法。

所谓"食粥致神仙",是说粥有补脾和胃、清肺强身、疗疾之功。经常有选择地食粥,能使人像神话传说中的人物,可以超脱尘世,长生不老。清代名医王世雄在《随息居饮食谱》中说:"粥饭为世间第一补人之物。"享年90多岁的清代养生家曹庭栋在《粥谱说》中也指出:"粥能益人,老人尤宜。""老年有竟日食粥,不计顿,饥即食,亦能体强健,享大寿。""食宁过热,即致微汗,亦足通利血脉。"书中还列出了上品36粥,中品27粥,下品37粥;介绍了择米、择水、火候和食候等方法。(《养生随笔》)

302. 枝繁本是仙人杖
根老新成瑞犬形

选自唐代刘禹锡《楚州开元寺北院枸杞临井繁茂可观群贤赋诗因以继和》诗的颈联。全诗为:

> 僧房药树依寒井,井有香泉树有灵。
> 翠黛叶生笼石甃,殷红子熟照铜瓶。
> 枝繁本是仙人杖,根老新成瑞犬形。
> 上品功能甘露味,还知一勺可延龄。

(《全唐诗》第360卷,第11册,第4061页)

这首诗从临井繁茂的药树(枸杞)生长的环境、笼罩井壁的墨绿色的叶子、成熟后殷红的果子、像仙人杖似的繁枝、犬样的老根、甘露样的口味及其益寿延年的功能,做了全面的描述,形象生动,内涵深刻。枸杞含有甜菜碱、多糖、粗脂肪、粗蛋白、硫胺素、核黄素、胡萝卜素、抗坏血酸及钙、磷、铁、锌等,向为补肾润肺、养肝明目的佳品。枸杞不仅被《神农本草经》列为上品,肯定其"久服坚筋骨,轻身不老",而且全身都是宝。其叶,名为天精草,甘、凉,补虚益精、清热止渴、祛风明目。其茎、叶及子,去虚劳、补精气,滋肾润肺、明目、降血糖，坚筋骨、耐老。其根，甘、寒，入肺、肾经，有清热、凉血、止咳之效。正如《本草纲目》第36卷所言："苗乃天精，苦甘而凉，上焦心肺客热者宜之；根乃地骨，甘淡而寒，下焦肝肾虚热者宜之。……至于子则甘平而润，性滋而补，不能退热，止能补肾润肺，生精益气，此乃平补之药。"

上联的"仙人杖"，语本晋·葛洪《抱朴子·仙药》："仙人杖，或云西王母杖，或名天精，或名却老，或名地骨，或名枸杞也。"后来宋·苏颂解释说："仙人杖有三物同名：一种是菜类，一种是枯死竹笋之色黑者，枸杞亦名仙人杖是也。此仙人杖乃作菜茹者。"（《本草纲目》）显然此仙人杖乃指能作菜食的枝繁叶茂的嫩枸杞茎。

下联的"瑞犬形"，源自两则典故：《续仙传》云："朱孺子见溪侧二花犬，逐入于枸杞丛下。掘之得根，形如二犬。烹而食之，忽觉身轻。"《浩然斋日钞》云："宋徽宗时，顺州筑城，得枸杞于土中，其状如獒状，驰献阙下，乃仙家所谓千岁枸杞，其形如犬者。"这里的獒，即猛犬也。明代詹同《出猎图》诗："苍鹰欸起若飞电，四尺神獒作人立。"能作为退热药的枸杞根（地骨皮）形象如狗，但它不是獒犬，而是吉祥如意的瑞犬。

303. 松根茯苓味绝珍
　　甑中枸杞香动人

选自宋代陆游《道室即事》（之二）。（《全宋诗》第40册，第25491页）茯苓和枸杞不仅味绝珍、香动人，而且药食兼用，具有很高的药用和保健价值。

茯苓，又叫茯菟、白茯苓、云苓，"史记《龟策传》作伏灵，盖松之神灵之气，伏结而成，故谓之伏灵、伏神也。"（明·李时珍《本草纲目》37卷·木部）茯苓是寄生在松树上的菌类植物，状如甘薯，外皮褐黑色，里面白色或粉红色。《神农本草经》列为上品，称其"久服安魂养神，不饥延年"。南朝齐梁间道教理论家和医学家陶弘景称茯苓是"通神而致灵，和魂而炼魄的上品仙药"。其味甘、淡，性平，入心、脾、肾经。能利水渗湿、健脾和胃、宁心安神。可治小便不利、水肿胀满、痰饮咳嗽、食少脘闷、大便泄泻、眩晕、心悸、失眠等。

茯苓含有 β-茯苓聚糖和去乙酰基茯苓酸、茯苓酸、齿孔酸、去氢齿孔酸、松苓酸等三萜成分及蛋白质、胆碱、卵磷脂、葡萄糖、组氨酸、脂肪酸、蛋白酶等，能增强生理活性，具有明显的利尿、镇静、抗肿瘤、降血糖和护肝降酶的作用。不仅为医家、养生家所重视，也为魏晋以来的帝王和文人学士所赏识。南朝齐梁间的陶弘景辞官退隐时，梁武帝即令"每月赐给茯苓五斤、白蜜二斤，以供服饵"（《梁书·陶弘景传》）。唐宋时服食茯苓已比较普遍。唐代贾岛《赠丘先生》诗："常言吃药全胜饭，华岳松边采茯神。"苏辙有《服茯苓赋》，苏轼则是制作茯苓饼的能手。到清末，茯苓更是慈禧太后使用率最高的补益药。现今茯苓使用尤为广泛，继北京茯苓饼之后，有茯苓糕、茯苓粥、茯苓酒、百龄丸等，为年老体衰的老年人所欢迎。

至于香动人的枸杞，在前一副联语中有介绍，在此恕不赘述。

304. 静听溪碓舂云母
细劚松根采茯苓

选自宋代陆游《莳亭》诗的颔联。（《全宋诗》第 41 册，第 25575 页）

云母的加工、炮制方法，现在当然用不着碓舂，更用不着利用溪水的力量冲动碓去舂云母，但云母的医药和养生功效仍然是值得注意的。

云母又名白云母、云母石、银精石，为硅酸盐类矿物白云母的片

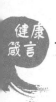

状晶体。《神农本草经》列为上品，称其"味甘平，主身皮死肌，中风寒热如在车船上，除邪风，安五脏，益子精，明目，久服轻身延年"。《名医别录》云：云母"下气坚肌，续绝补中，疗五劳七伤，虚损少气，止痢，久服悦泽不老，耐寒暑，志高神仙"。东晋著名医学家、道教理论家葛洪在《抱朴子·仙药》中，对云母的品种和服法进行了介绍："云母有五种，而人多不能分别也。法当举以向日，看其色，详占视之，乃可知耳。正尔于阴地视之，不见其杂色也。五色并具而多青者，名云英，宜以春服之。五色并具而多赤者，名云珠，宜以夏服之。五色并具而多白者，名云液，宜以秋服之。五色并具而多黑者，名云母，宜以冬服之。但有青黄二色者，名云沙，宜以季夏服之。晶晶纯白，名磷石，可以四时长服之也。"损之云：云母"青赤黄紫白者并堪服，白色轻薄通透者为上，黑者不任用"。唐代诗人白居易《晨兴》诗亦有："起坐兀无思，叩齿三十六。何以解宿斋？一杯云母粥。"诗人说，晨起用什么解除昨日斋戒的饥饿呢？"一杯云母粥。"（粥中加入云母）《汉语大词典》说："云母粥是白米粥的美称。"这里的云母粥如果是白米粥的美称的话，白居易还有《早服云母散》诗佐证："晓服云英漱井华，寥然身若在烟霞。药销日晏三匙饭，酒渴春深一碗茶。"（《白居易全集》第483页）这说明享寿75岁的白居易不仅服云母，而且按不同季节服食不同品种，春季则服云英。而且服后"身若在烟霞"（身轻舒适之意）。享寿85岁的陆游亦很关注云母的加工与服食，以致"静听溪碓春云母"，云母含三氧化二铝、二氧化硅、氧化钾，还含有钠、镁、铁、锂及微量的氟、钛、钡、锰、铬等成分。性甘、平，入肺、脾、膀胱经。有益肺、平喘、镇惊、止血、敛疮的功效，也是老年人的保健佳品之一。

下联的"细劚松根"，即在松根处用斧头细砍，采取茯苓。

305. 病养精神过服药
　　 贫知俭约胜营生

选自宋代陆游《杂兴》诗。(《全宋诗》第40册，第25031页)

上联是说病后的精神调养超过服药的效果。这里的"精神"系指人的内心世界现象，包括思维、意志、情感及其他心理活动等。为什么病后的精神调养超过服药呢？因为人的精神情志活动与机体的生理、病理有着密切关系。《灵枢·本藏》指出："志意者，所以御精神，收魂魄，适寒温，和喜怒者也。……志意和则精神专直，魂魄不散，悔怒不起，五脏不受邪矣。"说明人的精神意志不但能控制人的意识、欲望情感、行为等，而且对人体适应外界的寒温变化、抵御外邪也有重要作用。"故精神安乎形，而年寿得长焉。"(《吕氏春秋·卷三·尽数》)可见，人的精神不仅御形，而且"安乎形"。人无论在患病过程中还是瘥后恢复期，良好的精神状态，常可促进疾病的好转与康复，恶劣的精神状态常能使病情加重与恶化。人有病，当然要及时求医服药，正如宋代邵雍所云："一身如一国，有病当求医。病愈药便止，节宣良得宜。"(《有病吟》)病中如何注意精神调养呢？作为患者要调畅情志，"以恬愉为务"，做到"志闲而少欲，心安而不惧"(《素问·上古天真论》)，保持乐观心态，增强战胜疾病的信心。宋代苏轼曾说："因病得闲殊不恶，安心是药更无方。"(《病中游祖塔院》)宋代陆游亦云："体安疾自去，药石无此捷。"(《冬夜作短歌》)作为医者，要以语言疏导、精神安慰、以情制情及药物等手段帮助患者调整精神状态，发挥其主观能动作用来配合治疗，以收事半功倍之效。疾病初愈时，也要注意精神和起居调养，防止出现反复。故清代袁枚在《病起口号》中强调："病加于小愈，此语慎勿忘。"民初医家王静斋在《养生医药浅说》中提出了瘥后防复的"五戒"，即："一戒过于勤劳；恐劳复。二戒饮食无节；恐食复。三戒风寒；恐重感。四戒色欲；恐色劳复或阴阳易。五戒愤怒；恐气复。"对情志之病（即心病）尤应注重疗心。"情欲之感，非药能愈；七情之病，当以情治。"（清·吴尚先《理瀹骈文》）这就是"心病还要心药医"。上联是说人在病中、病初愈乃至情志病时，虽然要求医服药，但精神调养和人文关怀有时超过药的效果。

下联是说贫者知道过节俭或简单的生活胜过汲汲于谋生的快乐。

306. 卖药思从伯休隐
爱花却笑拾遗狂

选自宋代陆游《病酒宿土坊驿》诗的尾联。（《全宋诗》第 39 册，第 24530 页）

上联的伯休，是韩康的字，一名恬休。东汉京兆霸陵人。东汉赵岐《三辅决录》卷一载：韩康"常游名山，采药卖于长安市中，口不二价者三十余年。时有女子买药于康，怒康守价，乃曰：'公是韩伯休耶，乃不二价乎？'康叹曰：'我欲避名，今区区女子皆知有我，何用药为？'遂遁入霸陵山中"。汉桓帝派博士用公车请他做官，连征不至。事亦见《后汉书》卷八三《韩康传》。后遂以"韩康"借指隐逸高士，亦泛指恪守诚信服膺仁德的采药、卖药者的药商形象，从而留下了"韩康卖药"的成语。诗曰："韩康卖良药，董偃鬻明珠。"（南朝·陈徐陵《长安道》）"病添庄舄吟声苦，贫欠韩康药债多。"（唐·白居易《酬梦得贫居咏怀见赠》）陆游也有"老欲躬耕力弗强，但应卖药似韩康"（《冬日排闷》）。上联是说卖药要想到隐士韩康的仁德诚信品格，药不二价。为了为人民的健康服务，今天我们的药商、医界人士在市场经济中更应该发扬韩康卖药的精神。

与上联内容相同的对联还有：

药按韩康无二价；

杏栽董奉有千株。

仁风店售韩康药；

济世家传仲景书。

下联的"拾遗"，指唐代诗人杜甫。杜甫于至德二载（757）五月授左拾遗。下联的"笑"不是讥笑，而是喜爱、羡慕之意。杜甫喜爱花爱到什么程度呢？他写的《江畔独步寻花七绝句》云：

江上被花恼不辙，无处告诉只颠狂。

…………

不是爱花即欲死，只恐花尽老相催。

（《全唐诗》第7册，第2452页）

意即爱花爱到"癫狂""欲死"的程度，说明爱花之甚。因为花是美的化身，爱花是热爱生活的表现。下联是说爱花要爱到杜甫那样的程度。

307. 菊井活人真寿客
鄞山编集老诗豪

这是清代林则徐《赠名医何书田其伟联》。清代梁恭辰辑《楹联四话》卷一称："青浦何书田茂才其伟，居北鄞山下，工诗，家世能医，书田亦精其业，名满大江南北。侯官林文忠公抚吴时，得软脚病，何治之获痊，赠以联。"《清十大名家对联集》亦选入此联。

"医亦寿人之道"（明·唐寅《菊隐记》）。医生是人们健康的保护神。人们要健康与长寿，除了有良好的生活方式与卫养得宜以外，富有仁心、医术精湛的医生的必要疗治与护卫，也是十分重要的条件。因此，"杏林春暖""橘井情深"的佳话历来传诵不绝。林公的上联就巧妙地运用了"菊井活人"的传说。"菊井"当作橘井。晋·葛洪

《神仙传·苏仙公》云："苏仙公（苏耽），汉，桂阳人，以仁孝闻。文帝时得道，将仙去，告母曰：明年天下疾疫，庭中井水，檐边橘树，可以代养。井水一升，橘叶一枚，可疗一人。遂升云汉而去。至期果疫。母如言疗之，皆愈。"后因以"橘井"为良药之典。一说"菊井"即菊水，在今河南省内乡县。传说饮其水可长寿。北魏郦道元《水经注·湍水》："湍水之南，菊水注之。水出西北石涧山芳菊溪。源旁悉生菊草，潭涧滋液，极成甘美。云此谷之水土，餐挹长年。"这些传说虽不足信，但它记述的是医家心系患者，对病人的一片真情。"活人"，这里指为人治病。明代刘基《题医者王养蒙诗卷后》："活人以为功者，医之道也。""寿客"指菊花。清代俞樾《茶香室三钞·寒菊》："然菊为寿客，自是耐久。"因为林公及其郑夫人都曾接受过何氏的疗治，并取得好的疗效，所以用"菊井活人"之典赞扬其医术，表达感激之情。

下联则进一步肯定名医何书田的儒学功底。林公《赠书田大兄联》云：

> 读史有怀经世略；
>
> 检方常著活人书。

在历史上，可以说"天下名医儒占多"。名医何书田即是如此，他不仅工诗，著医书，活人济世，而且因"医道通治道"，懂得经世之韬略。

308. 清心便是延年法
曝背真为却病方

清心，指心地恬静，无思无虑。《元史·释老传》："及问为治之方，则对以敬天爱民为本。问长生久视之道，则告以清心寡欲为要。"清心寡欲，这是我国行之有效的传统养生方法，早在2500多年前，道家鼻祖老子就提出了"见素抱朴，少思寡欲"的原则，为我国历代养生家所推崇。南朝齐梁时期陶弘景《养性延命录·教诫篇》说："田夫寿，膏粱夭，嗜欲少多之验也。"唐代施肩吾云："少私寡欲者，可以养心。"（《西山群仙会真记·养生》）宋代崔敦礼《刍言》："清心而寡欲，人之寿矣。"清代石寿棠《医原·内伤大要论》："人果能寡欲清心，喜怒哀乐，情不妄发，由是致中致和。天地位而万物育，岂徒为一身却病延年计乎？"这些都说明心为一身之主，养身必先养心，只有心神清静安泰，才会益寿延年。

曝背，以背向日取暖。唐代诗人写冬日曝背的诗较多。如：李颀《野老曝背》诗："百岁老翁不种田，惟知曝背乐残年。"刘长卿《初到碧涧招明契上人》诗："渐老知身累，初寒曝背眠。"白居易《负冬日》诗："杲杲负冬日，照我屋南隅。负暄闭目坐，和气生肌肤。"贾岛《赠温欢主》诗："弊庐道室虽邻近，自乐冬阳炙背闲。"宋代郭印也有《负暄》诗："茅檐负晨曦，暖入四体舒。怡然得真趣，自谓世所无。"这些诗多写冬日曝背。因冬寒阴气盛，阳气不足。人体背部走行诸阳经，接受阳光照射，采纳阳气以消阴长，平衡人体阴阳，具有养生之效。其实，不仅冬天要晒太阳，一年四季都要接受阳光的沐浴。有位美国医学专家说："身体中通过紫外线光束产生的维生素 D_3 是太阳送给人类的最大礼物。"每天只需接受短短 30 分钟日照，血液里就可增加此种维生素 0.25 毫克。充足的日照，能使人免受高血脂、高胆固醇、动脉硬化、风湿病等的纠缠，提高免疫力。当然，日照也不宜过长过猛，应冬日稍长、夏日稍短，一般每天坚持 30～60 分钟为宜。由此可见，曝背真为却病方，一点不虚。

清代石成金《传家宝·联瑾》中有一副提倡"清和保身"的联语，值得一读：

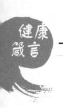

醇醪百斛，难比一味太和汤；

良药千包，不如半服清凉散。

石成金注："'清和'二字，保身秘诀。"

309. 无求便是安心法
　　不饱真为却病方

选自清代袁枚《随园诗话补遗》卷六。

这是一副书斋联。人生在世，衣食住行，不能无所需求。上联的所谓无求，是指对财富、物质享受、地位权势等方面，应随缘随分，不做非分或过分的追求，即所谓知足。做到这一点，自然心安神泰。"于世少所求，俯仰有余快。"（清·曾国藩《不求》）西汉韩婴指出："夫利为害本而福为祸先。唯不求利者为无害，不求福者为无祸。诗曰：'不忮不求，何用不臧。'""故非其道而行之，虽劳不至；非其有而求之，虽强不得。故智者不为非其事，廉者不求非其有。是以害远而名彰也。"（《韩诗外传》卷一）上联即是告诫人们："贫以无求为德。""贵莫贵于无求。""能无求者，天不能贱。"（清·金缨《格言联璧·持躬类》）当然，如果像明代洪应明的《菜根谭》所云："以积货财之心积学问，以求功名之念求道德，以爱妻子之心爱父母，以保爵位之策保国家。出此入彼，念虑只差毫末，而超凡入圣，人品且判星渊矣。"果能如此，则是可取的。

下联语本《论语·述而》"君子食无求饱"和《吕氏春秋》"凡食之道，无饥无饱，是之谓五脏之葆"。晋代张华《博物志》云："所食愈少，心愈开，年愈益；所食愈多，心愈塞，年愈损。"清人李渔也说："为食也，宁失之少，勿犯于多，多则饥饱相搏而脾气受伤，数月之调和，不敌一朝之紊乱矣。"（《闲情偶寄·饮馔部》）这些告诫人们，要量腹而食，掌握饥饱之度，达七八成饱即止，不使肠胃有过重负担。

寡欲以安心，节食以却病，即"无求"是养心，"不饱"是养身，此乃养生保健妙方。

曾有楹联书籍的编者或转抄者误以为此联为张之洞所撰，实际上是比张之洞早出生120年的清代文学家袁枚在《随园诗话补遗》卷六中就收入了此联。比张之洞年长62岁的梁章钜所编的《楹联丛话》卷八中已根据《随园诗话补遗》收录了此联。《楹联丛话》在道光庚子年（1840）付梓时，张之洞年仅3岁。3岁以前的小孩即使是天才也不会写出这样的养生联。

310. 贮百千医案于胸中临疾兢兢犹似捡方未到
活数万婴儿于指上虚中欿欿还云济世难周

这是清代李渔题赠《凌颖仙医生》。凌颖仙，浙江仁和（今杭州）人，儿科医生。上联的"医案"是医生疗病活人的真实记录。古称"诊籍"，亦称"脉案"、病案。其内容包括症状、辨证、立法、处方、用药以及其他有关情况（如姓名、性别、年龄、职业等）。古人撰写医案，多是先议病后用药，说理透彻，文字简朴，用药丝丝入扣，能反映出医案撰述者的医学修养。《史记·扁鹊仓公列传》记载的西汉名医淳于意的25例"诊籍"，是我国现存最早的医案。"多读医案能予医者治法之巧"（清·余震《古今医案按》）。"兢兢"，小心谨慎貌。《诗·小雅·小旻》："战战兢兢，如临深渊，如履薄冰。""捡方"，查考药方。上联是说，凌医生胸中积存了百千个可供借鉴的医案，临看病时仍如履薄临深、反复斟酌，唯恐捡方有欠准确。反映了医者的仁心和为患者真诚服务的敬业精神。药王孙思邈曾言：大医"省病诊疾，至意深心。详察形候，纤毫勿失。处判针药，无得参差。虽曰病宜速救，要须临事不惑。唯当审谛覃思，不得于性命之上，率尔自逞俊快，邀

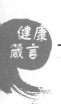

射名誉，甚不仁矣"（《千金要方·大医精诚》）。因为医者处方用药，如同调兵遣将，君臣佐使要用之得法、处之得当。"临疾兢兢"，正反映了"医者以活人为务"的精神（元·戴良《九灵山房集》）。

下联的"虚衷"，犹虚心，衷，内心。"欿欿"，不自满，忧愁貌。"济世"，济助世人。明代李时珍《〈本草纲目〉夏良心序》："夫医之为道，若子用之以卫生，而推之以济世，故称仁术。"下联是说，凌氏作为儿科医生，虽然亲手治病活人数万，犹虚衷欿欿，还说自己济世助人、"护惜身命"难以周全。"虚衷欿欿"，正反映了医者"用心精微""精勤不倦"的"大医习业"的态度。

颂扬医家的还有一联：

> 杏林春暖人登寿；
>
> 橘井宗和道有神。
>
> （北京城北大吉巷43号门联）

311. 保健食疗要知体虚体实
处方投药谨守病因病机

相传一位老中医，年高九旬，耳聪目明。他德高望重，济世救人，誉满四方，被誉为活神仙。弟子问："服什么药可以延年？"他答："对症之药可却病延年！"又问："吃什么东西能够益寿？"又答："多吃五谷杂粮是矣。"因此，他的弟子们写了这副对联。上联的意思是说，人们要进行食疗保健，首先要知道自己的体质及其阴阳偏颇的差异，然后结合食物的四性、五味、升降沉浮及归经等特性有针对性地选择食疗。因为人的体质有强弱之分，有偏阳偏阴之别，在机体的抗病能力与致病邪气互相斗争中，随着邪正的消长，疾病会反映出两种不同的体质，即虚与实的变化。一般体质偏阳者即具有偏于亢奋、偏热、多动等特性的体质，如热病初愈，慎食狗肉、羊肉、桂圆、荔枝等辛温食物或辛辣之味；体质偏阴者即具有偏于抑制、偏寒、多静等特性的体质，宜温补益火；大病初愈，慎食龟鳖等滋腻之物及五味子、乌梅等酸涩收敛之品。素体气虚者宜补气培元，忌耗散克伐等。

下联的"病因"，即指导致人体发生疾病的原因，包括外感六淫（风、寒、暑、湿、燥、火）和疠气，内伤七情（喜、怒、忧、思、悲、恐、惊）、饮食失宜、劳逸失度及痰饮、瘀血、结石、外伤、寄生虫等。"病机"则是指疾病发生、发展与变化的原理。疾病的发生、发展与变化，与患病机体的正气强弱和邪气性质、轻重、所中部位等密切相关。因此，了解病机就成为分析疾病证候的临床表现、诊断辨证、预防治疗的内在根据和理论基础。作为医生，为人治病疗疾，必须谨慎地依据病因病机，对症处方投药。

下面是讲饮食保健的另一联：

> 治国重小康，要让世人奔富裕；
>
> 养生讲科学，宜将饮食助安康。

（罗征全）

312. 戒之在斗戒之在色戒之在得
职思其居职思其外职思其忧

选自清代梁章钜《楹联续话》卷二。此联是张蘭渚为福建巡抚时集经语，属梁章钜以汉隶书，楹联悬于闽抚厅以自警。

上联语出《论语·季氏》："君子有三戒：少之时，血气未定，戒之在色；及其壮也，血气方刚，戒之在斗；及其老也，血气既衰，戒之在得。"这里的"戒"，是防备、警惕或戒除。"血气"，指血液和气息、血性。这里的"三戒"，是孔子根据人生的少、壮、老三个阶段不同身心状况，按其自然生长规律，对人们品德修养和养生保健提出的忠告，提醒人们警觉力戒，善于自动调摄，使其适中其度。即年轻时，

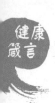

血气还不成熟，要警惕沉湎色欲之中，目标在养"元气"。到了壮年时，血气正旺盛，便要警戒易怒好斗。联作者还特地说明："斗之一字，不必定指血气之勇也，我辈既入名场，大凡奔竞之心，倾轧之途，皆斗象也。"（《楹联三话》卷下）强调："居高位者尤宜慎之，庶不招尤，不偾事耳。"（《楹联续话》卷二）戒斗的目标在养"和气"。至于到了老年时，血气已衰弱，则要警惕贪得。所谓"得"，泛指对于名誉、地位、财货等的欲望、贪求，"戒得"的目标在养"正气"。《淮南子·诠言训》亦言："凡人之性，少则猖狂，壮则强暴，老则好利。"提醒世人戒之。显然，"贪色则伤精，好斗则伤形，贪得则伤神。"孔子提出的"三戒"，准确地抓住了不同年龄阶段人性中的弱点，指出其既失品德，又伤身体的危害性，提醒人们警觉戒慎，以利于身心健康。当然，这里的"三戒"，是就一般情形而论的。如清人申涵光所言："君子三戒，亦就概言之耳。若夫少而好得，钻营必力，百行俱怠；老而好色，为害益烈，丑态更多。看来好斗之人甚少，即有斗者，非为色即为得耳，大约多是为得者。"（《荆园小语》）"孔子三戒，都是戒人血气用事。用血气者，性多烦恼，多躁急，多残忍。烦恼者福薄，躁急者命短，残忍者绝嗣。惟和平可延福寿，惟仁厚可长子孙。"（申涵光《格言仅录》）

如果说上联是讲修身养性，下联则讲守职尽责。下联语出《经义述闻·尔雅上·则刑之常也》："家大人曰：职思其居，职思其外，职思其忧，皆谓常思之也。"这里的"职"，指职务、职业、职分、职责。意为从政者和从业者要时刻想到自己的责任所在，想到自己分内的工作，想到应该忧虑的事情，居安思危，不可掉以轻心。

313. 气忌躁言忌浮才忌露学忌满
胆欲大心欲细智欲圆行欲方

这是一副为人处世、修身养性的格言联。（选自安徽黄山市黟县的

古联）

　　上联讲修身养性的禁忌。即人的气性包括脾气、性格乃至精神状态要避免或戒除急躁、浮躁、骄躁，躁则不安。言谈切忌虚浮、华而不实。宋·苏轼诗云："愿子笃实慎勿浮，发愤忘食乐忘忧。"（《代书答梁光》）人能多才多艺固然好，但有才要忌露，不宜露才扬己，过分表现，以免遭人厌恶和忌妒。学习的敌人是自己的满足。对学习和研究学问的成就，则不能骄傲自满。古人云："满招损，谦受益。"（《书·大禹谟》）谦虚使人进步，骄傲使人落后。总之，躁、浮、露、满，都是人们修身养性过程中需要努力克服的不良品行与作风。其中尤以"躁"对人们陶冶性情、安定心志极为有害。气贵和，心贵安。三国时期魏国嵇康在《养生论》中说："精神之于形骸，犹国之有君也。神躁于中，而形丧于外，犹君昏于上，国乱于下也。"所以，他提出："修性以保神，安心以全身，爱憎不栖于情，忧喜不留于意，泊然无感，而体气和平；又呼吸吐纳，服食养身，使形神相亲，表里俱济也。"明代学者吕坤说得更直接："躁心浮气，畜德之贼也。"（《呻吟语·修身》）"静者生门，躁者死户。"（《呻吟语·存心》）

　　下联则为医德修养的准则。语出五代后晋·刘昫《旧唐书·孙思邈传》："胆欲大而心欲小，智欲圆而行欲方。"孙氏这段格言，来源于《文子·微明》和《淮南子·主术训》："心欲小而志欲大，智欲圆而行欲方。"此语本为处世为人的格言，孙氏则引申为医德修养的准则，强调医者治病，既要胆大，如赳赳武夫，临事不惧，勇往直前；但心要小（细），小心谨慎，如临深渊，如履薄冰。"省病诊疾，至意深心，详察形候，纤毫勿失。处判针药，无得参差。虽曰病宜速救，要须临事不惑。唯当审谛覃思，不得于性命之上，率尔自逞俊快，邀射名誉，甚不仁矣。"（《备急千金要方·卷第一·序则·大医精诚》）所谓"智圆"，就是在具体治疗时，智虑要周到通达，针对患者禀赋、年岁、身

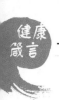

形、性情、境地、天时、气色、受病新久等不同情况，圆活机变，运用得当，措施得力。所谓"行方"，就是医者的行为应端方不苟，严守医德准则。对"有疾厄来求救者，不得问其贵贱贫富，长幼妍蚩，怨亲善友，华夷愚智，普同一等，皆如至亲之想"（《备急千金要方·卷第一·序则·大医精诚》）。孙氏倡导的胆大心细智圆行方的从医格言，不仅为后世从医人员提供了医德规范，也为人们却病延年创造了求医的良好医风。

（二） 颐养天年

314. 从心所欲
随遇而安

这是国民党人李烈钧（1882—1946）自题崇雅楼联。崇雅楼，在江西庐山万松林，为国民党爱国将领冯玉祥赠予李烈钧的别墅。

上联是说随自己的心意行动处世。语出《论语·为政》："子曰：'吾十有五而志于学……七十而从心所欲，不逾矩。'"朱熹集注："从，如字，随也。矩，法度之器，所以为方者也。随其心之所欲，而自不过于法度，安而行之，不勉而中也。"孔子在介绍自己进德修业的经历时说，我十五岁，有志于学问……到了七十岁，便能随心所欲，也不会超出规矩。这是一种认识必然所获得的自由。上联意在说明崇雅楼主人生活起居随自己的心意，又合乎自然界阴阳消长的规律。"以自然之道，养自然之身。"（宋·欧阳修《删正黄庭经序》）

下联是说，能安于所处的各种境遇。语见《孟子·尽心下》："孟子曰：'舜之饭糗茹草也，若将终身焉；及其为天子也，被袗衣，鼓琴，二女果，若固有之。'"孟子这段话的意思是：舜吃干粮啃野菜的时候，似乎准备终身如此；等到他做了天子，穿着麻葛单衣，弹着琴，尧的两个女儿侍候着，又好像这些都是早已具有了的。宋代朱熹解释说："言圣人之心，不以贫贱而有慕于外，不以富贵而有动于中，随遇而安，无预于己，所性分定故也。"

此联采取集句形式，借以表达自己旷达乐观的胸怀和随性适分，任其自然的生活态度。

315. 安神宜悦乐
　　　惜气保和纯

此联选自唐代孙思邈《孙真人养生铭》。其全文为：

> 怒甚偏伤气，思多太损神。神疲心易役，气弱病相侵。
> 勿使悲欢极，当令饮食均。再三防夜醉，第一戒晨嗔。
> 亥寝鸣云鼓，寅兴漱玉津。妖邪难犯己，精气自全身。
> 若要无诸病，常当节五辛。安神宜悦乐，惜气保和纯。
> 寿夭休论命，修行本在人。若能遵此理，平地可朝真。

原载明代儒医胡文焕辑《新刻类修要诀》上卷，载《寿养丛书》（三），并参校《珍本医书集成》第十一册，载《孙真人方·附录》。

铭文中的"鸣云鼓"，即鸣天鼓。《圣济总录》："天鼓者，耳中声也。""玉津"，指唾液。"五辛"，亦称五荤。《本草纲目·菜部》："炼形家以小蒜、大蒜、韭、芸苔、胡荽为五荤；佛家以大蒜、小蒜、兴渠、姜葱、茖葱为五荤。""真"，指仙人，王逸《楚辞注》："真，仙人也。"

《养生铭》是享寿101岁、有药王之称的孙思邈所作的摄生养身的百字铭，是其《卫生歌》的高度概括。强调养生以调摄精、气、神为要。全文分五段共二十句，提出了养生的三戒——怒、欲、醉和饮食、导引及精神养生等问题。指出，要使心神安定，就宜保持心情的愉快、欢乐和良好的心态。人生在世，活的是心情，它是人们生命的晴雨表。心情不同活的滋味也不同，不同的心情会演绎不同的人生。如何使自己心安神泰、保持一份好心情呢？这就要惩忿窒欲戒醉，暗示调摄自己的心境，管好自己的情绪，保持一颗"平常心"，如朱砚清先生对联所云："不役世俗之乐，惟谋我心所安。"

下联的"惜气"，乃古代养生法之一。即用不同的方法来保护人体中的元气。宋代范仲淹《与韩魏公书》："宜少服药，专于惜气养和，此大概养生之说也。"明代龚廷贤《摄养》诗亦言："惜气存精更养神，少思寡欲勿劳心。""和纯"，即和畅纯一，保养身心。《后汉书·周磐传》："昔方回、支父啬神养和，不以荣利滑其生术。"意思是说，要惜气，保护元气，就要调摄精神，注意饮食起居和日常保养。所以《养生铭》最后强调指出，"寿夭休论命"，关键在于是否重视并善于持之以恒地进行修性养生的实践。

316. 忘老则老不至
　　好乐则乐常来

这是享年102岁的国民党元老、被誉为爱国老人的陈立夫（1900—2001）晚年为武汉老龄科学研究院的题词。

唐代著名长寿诗人白居易曾言："始知年与貌，衰盛随忧乐。畏老老转迫，忧病病弥缚。不畏复不忧，是除老病药。"（《自觉二首》之一）意思是说，人的心态对人体的健康影响极大，特别是进入老年，肌体的功能渐趋衰弱，情绪的忧乐与人的寿夭、容颜的衰盛密切相关。怕老老得更快，愁病反而病魔缠身。"忘老"，忘记年龄，"不知老之将至"（《论语·述而》），则会延缓衰老。英国文艺复兴时期的戏剧家、诗人莎士比亚曾说："一个人当他浑然忘却了自己的年龄时，才是最健壮的时期。"上联即是对"畏老老转迫"一语的反其意而用。诚然，生长壮老已是人的自然规律，无论是贫是富，是伟人还是平民，无一例外。但是，年老并不等于衰老；如果豁达乐观，摄生得法，同样可以使"老不至"而延年益寿。德国哲学家康德曾说："老年时像青年时一样高高兴兴吧！青年，好比百灵鸟，有它的晨曲；老年，好比夜鹰，应该有它的夜曲。"法国大作家雨果也说："六十岁是老年的少年，七十岁是老年的青年。"作为老人，应该让自己过好所剩不多的每一天。如陶渊明所言："丈夫志四海，我愿不知老。"（《杂诗十二首》其四）

同样，好乐则乐常来。北宋史学家、政治家司马光（1019—1086）曾言："灵台无事日休休，安乐由来不外求。"（《和邵尧夫安乐窝中职事吟》）灵台，指心灵；休休，即安闲貌。意谓安乐是一种心境，一种感受和体验，带有浓厚的主观性，无须外求，心里无事就欢乐安闲。如美国成人教育家卡诺基所说："如果我们有着快乐的思想，我们就会快乐。"古人云："喜生于好，怒生于恶。"（《左传·昭公二十五年》）一个人，只要喜爱乐、爱好乐，并善于追求适宜之乐，乐就会常来。享寿110岁的长寿书法家苏局仙有一副联语写得好：

> 乐事可寻，游山玩水，访道求贤，消除无穷岁月；
> 长生有术，种竹栽花，读书写字，涵养有用精神。

（《苏局仙联语选》）

317. 好奇爱美人不老
喜动乐思寿最长

这是年近中寿（80岁）的作家于沙所撰写的对联（载《长寿》2003年第7期）。这是作者养生健身的切身体验，也是作者献给人们的延年益寿良方。

上联说好奇爱美的情趣爱好。如作者所云："奇与美，是具有审美价值的精神营养品，探奇赏美的过程，最能使人焕发精神，生发力量，拒老气于生活之外。"人到老年，保持儿童般的好奇和青年人的俊俏打扮，会使他们永葆童心，缓解心理的衰老。有一首描写当今新型老人的谣谚说得好："八十岁的年龄，七十岁的模样，六十岁的时尚，五十岁的包装，四十岁的追求，三十岁的理想。"这样好奇爱美的新型老人，当然就不显老了。

下联讲喜动乐思的人生追求。俗话说：身怕不动，脑怕不用。"精神不运则愚，血脉不运则病。"（清·魏裔介《琼琚佩语·摄生》）喜动乐思，既有肢体活动，又有脑力劳动。生命在于运动，智慧出自多思。喜动乐思，特别是乐思善思，不仅有利于老有所为，而且对老人健脑益智、延缓衰老有着积极作用。有科学家用超声波测量出勤于思考的人脑血管经常处于舒展状态，从而保养了脑细胞，使大脑不会早衰老。还有人用正电子断层放射照相技术对大脑新陈代谢进行研究，发现大脑活动时总是把较多的葡萄糖送到脑中最需要的地方。在安静时，老年人和青年人相比，脑内葡萄糖利用率较低。但用起脑来，脑最活跃的地方所得到的葡萄糖并不低于青年人，所以，用脑可促进脑的新陈代谢，延缓衰老。这就是"勤可以致寿考"（清·高拱京《高氏塾铎》）的道理。

318. 惜气存精更养神
少思寡欲勿劳心

此为明代御医龚廷贤《摄养》诗的首联，选自《寿世保元》丁集四卷。

上联告诫人们注重保养人体的"精气神"。精气神为人身三宝，既是生命的动力，又是生命的体现，其盛衰存亡与人的寿夭直接相关。先说"气"，气是构成人体和维持人体生命活动的最基本物质。它的生成源于肾，补充于脾，行之于全身。它是生命之根。如汉代韩婴的

《韩诗外传》卷八所言："人得气则生，失气则死。其气非金帛珠玉也，不可求于人也；非缯布五谷也，不可籴买而得也。在吾身耳，不可不慎也。"同样，"精"也是构成人体和维持人体生命活动的精微物质，所以《素问·金匮真言论》说："夫精者，身之本也。"它也有"先天之精，受之生初，后天之精，生于谷气"，故"精"字从"米"从"青"。精有繁衍生殖、生长发育、生髓化血、濡润脏腑之功。所以，明代医家张介宾说："善养生者，必宝其精。精盈则气盛，气盛则神全，神全则身健，身健则病去。神气坚强，老而益壮，皆本乎精也。"（《类经·摄生类一》）清文学家梁章钜（1775—1849）也说："阳精若壮千年寿，阴气如强必毙伤。"（《退庵随笔》卷十二）而"神"则指人脑精深细微的物质结构及脑意识思维和神志、情志活动。"脑为元神之府"（李时珍），属"君主之官，以统内外"（《圣济总录·守机篇》卷七），它来源于精气，又是精气的主宰，在人体生命活动中具有特别重要的作用。《黄帝内经》明示："得神者昌，失神者亡。"（《素问·移精变气论》）因此养生家强调："治身，太上养神，其次养形。"（战国《文子·下德》）"聚精在于养气，养气在于存神……若宝惜精气而不知存神，是茹其华而忘其根也。"（明·嘉善袁、黄坤仪《摄生三要·存神》）这就是上联强调"更养神"的原因。

下联介绍保养精气神的主要法则。一曰少思，就是减少思虑。"少思虑养心气。"（元·邹铉《寿亲养老新书·保养》）二曰寡欲，寡欲就是运用道德的、精神的力量节制人们对财物、名利、两性的欲望。人能排除私心杂念，不为身外之物扰动心神，便可神安气畅，身心健康。而节制房事可使肾精充盈，既有养肾益寿之功，又有气足神旺之效。联曰：养神须闭目；却欲可清心。如果"纵其情欲则耗精而气散"（明·龚廷贤《寿世保元·脾胃论》）。可见，寡欲是保养精气神的根本。三曰勿劳心，就是动脑筋、费心思要适度，不能太过。

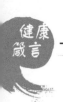

"大用则神劳，大劳则神疲也。"（宋·姚称《摄生月令》）金代著名医家刘完素在《素问病机气宜保命集》中指出："神太用则劳，其藏在心，静以养之。"由于"神"有易动难静的特点，故清静养神就特别重要。如何"静以养之"，清代养生家曹庭栋提出了独到见解："心不可无所用，非必如槁木，如死灰，方为养生之道；静时固戒动，动而不妄动，亦静也。""用时戒杂，杂则分，分则劳；惟专则虽用不劳，志定神凝固也。"（《养生随笔》卷二）显然，"静以养之"的"静神"，不是心无所用，而是精神专一，摒除杂念及神不过用。这就是清静养神之道。

319. 养生欲学嵇中散
　　知足谁如马少游

这是清末政治家、近代著名的民族英雄林则徐撰写的对联。选自《清十大名家对联集》。

上联的"嵇中散"，即三国时期魏国文学家、思想家、音乐家嵇康（223—263），字叔夜，谯郡铚（今安徽宿州西南）人，官拜中散大夫，世称"嵇中散"，为"竹林七贤"之一。因不满执政的司马氏集团，被钟会诬陷，为司马昭所杀。他崇尚老庄，主张回归自然，对服食养生颇有研究，所撰《养生论》是我国现存最早的养生专著之一。另著《养生篇》三卷，已佚。他的养生观点主要有：（1）重视调摄，认为"导养得理"，可获长寿。（2）主张形神共养，认为"形恃神以立，神须形以存""故修性以保神，安心以全身"。修性养神之法，既主"清虚静泰，少私寡欲""旷然无忧患，寂然无思虑"，又"养之以和"，晞以朝阳，绥以五弦，"使神形相亲，表里俱济"。（3）无耽声色，节制饮食。指出"饮食不节，以生百病，好色不倦，以致乏绝"。（4）防止过用，注意积微成损。"害成于微，而救之于著，故有无功之治"。

提出养生要见微知著、防患于未然及贵在坚持等。这些观点在今天仍是养生之圭臬，所以养生需学嵇中散。

下联的马少游系汉将伏波将军马援的从弟。《后汉书·马援传》称："吾从弟少游尝哀吾慷慨多大志，曰：'士生一世，但取衣食裁足，乘下泽车，御款段马（即乘适宜在沼泽地上行驶或用于田间运载的短毂轻便车，驾驭行走迟缓的马），为郡掾史，守坟墓，乡里称善人，斯可矣。至求盈余，但自苦耳。'"后世把马少游作为士人不求仕进知足求安的典型。唐·刘禹锡诗云："一以功名累，翻思马少游。"明初王蒙亦有"古今我爱陶元亮，乡里人称马少游"的诗句。（转引自《醉古堂剑归·素》）

联语是说学习嵇中散的养生观，又像马少游那样，少私寡欲，知足常乐，无疑有利于身心兼养、延年益寿。

320. 养性不须烹紫雪
读书何但出青云

这是明文学家、书画家徐渭（1521—1593）赠沈曼长联。

上联的"养性"，指精神、情性的调摄、修养。语出《淮南子·俶真训》："静漠恬淡，所以养性也；和愉虚无，所以养德也。"唐代著名医学家孙思邈在《千金要方·养性·序》中，则进一步阐释："夫养性者，欲所习以成性，性自为善，不习无不利也。性既自善，内外百病皆悉不生，祸乱灾害亦无由作，此养性之大经也。""故养性者，不但饵药餐霞，其在兼于百行；百行周备，虽绝药饵，足以遐年。德行不克，纵服玉液金丹，未能延寿。"他在《千金翼方·养性禁忌》中强调："神仙之道难致，养性之术易崇。"可见，养性就是以"善"为核心的修德怡神过程。那么"紫雪"为何物呢？它是一种清热解毒、镇痉开窍的中药方剂，又叫紫雪丹。根据《千金翼方》《和剂局方》介绍，其组成：黄金一斤（《温病条辨》亦有本方，但无黄金），石膏、寒水石、磁石（捣碎）各三斤（水煎、去滓），犀角屑、羚羊角屑、青木香、沉香各五两，玄参一斤，升麻一升，炙甘草八两，丁香四两（上八味，入前药汁中再煎，去滓），朴硝（精者）、硝石各四升（上二味，入药汁中微火煎，不住手搅），麝香粉半两，朱砂粉三两（和入前药中，搅令相得）。寒之二日，成霜雪紫色，每服一二钱，凉水服。诸药合用，有清热解毒、镇痉开窍之效。近代也用于流行性脑脊髓膜炎、乙型脑炎、中毒性痢疾、猩红热等。《本草纲目·金石部·卷十一》载："唐时，腊日赐群臣紫雪、红雪、碧雪，皆用此消炼成者，通治积热诸病有神效，贵在用者中的尔。"上联是说，只要静漠恬淡、和愉虚无地修养身心，积德行善，就不须烹服紫雪了。魏晋以降至唐，从修道之人，到帝王贵胄，乃至士大夫，为追求长寿效果，风行服食五石散，此药皆为温阳之药，许多人服后而发狂、暴热，甚至中毒死亡。

下联的"何但"，意为何必，岂止。"青云"，喻指远大的抱负和志向。出青云，指官运亨通，飞黄腾达。按传统的价值观，读书的最终目的是通过科举而步入仕途，以博取功名。而下联则一反俗见，指出读书岂止是为了仕进，以此说明要以清静平和的心境读书，才能得到读书的真趣。联语洋溢着耿介绝俗、洁身自好的精神，是一副读书颐养的佳联。

321. 万般补养终成伪
只有操心是要规

选自宋元之际的学者许衡（1209—1281）《李生器所恃》诗之二的尾联。全诗为：

防病须防未病时，病临休恃药能医，

寸疮溃处全身死，一息差来五脏危。

禁盗莫若先禁博，存毛未必胜存皮，

万般补养终成伪，只有操心是要规。

（《许衡集》卷十一）

上联的"补养"，是指用饮食或药物来滋养身体。"伪"者，"人为"也。《荀子·性恶》："可学而能，可事而成之在人者，谓之伪。"即非天性而人作为之者，皆为之伪。不是虚假、欺诈的意思。唐代白居易曾说："补养在积功，为裘集众毛。"（《寄卢少尹》）意思是说，补养身体在于长期积累的功夫，如同集腋成裘一样。

下联的"操心"，意为费心调理和考虑。"规"则是规则、告诫的意思。唐·杜牧《自遣》诗："遇事知裁剪，操心识卷舒。"上、下联的意思是说，养生是一项系统工程，应从多方面调摄。有针对性的符合科学的补养当然是必要的，但如果人为地只片面注重饮食，特别是药物补养那是不够的，靠不住的，中国历史上就有14位皇帝因吃丹药补养而亡命。养生注重心理调摄，并顺应自然、起居有常、动静适度、形神共养、饮食有节、情志和畅、节欲保精、综合调养。一句话，养生重在生活化，提高健康素养，养成文明健康的生活方式和行为，使自己的神志、情志和作、息、坐、卧、衣、食、住、行等，都符合养生之道才是最重要的规则。世界卫生组织指出，建立有效的健康的生活方式，可使高血压患病率减少55%，脑卒中减少75%，糖尿病减少50%，肿瘤减少1/3。[《健康指南》（中老年），2004年11期]

322. 秦不及期周过历
始知养寿在中和

选自宋代陆游《夏日》诗之四，载《剑南诗稿》卷七十二。

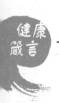

上句"秦不及期",据《史记》卷六《秦始皇本纪》:"朕为始皇帝,后世以计数,二世三世至于万世,传之无穷。"另据《太平御览》卷八六《帝王世纪》载:"秦凡四王二帝,合四十九年。"显然未到"至于万世"的预期。"周过历",据《史记》卷六《秦始皇本纪》正义:"周初卜世三十,卜年七百,以五序得其道,故王至三十七,岁至八百六十七。"超过了预计的历数。

下句的"中和"指不偏不倚,无过无不及。《礼记·中庸》:"喜怒哀乐之未发,谓之中;发而皆中节,谓之和(即表现出来如果符合规矩,恰到好处,就叫'和')。"儒家认为,能"致中和"则天地万物均能各在其位,万物都能顺利生长。

同样,养性也要秉持中和。东汉末年哲学家、史学家荀悦(148—209)说:"养性秉中和,守之以生而已。爱亲、爱德、爱力、爱神之谓啬。否则不宣,过则不澹。故君子节宣其气,勿使有所壅闭滞底。昏乱百度则生疾。故喜怒哀乐思虑必得其中(即适中、中和),所以养神也;寒暄虚盈消息必得其中,所以养体也。善治气者,由禹之治水也。……气宜宣而遏之,体宜调而矫之,神宜平而抑之。必有失和者矣,夫善养性者无常术,得其和而已矣。"(《申鉴·俗嫌》)南朝齐梁时期的思想家、医学家陶弘景(456—536)在《养性延命录·教诫篇》中则进一步把中和之道运用于养生实践,指出:"养性之道,莫久行、久坐、久卧、久视、久听。莫强食饮,莫大沉醉,莫大愁忧,莫大哀思,此所谓能中和。能中和者,必久寿也。""能以中和养其身者,其寿极命。"(康有为《春秋董氏学·春秋微言大义》)可见,秉持中和对养寿的重要作用。

陆游在《夏日》诗之四,写道:

草芝方出峨眉老,力比金丹似更多。

秦不及期周过历,始知养寿在中和。

这里的草芝，是一种仙药，有一百二十种。服之，"则令人与天地相毕，或得千岁二千岁。"（东晋·葛洪《抱朴子内篇》卷十一）意思是说，草芝虽然比金丹更厉害，但终不能"令人与天地相毕"。作者联想到"秦不及期周过历"的史事，悟到养寿不能仅凭主观期望，关键是要秉持中和，"履和适顺"。"履和则不伤和，适顺则不违顺。夫天地之气，至和大顺尽之。人身，小天地也。岂不可仿天地之长年乎？"（明·陈继儒《养生肤语》）

323. 仕宦芳规清慎勤
饮食要诀缓暖软

选自清代周希陶编《重订增广》。

上联讲做官的芳规（法则）是清、慎、勤。语出陈寿《三国志·魏书·李通传》注。"清慎勤"在宋代已成为普遍行之于官场的官箴。宋人吕本中在《官箴》中说："当官之法，唯有三事，曰清、曰慎、曰勤。知此三者，可以保禄位，可以远耻辱，可以得上之知，可以得下之援。"从此，"清、慎、勤"成为为官第一箴言。到清代更成为极为重要的官箴。清康熙帝曾御书"清慎勤"三字，刻石赐内外诸臣。清，则清白廉洁，名利两淡，不敢自私自利；慎，则战战兢兢，事事敬谨，不敢毫有贻误；勤，则夙夜匪懈，勤理公务，不敢苟且晏安。历代正直的官员或被老百姓称为"清官"的人们，无不秉承清、慎、勤三字。如，安徽黄山市黟县古联云：

> 有猷有为有守，曰清曰慎曰勤。

意为官员应有谋划、有作为、有操守，而又坚持清廉、谨慎、勤恳的作风，这些对于当今的官场仍有借鉴意义。

下联讲饮食的要诀为缓、暖、软，这是对前人积累的进食经验的科学总结。清代著名医家王士雄指出："凡人饮食，盖有三化：一曰火

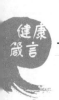

化，烹煮熟烂；二曰口化，细嚼慢咽；三曰胃化，蒸变传运。二化得力，不劳胃力。"（《随息居饮食谱·水饮类》）细嚼缓咽，重在发挥唾液的作用，人的唾液中含有抗菌的溶菌酶和乳过氧化物酶，是人体内的"自助药房"和"健康巡逻队"。细嚼缓咽则能产生大量的唾液。所以民谚说：若要身健康，饭菜嚼成浆。日本学者大岛清还列举了唾液的 17 种功效：如预防癌症，预防糖尿病，预防肥胖症和高血脂，预防龋齿和牙周病，预防腭关节病，预防头痛和腰痛，防止痴呆，防止骨盆发育不良，激活脑功能，保持脊柱正常，提高消化功能，帮助营养吸收，安定情绪，提高视力，丰富脸部表情，抑制艾滋病病毒等（《饮食益智新说》）。在快餐风靡全球的情况下，意大利人干洛·佩特里尼及其支持者成立了一个"国际慢餐协会"，提倡人们坚持用蜗牛的速度去享受美食。这是很有道理的。至于饮食要暖、软，宋人陈直的《养老奉亲书》写得很清楚："老人之食，大抵宜其温热熟软，忌其黏硬生冷。"石成金的《长生秘诀》则进一步指出："食宜温暖，不可寒凉，食宜软烂，不可坚硬。"因为"脾胃喜暖而恶寒"。食宜温热熟软，有利于保护脾胃和肺气。当然热食也要适度，温度不宜过高。"热无灼唇，冷无冰齿。"（晋·葛洪《抱朴子》）。

324. 造物与闲兼与健
山人知老不知年

清同治进士崔志道撰，藏于西安碑林博物馆。这是一副摘句联，出自南宋代陆游《村居》之三的颈联："造物与闲仍与健，乡人知老不知年。"作于嘉泰三年秋（1203），时年 80 岁。崔氏摘句为联，有二字之易，即将"仍"易为"兼"，"乡人"易为"山人"，内容也随之宽泛。

上联的"造物"，古人以为万物是天造的，故称天为"造物"。

《庄子·大宗师》："伟哉！夫造物者将以予为此拘拘也。"实指创造化育万物的大自然。亦指运气福分。宋代苏轼《答程天侔书》之一："尚有此身，付与造物者，听其运转，流行坎止，无不可者。""闲"，指闲暇、安静、悠闲。意思是说，创造化育万物的天公不仅给予我悠闲的时间和体静心闲的环境，而且给予我健康的身体。陆游83岁写的《幽居》诗亦吟："一曲清溪带浅山，幽居终日卧林间。丹经在昔曾亲授，死籍从今或可删。人笑拙疏安淡泊，天教强健享清闲。秋来渐有佳风月，拟与飞仙日往还。"其实陆游的健康长寿，不是"造物与健"或"天教强健"，而是他善于顺应自然，从自身的实际出发，把握养生保健规律的结果。他在嘉泰三年（1203）秋写的《养生》诗，总结自己的养生经验时云："禀赋本不强，四十已遽衰。药果不离手，对酒盘无梨。岂料今八十，白间犹黑丝。咀嚼虽小艰，幸未如牛呞。昔虽学养生，所遇少硕师。金丹既茫昧，鸾鹤安可期。惟有庖丁篇，可信端不疑。爱身过拱璧，奉以无缺亏。……"只有爱身超过用双手捧着极其珍贵的璧那样，进行卫养，才可能健康长寿。

下联的"山人"一指古代掌管山林的官员。杜预注："山人，虞官也。"二指隐居在山中的士人。唐代王勃《赠李十四》诗："野客思茅宇，山人爱竹林。"三指仙家、道士。北周庾信《道士步虚词》诗之五："移黎付苑吏，种杏乞山人。"也指从事卜卦、算命等迷信职业的人。下联是说居住或隐居在养生环境好的山林中的人，知道自己很老了，却不知道究竟有多大年龄。有道是：

> 流年不复记，但见花开为春，花落为秋；
> 终岁无所营，惟知日出而作，日入而息。

（明·陆绍珩《醉古堂剑扫》卷五）

全联似乎在说，感谢上苍与闲兼与健，让山人长寿得忘记了自己的年龄。

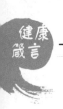

明文学家、书画家陈继儒也有一副庭堂联与此联意境相似：

天为补贫偏与健，

人因见懒误称高。

辑入梁章钜《楹联丛话》卷一。梁曰："盖用陆务观语，虽谦抑，实简傲也。"

325. 谈性命则先贤之说已多何似求之践履
学考订则就衰之年无及不如反诸身心

这是清代孟超然（1732—1797）题亦园亭书斋联。（选自清·梁章钜《楹联丛话》卷八）

"性命"之说，由来已久。《易·乾》云："乾道变化，各正性命。""圣人之作《易》也，将以顺性命之理，是以立天之道，曰阴与阳。立地之道，曰柔与刚。立人之道，曰仁与义。"（《说卦》）明确指出，顺性命之理即顺天地自然之理和人的自然生命规律，并把"仁与义"作为修炼性命的重要内容。孟子则提出"存心"以"养性"和"修身"以"立命"的主张（《孟子·尽心章上》），意谓保持、培养人的善良本性，修身以安身立命。集中反映了儒家的性命观。宋明以来理学家专意研究性命之学，因谓理学。释家则主张"明心见性"，立地成佛。道家吸收了儒佛两家心性说的长处，又克服了他们忽视形体锻炼的不足，遂形成了性命双修的修炼理论。何谓性？又何谓命？性，指人的理性心神；命，指生命、精气。如《性命圭旨》所云："性而心也，而一神之中炯；命而身也，而一气之周流。""性之造化系乎心；命之造化系乎身。"性与命密不可分，"性无命不立，命无性不存。""吾身之性命合。"道家以内功养性，外功养形，性功炼神，命功炼形，以延长寿命，达到心性修养、道德修养、人格修养的最高境界。"性命双修，形神俱妙也。"（元·李纯道《中和论》）先贤的性命之说，在

432

道家的《悟真篇》《存神固气论》《重阳立教十五论》《中和集》《性命圭旨》《天仙正理》《仙佛合宗》《金仙证论》《性命要旨》等数十种著作中都有论述。

上联直言托出前人说性命虽多，还不如自己去实践（践履）。因为养性养生是一生的工程，健康长寿是一个长期的目标，非一朝一夕可以实现，需要持之以恒地进行"性命双修"。

下联坦陈自己年纪大了，考核订正性命之说已来不及，不如多加内省体验取得实效。据说亦园亭是清代曾任吏部侍郎的孟超然"读书静坐之地，日以惩忿窒欲自课"之所，作此联正是他笃信理学讲究实效的自白。

326. 老苏大苏小苏羡一户文章俨是苏家父子
下寿中寿上寿历几番阶级方成陆地神仙

这是清代戏剧家和小说家李渔《寿汪观涛封君》联。汪观涛（1585—1676），江都人。因其次子汪蛟门，系康熙六年（1667）进士，官刑部主事而受封典，故称"封君"。

上联的"老苏"，即北宋著名散文家苏洵（1009—1066），字明允，号老泉。眉州眉山（今属四川）人。年二十七始发愤为学，嘉祐元年（1056）携子轼、辙至京师，因欧阳修推荐，以文章名世，一时学者竞相效法，后世称其为老苏。"大苏"是苏洵次子苏轼（1036—1101），北宋文学家、书画家，字子瞻，一字和仲，号东坡居士，仁宗嘉祐二年（1057）与弟辙中同榜进士。其文纵横奔放，其诗飘逸不群，其词开豪放一派；其生活态度"期于静而达"，观察问题颇能超脱，处世接物又复旷达，虽历经挫折漂泊，始终达观。后世称大苏。"小苏"为苏辙（1039—1112），字子由，一字同叔，号颍滨遗老。文章与苏轼齐名，后世称为小苏。"三苏"在文学史上都各占一席之地，而大苏文学创作成就最高，与韩愈、柳宗元、欧阳修称为"四大家"。正是"一门父子三词客，千古文章四大家"。因为寿翁的次子是进士，虽仰慕三苏一户的文章，但汪家也不逊色，好像是苏家父子一样。

下联讲人的寿命的长短，古人把人的寿命分为上中下三等。"下寿"有二说：一说六十为下寿，一说八十为下寿。《庄子·盗跖》："人上寿百岁，中寿八十，下寿六十。"《左传·僖公三十二年》："中寿，尔墓之木拱矣。"唐·孔颖达疏："上寿百二十岁，中寿百，下寿八十。"中等的年寿，古时说法有四：（1）九十以上。《左传·昭公三年》："三老"，孔颖达疏："上寿百年以上，中寿九十以上，下寿八十以上。"（2）八十岁。汉·王充《论衡·正说》："上寿九十，中寿八十，下寿七十。"（3）七十岁。《淮南子·原道训》："凡人中寿七十岁。"（4）六十岁。《吕氏春秋·安死》："人之寿，久之不过百，中寿不过六十。"上寿，三寿中之上者，有说上寿为百岁（《庄子·盗跖》）。《养生论》则云："上寿百二十。""陆地神仙"，指养生有方之高士，亦指老寿星。联中的寿翁年逾九旬，接近上寿。故下联说寿翁经过年寿的几个阶段，正成陆地神仙可享清福了。

327. 开家用《老子》三宝
从政禀《周官》六廉

选自清代朱应镐《楹联新话·卷八·集古》。

上联语本《老子·六十七章》："我有三宝，持而保之：一曰慈，二曰俭，三曰不敢为天下先。（即谦下）"上联是说，开创家业和修身养性都要遵循老子的人生三宝。因为慈爱则不凶残，俭啬则不放纵，谦下则不争夺，这就是老子一再强调的圣人具有的品德修养，背弃三宝就走向死路。《韩非子·解老》篇解释老子的"三宝"时说："爱子者慈于子，重身者慈于身，贵功者慈于事。慈母之于弱子也，务致其福。""天地不能常侈常费，而况于人乎？……是以智士俭用其财则家富，圣人爱宝其神则精盛。""圣人尽随于万物之规矩，故曰：不敢为天下先。"我们要建立养性延年的安乐窝、幸福港，就要坚持运用老子的"三宝"。曾任清康熙朝文化殿大学士兼礼部尚书的张英（1367—1708）对此就十分推崇，他说："昔人论致寿之道有四：曰慈、曰俭、曰和、曰静。人能慈心于物，不为一切害人之事，即一言有损于人，亦不轻发，推之戒杀生以惜物命，慎剪伐以养天和。无论冥报不爽，即胸中一段吉祥恺悌之气，自然灾疹不干，而可以长龄矣。人生享福，皆有分数，惜福之人，福尝有余，暴殄之人，易至罄竭，故老氏以俭为宝。"（《聪训斋语》）同样，谦下宁静也是老子修身养性之宝。

下联语本《周礼·天官冢宰·小宰》："以听官府之六计，弊群吏之治：一曰廉善，二曰廉能，三曰廉敬，四曰廉正，五曰廉法，六曰廉辨。"这里是说，考察、断定官吏优劣好坏有六事，皆以廉为本。廉善，就是清廉而政绩优异；廉能即清廉能干；廉敬，即清廉而忠于职守；廉正，"正行无倾邪也。"（郑玄注）廉正，即廉洁正直。廉法，"法，守法不失也。"（郑玄注）廉法，即清廉守法；廉辨，指清廉明辨。下联的《周官》，即《周礼》，意思是说，做官理政，必须秉承《周礼》提出的"六廉"，否则就丧失了从政者为政以德的禀性。"从政禀《周官》六廉"，对于当下兴廉惩贪、加强廉政建设仍有现实意义。

328. 与其救疗于有疾之后
不若摄养于无疾之先

选自元代朱震亨《丹溪心法》。明代吕坤《呻吟语·修身》也有"与其服延年之药，不若守保身之方"。

中国人民长期的养生实践证明，人们要实现强身健体、却病延年，

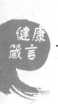

关键是要未病先防，把预防寓于养生的实践之中。早在秦汉时期成书、被誉为中医元典的《黄帝内经》就提出了"治未病"的观点，指出："不治已病治未病，不治已乱治未乱……夫病已成而后药之，乱已成而后治之，譬犹渴而穿井，斗而铸锥，不亦晚乎！"（《素问·四气调神大论》）"治未病"，即防重于治的思想，是中医养生的最高境界。唐代大医家孙思邈把能治未病者称为上医。他说："上医医未病之病，中医医欲病之病，下医医已病之病。"（《千金要方·卷一·序例·诊候第四》）北宋哲学家、养生家邵雍（1011—1077）则用诗的语言阐明"治未病"的观点："与其病后能求药，莫若病前能自防。"（《仁者吟》）元代著名医学家朱震亨则进一步指出："与其救疗于有疾之后，不若摄养于无疾之先。盖疾成而后药者，徒劳而已。是故已病而不治，所以为医家之法；未病而先治，所以明摄生之理。夫如是，则思患而预防之者，何患之有哉？此圣人不治已病治未病之意也。"（《丹溪心法·不治已病治未病》）与朱震亨同时代的医家王珪在《泰定养生主论》中也指出："与其病后求良药，孰若病前能自防。"

"欲作长明灯，须知添油法。"养生之道就是为生命之灯"添油"的正确理论和方法。要"摄养于无疾之先"，就要懂得预防医学和养生学的基本知识。元代蒙古族营养学家忽思慧在《饮膳正要》中早就指出了人们摄养的大要，指出："善摄生者，薄滋味，省思虑，节嗜欲，戒喜怒，惜元气，简言语，轻得失，破忧阻（龚廷贤《寿世保元》写作'破忧沮'），除妄想，远好恶，收视听，勤内固，不劳神，不劳形，神形既安，病患何由而致也。"（《饮膳正要·卷一·养生避忌》）中国启蒙思想家、翻译家严复给甥女何纫兰的信也给我们有益的启示："惟是体气（体质）之事，不宜仅恃医药。惟此后谨于起居饮食之间，期之以渐，勿谓害小而为之，害不积不足以伤生；勿谓益小而不为，益不集无由以致健。勿食爽口之食，必节必精；勿以目前之欲，而贻来日之病。"（《严复示甥女书》）总之，未病先防，既病防变，防治结合才能提高生命质量，实现"寿而康"的目标。

329. 发落齿疏任幻形之凋谢
鸟吟花开识自性之真如

选自明代洪应明《菜根谭》。

上联的"幻形"，指幻化的形骸。佛教教义认为人的形骸是由地、水、火、风和合而成，无实如幻，故曰幻形。这里是借用佛教语，指人的生命无常。"凋谢"，一般指草木花叶脱落。亦指死亡，多指老年人的去世。唐·韦庄《思归》诗："旧里若为归去好；子期凋谢吕安亡。"孙犁《秀露集·夜思》："年老者逐渐凋谢，年少者有待成熟。""任"，听任，凭任。上联是说，人到老年，头发零落，牙齿疏松，老之将至，人之将谢，这是大自然的规律，那就听任这幻化的形骸凋谢好了。晋人陶渊明说得好："天地赋命，生必有死。自古圣贤，谁独能免？"（《与子俨等疏》）宋代史学家、文学家欧阳修则说："死生，天地之常理，畏者不可以苟免，贪者不可以苟得也。"（《唐华阳颂》）自然界的新陈代谢，人的生老病死，这是谁也逃避不了的客观规律，与其凄凄惨惨地看待死亡问题，不如坦然面对。如唐大臣裴度所言："鸡猪鱼蒜，逢着便吃。生老病死，时至即行。"（唐·赵璘《因话录》）当代中医泰斗、寿至期颐的裴沛然教授亦有诗云：

养生奥旨莫贪生，生死夷然意自平。

千古伟人尽黄土，死生小事不须惊。

面对生老病死，有这种怡然自若的达观态度，反而有利延年益寿。

下联的"真如"，系佛教语，意为事物的真实状况和性质。佛教认为用语言、思想等表达事物的真相，总不免有所走样，不能恰到好处。要表示其真实，只能用"照那样子"的"如"字来做形容。《成唯识

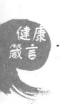

论》卷九："真，谓真实，显非虚妄；如，谓如常，表无变易。谓此真实，于一切位，常如其性，故曰真如。"下联则要发落齿疏的人们珍惜当前鸟吟花开的美景，立足于晚年的时光，珍惜有生之年的价值，安于自己生理上和人际关系上的变化，按照自我本性去生活，随遇而安，就会活得坦然乐观，快乐生活每一天。

330. 药补不及食补食补不及动补
　　　锻炼还须乐观独乐何如众乐

这是当代左手书法家费新我（1903—1992）的养生联。

上联讲补养与运动结合。药补不及食补，这是来自民间的智慧。应该说，药补与食补同属于中医进补的范畴。药补就是根据人的体质，通过服用一些具有扶正固本、补虚泻实和调和阴阳的药物及其配伍，以达到强身健体、防治疾病以延年益寿的养生方法。食补也称食养，包括平时食补和病时食疗，是应用食物的不同性味，作用于不同脏器，起着调理补养和治疗作用，以增强抗病能力、延缓衰老的养生方法。二者各有其特点和功效，应药食结合，食养为先。《素问·藏气法时论》指出："毒药攻邪，五谷为养，五果为助，五畜为益，五菜为充，气味合而服之，以补精益气。"但二者比较起来，食补比较平和，一般不伤其脏腑，可避免药物的副作用，减少药源性疾病，且经济实惠，故更易受广大群众的喜爱。因为，饮食是维持人体生命的物质基础，合理膳食是健康的保证。扁鹊云："安身之本，必资于食。"（转引自唐代孙思邈《千金翼方·养老食疗》）"食者，生民之天，活人之本也。"（宋·陈直《养老奉亲书·饮食调治》）从疗疾来说，也要重视食治。药王孙思邈说："食能排邪而安脏腑，悦情爽志，以资血气。若能用食平疴，释情遣疾者，可谓良工。""食疗不愈，然后命药。"（《千金要方·食治》）《养老奉亲书·食治养老·序》则进一步提出：

"善治药者，不如善治食。"食补对老年人抗衰益寿尤为重要。正如《养老奉亲书》所言："高年之人，真气耗竭，五脏衰弱，全仰饮食以资血气。""人若能知其食性，调和用之，则倍胜于药也。"

虽然"寓健康于饮食"是重要的，但也不能离开适量的运动锻炼和劳动。现代医学研究表明，经常运动锻炼和劳动，可促进身体的新陈代谢，使各器官充满活力，增强抗御病邪的能力，延缓机体的衰老。从这个意义上说，食补不及动补。生命固然在于运动，但运动锻炼，贵在"度"，人们应根据各自的年龄、体质和喜好选择适合自己的运动方式和运动量以及"小劳之术"。

下联则讲炼形与养心结合。下联语本《孟子·梁惠王》："独乐乐，与人乐乐，孰乐？""不若与人。""与少乐乐，与众乐乐，孰乐？""不若与众。"良好的心态是防病抗衰的巨大力量，乐观则是心灵的维生素、幸福的催化剂。所以，"锻炼还须乐观"。经验表明，运动锻炼不仅能强身健体，而且能愉悦心神。但是，独乐不如众乐，因为"与众乐之之谓乐……又乐之尤也"（唐·韩愈《上巳日燕大学听弹琴诗序》）。只有与众同乐，且能与别人分享快乐的人，才更能获得身心的健康。

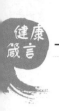

七、老当益壮联

331. 天意怜幽草

人间重晚晴

此联为唐代李商隐《晚晴》诗的颔联。作者把"天"和"草"都人格化了，极富情韵。

上联是说，天气久雨，幽草难长。一旦雨霁天晴，那生长在幽僻之处的小草，沐浴着太阳的余晖，就会显出勃勃生机，仿佛老天有意怜惜这微弱的生命似的。在自然景色上是如此，在人们的年岁上又何尝不是如此？

"晚晴"，比喻人生的晚年。下联是说，雨停日出，夕阳西下，霞光灿烂，有谁不珍视这短暂而又美好的晚晴呢？人之将老，应自警自励，善待余生。在落山前发光发热，尽洒余晖。如唐·高适所咏："晚晴催翰墨，秋兴引风骚。"（《同崔员外綦毋拾遗九日宴京兆府李士曹》）让红霞满天的晚晴催引出更壮丽的翰墨和风骚吧。

332. 岁老根弥壮

阳骄叶更阴

选自宋代王安石《孤桐》一诗的颈联。

王安石（1021—1086），北宋政治家、文学家、思想家。字介甫，号半山。抚州临川（今江西）人。庆历二年（1042）进士。初知鄞县，修堤堰，兴水利，贷谷与民，有治绩。仁宗嘉祐三年（1058）上万言书，主张变法。熙宁二年（1069）为参知政事，推行新法，史称王安石变法。由于保守派强烈反对，新政推行迭遭阻碍。熙宁七年（1074）罢相，次年再相，九年再罢。退居江宁（今南京），封荆国公，世称荆公，是北宋时期伟大的改革家。此联选自《孤桐》（《全宋诗》第 10 册，第 6598 页）。原诗为：

> 天质自森森，孤高几百寻。
>
> 凌霄不屈己，得地本虚心。
>
> 岁老根弥壮，阳骄叶更阴。
>
> 明时思解愠，愿斫五弦琴。

上联是说，梧桐树年岁越大，根须越壮实。深入地下吸取营养，得到大地哺育、滋润，具有强大的生命力。

下联是说，梧桐树直干入云，枝柯纵横。烈日越晒，桐叶长得愈加茂盛，绿叶森森，浓荫如盖，充满蓬勃的生机。

王安石写《孤桐》诗，托物言志。孤桐表面上很孤单，但根扎大地，枝粗叶茂，具有刚健挺拔的精神，表现了诗人顽强不屈的思想品格。

以这两句诗为联，意在形容老年人阅历愈久，根基愈牢；经受考验愈多，就越坚强睿智。今天它已成为激励老年人老当益壮、奋斗不息的座右铭。

还有一联与此联内容相近：

> 骥虽老去壮心在；
>
> 鹤纵病来仙骨清。

（宋·魏庆之《诗人玉屑》）

333. 白发人间宝
黄金水上萍

这是宋代顾逢《云边偶成》诗的颈联（《全宋诗》第 64 册，第

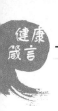

40034 页），其尊老爱老之情跃然纸上。

上联的"白发"，亦称银发，指老年人。《汉书·五行志下之上》："白发，衰年之象。"上联谓老年人是人世间最宝贵的财富。众所周知，生命是一个过程，人的一生总要经历少年、青年、壮年和老年几个阶段。而且随着人均寿命的延长，老年群体也将随之增大。如何唯物辩证地看待老年呢？老年期虽然是人生的晚年，但却是思想上最成熟的阶段，拥有许多优势。战国末期的《吕氏春秋》曾言："人之老也，形益衰，而智益盛。"（《吕氏春秋·先识览·去宥》）古罗马政治家、哲学家西塞罗也同样认为"睿智"是老年人的一大优势。他说"完成人生伟大的事业靠的不是体力、活动或身体的灵活性，而是深思熟虑、性格、意见的表达。关于这些品质和能力，老年人不但没有丧失，而且益发增强了"（《论老年》）。从医学生理学上观察，人的大脑有100多亿个神经细胞，即使活到90岁，神经细胞比壮年时也不过少1/4左右。"前贤多晚达，莫怕鬓霜侵。"（唐·方干《感怀》）古今中外老有所为、大器晚成的人不胜枚举，他们创造了人类文明的银发风景线。这正是日暮云霞美，年高智慧多。唐代诗人刘禹锡曾赞颂老人说："经事还谙事，阅人如阅川。"（《酬乐天咏老见示》）这是老年人的又一个长处。老年人经事多，阅历丰富，更加懂得事理，对世界的看法更为平和。看待人生，就像看流水波澜一样富有经验。老年人的智慧，乃是岁月的结晶。老年人作为资深的公民，还是社会安定的天使。老年人在继承和发扬民族优秀思想文化、革命传统以及稳定社会方面，具有不可替代的作用。西塞罗说："没有老年人，国家就完全不可能存在。"（《论老年》）在家庭中，老年人对于营造家庭温馨、维持家庭和睦同样有举足轻重的作用。俗谚说：家有一老，如有一宝。老人们过去为社会进步和后代幸福做出过自己的贡献，现在和将来对社会的发展仍起着积极作用。对于青年来说，老年人是一本必读的生活教科书。

《旧约全书·箴言》说得好："年轻人的活力可佩，老年人的白发可敬。"尊重老人就是尊重历史，就是尊重自己。那种"敬权敬钱不敬老"的现象是有悖中华民族传统美德的。

下联的"黄金"，泛指钱财。"萍"，即浮萍，浮生在水面上的一种草本植物。三国时期魏国曹丕《于玄武陂作》诗："萍藻泛滥浮，澹澹随风倾。"意思是说，黄金虽然如钱财般宝贵，但比起令人肃然起敬的白发来说，不过如随水漂泊、聚散无定的浮萍一般。这是一副流水对，上、下联在逻辑上是递进关系，用"黄金水上萍"，以进一步说明"白发人间宝"。

334. 望崦嵫而勿迫
恐鹈鴂之先鸣

此联为鲁迅集句联，并请著名学者、书法家乔大壮书写，悬于北京"老虎尾巴"书屋以自勉。

上联出自屈原《离骚》："吾令羲和弭节兮，望崦嵫而勿迫。""羲和"，神话中的人物，相传是给太阳驾车的神。"弭节"，抑制调节行车的速度。"崦嵫"，在甘肃天水西部。古代神话中的山名，相传是日落的地方。原诗句意为：我叫驾太阳车的羲和，调节行车的速度，希望太阳不要马上向日落的地方迫近。

下联同出自《离骚》："恐鹈鴂之先鸣兮，使夫百草为之不芳！""鹈鴂"，即杜鹃鸟，又名伯劳，爱在春末夏初鸣叫，所以杜鹃鸣叫，标志落花时节的到来。古人有"杜鹃常以之夏鸣，鸣则众芳皆歇"的说法。原诗句意为：趁时光尚早，还来得及有所作为，怕的是鹈鴂提前鸣叫，使许多花草芳尽香消。鲁迅各取原文半句，巧妙地组织成联。上联说，希望时间流逝得慢一点，以便做更多的工作。下联说，光阴有限，唯恐岁月易逝，要做的工作不能完成。永恒的自然与短暂的人生形成巨大的心理落差，激起有识之士对时间的紧迫感和对社会的使命感。在鲁迅看来，时间高于一切。他曾说过："节省时间，也就是使一个人的有限的生命，更加有效，而也即等于延长了人的生命。"（《禁用和自造》，《鲁迅全集》第5卷，第249页）鲁迅特别反对浪费时间，说："时间就是性命。无端地空耗别人的时间，其实是无异于谋财害命的。"（《门外文谈》，《鲁迅全集》第6卷，第97页）这副集句联集中体现了鲁迅先生分秒必争、勤奋工作、为人类造福的可贵精神。据其夫人许广平说，这是先生"用作座右铭的一种提示"。鲁迅留下的大量著作，都是在珍惜每分每秒的时光中创作出来的。正如他自己所言："我连别人喝咖啡的时间都用在工作上了。"鲁迅关于"时间就是性命"的时间观，对于我们更好地珍惜时间、提高生命质量、实现人生价值不无启示。

335. 骥衰伏枥心千里
龟冷搘床寿百年

此为宋代陆游《杂兴二首》（之一）诗的颔联。（《全宋诗》第40册，第25067页）

上联语本三国时期魏国曹操《步出夏门行·龟虽寿》："老骥伏枥，志在千里。烈士暮年，壮心不已。""骥"，日行千里的好马。"枥"，马槽。意思是说，千里马衰老了，只能伏槽吃草，但它仍向往着驰骋千里。有豪情壮志的人即使到了暮年，他的雄心壮志和热情也不会冷却和消退。曹操气势豪迈、傲视千里的咏志诗句，历来深受人们的喜爱。后代一些年龄虽老而报国之志不衰的人，也常用曹操的这些诗句来表达自己的志向。如唐代杜甫《赠韦左丞丈济》："老骥思千里，饥鹰待一呼。"宋代苏轼《次刘景文见寄》："莫因老骥思千里，醉后哀歌缺唾壶。"陆游还有"心如老骥常千里，身似春蚕已再眠"（《赴成都

泛舟自三泉至益昌谋以明年下三峡》）；"老马已衰宁识路，寒龟未死且
搘床"（《二月一晶作》）。今人沈亦泉亦有"老骥伏枥志犹远；寒梅经
霜花更香"的书室联。

下联语出司马迁《史记·龟策列传》："南方老人用龟支床足，行
二十余岁，老人死，移床，龟尚生不死。"后遂用作典故，以"龟冷搘
床"喻壮志未酬，蛰居待时。相传龟鹤有千百之寿，因以龟年鹤寿比
喻人之长寿。晋代葛洪《抱朴子·对俗》："知龟鹤之遐寿，故效其导
引以增年。"也用作祝寿之词。下联用"龟冷搘床"的典故，意在祝愿
那些"壮心不已"的老人能享百年之寿。

无产阶级革命家、中国共产党创始人之一的董必武90岁高龄时，
曾谦虚地写了"老骥伏枥"的自寿联：

> 新功未建长伏枥；
>
> 老本无多早啃枝。

336. 虽惭老圃秋容淡
　　且看寒花晚节香

这是宋大臣韩琦《九日水阁》诗的颔联。（《全宋诗》第6册，第
4073页）

上联的"老圃"指古旧的种植蔬菜、花草的园地。对于"秋"古
人有不同的理解：汉代许慎解释："秋，禾谷孰（孰，'熟'的古字）
也。"（《说文解字》）汉代刘桢则咏叹："秋日多悲怀，感慨以长叹。"
（《赠五官中郎将》诗之三）说明秋天既是庄稼成熟丰收的时节，又是
草木凋零、令人悲叹之时。所以，秋就具有金秋喜悦和悲秋伤感的双
重文化象征意味。"秋容"，即"秋色"，就是秋天的景色、气象。加上
残破的池馆，使园中异常荒凉，故诗人用"秋容淡"三字加以概括。

下联的"寒花"，即菊花的别名。菊花被誉为花中君子，历来为世

人讴歌传颂，以菊明志，抒发情怀。屈原有"朝饮木兰之坠露兮，夕餐秋菊之落英"（《离骚》）；陶渊明有"怀此贞秀姿，卓为霜下杰"（《和郭主簿》）。苏轼也有"荷尽已无擎雨盖，菊残犹有傲霜枝"的诗句（《赠刘景文》）。人们之所以爱菊、赏菊，固然如唐人元稹所说："不是花中偏爱菊，此花开尽更无花。"（《菊花》）还因为菊花具有一种凌霜傲寒的气质，它叶枯不落，花槁不零，"宁可抱香枝上老，不随黄叶舞秋风。"（宋·朱淑真《黄花》）是不慕荣华的坚贞品格和恪守晚节的高尚气节的象征。所以诗人托物寓意，赞颂"寒花晚节香"。元人张伯淳亦有"从教苍狗浮云过，留得黄花晚节香"的诗句（《次韵元颜经历》）。

菊花除供观赏外，还有较高的药用和食用价值。菊花甘、苦、凉。入肺、肝经。疏风，清热，平肝，明目，解毒。治外感风热、头痛、头昏、眩晕、目赤、高血压病、疔疮、肿毒。久服利血气，轻身耐老延年。作枕明目，生熟可食。菊花是一味益寿良药。

上、下联是说，虽然古旧的园圃已是秋日暗淡的景象，但在草木摇落之时，唯有菊花独秀，傲霜临风。比喻人到晚年仍老而益壮，保持着高尚的节操。诗人作为北宋的政治家、文学家，十分注重晚节，"尝谓保初节易，保晚节难，故晚节事尤著。"（《苕溪渔隐丛话前集·卷二十七·韩魏公》）诗人老而益壮、恪守晚节的精神是值得后人效法的。

1912年秋孙中山到太原视察，游览文瀛湖公园时，化用韩琦的诗句，也撰有一联：

> 莫嫌老圃秋容淡；
>
> 最爱黄花晚节香。

现今读来，可视作"老而益壮，老有所为"的格言联语。

与此联内容相近的还有两副：

西风白发空惊老；

晚节黄花独耐秋。

（宋·于石《九日同黄宏公逛古城山》）

春归乔木浓荫茂；

秋到黄花晚节香。

［1703 年，康熙帝给文渊阁大学士陈廷敬（1638—1712）赐联］

337. 苍龙日暮还行雨

老树春深更著花

此为明清之际的思想家、学者顾炎武《又酬傅处士次韵》（其二）一诗的颈联。

上联写龙，是想象。苍龙即传说中的青龙，古时以为祥瑞之物。《淮南子·览冥训》："凤凰翔于庭，麒麟游于郊；青龙进驾，飞黄伏皂（皂同皂，厩的别名）。"苍龙到日暮之时尚不歇息，依然兴云降雨，以济苍生万物。这是何等的尽职尽责的精神。读着上联，使人联想到曹操的"烈士暮年，壮心不已"的名句（《龟虽寿》）。二者都有老而弥坚的豪气。

下联写花，是写实。著花，即长出新的花蕾或花朵。意思是说老树不甘自朽，即使到了春尽之时，也能再生新花。"老树春深更著花"，系化用宋·梅尧臣《东溪》："老树着花无丑枝。"梅尧臣句意在赞美老树的青春活力，顾炎武句则表达老有所为的决心和热切盼望恢复家园的深意。当时，顾炎武、傅山都年近暮年，所以以苍龙日暮行雨、老树春深著花为喻，表明光复河山，至老不衰之志。而联中的"还"和"更"字，尤能反映作者老当益壮的豪情和"有一日未死之身，则有一日未闻之道"的追求真理的精神。

1898 年（戊戌年），咸丰状元、光绪帝师傅、时任军机大臣的清末

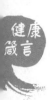

维新派翁同龢为支持康有为等变法维新，也自题了一副明志联：

老骥思千里；

鹪鹩足一枝。

上联表明自己虽年已68岁，仍如伏枥的老骥，壮心不已，积极参与谋划新政，变法图强，可谓"思千里"。下联语本《庄子·逍遥游》："鹪鹩巢于深林，不过一枝。"表明自己支持维新变法不是为了追求功名利禄，而是为了除弊图强的"国是"。对自己则满足于鹪鹩一枝而已。然而写此联不到五个月戊戌变法失败，即被革职。

享年94岁的中国书画家、篆刻家齐白石也有一副相似的自题联：

老树著花偏有态；

春蚕食叶倒抽丝。

338. 富于笔墨穷于命
老在须眉壮在心

此联选自清代郑燮《郑板桥诗词文选》。

上联的"笔墨"即笔与墨，泛指文具。此指文字或书画诗文作品。"富"，"富，盛也"。是多、充裕、丰厚的意思。"穷"，困窘。这里特指不得志，与"达"相对。元代揭傒斯《与萧维斗书》："道行于天下，谓之达；道不行于天下，谓之穷。"清代黄宗羲《雪蓑闵君墓志铭》："夫所谓穷者，失禄不仕，憔悴江湖之上耳。""命"，即命运。旧谓人的一切遭遇都是命运决定的。上联是说，作者的书画诗文作品是很丰富的，但命蹇时乖，平生不得志。作者郑燮名列扬州八怪之首，身怀诗、书、画三绝，是中国近三百多年来在艺术领域里独具风姿的人物，自然是"富于笔墨"。但他命途多舛，少小孤苦，而立之年尚未彰显，乾隆元年（1736）中进士，已过不惑之年。48岁后才先后到山东范县和潍县当知县。由于为官廉明，为人耿直，最终被诬罢职。后客居扬州，更加倾心文墨书画。上联概括了作者的坎坷一生。

下联的"须眉"，即胡子和眉毛。《汉书·张良传》："四人者从太子，年皆八十有余，须眉皓白，衣冠甚伟。""壮在心"，指豪壮的志愿。三国时期魏国曹操《步出夏门行·龟虽寿》："烈士暮年，壮心不已。"宋代陆游《书愤》诗："壮心未与年俱老，死去犹能作鬼雄。"下联是说，虽然须眉老了，但人老心犹壮。即使到了须眉皆白的程度，也仍然保持心理的年轻，保持对人民的热忱和对事业的积极进取精神。这种人老心不老的阳光心态，对于老年人挥洒余热和颐养天年都是十分重要的。

339. 桑榆晚景休嫌少
日落红霞尚满天

这是被誉为"一代文星兼寿星"的清文学家袁枚《八十自寿》诗的颈联。联语化用唐代刘禹锡《酬乐天咏老见示》："莫道桑榆晚，为霞尚满天。"充分表达了老有可为的豪情壮志。

上联的"桑榆"，是传说中太阳落山的地方。"桑榆晚景"，日暮的意思，比喻人到暮年。《太平御览》卷三引《淮南子》："日西垂，景（影）在树端，谓之桑榆。"《后汉书·冯异传》："失之东隅，收之桑榆。"东隅指日出处，桑榆指日落处。这样，桑榆就成了日暮和垂暮之年的比喻词。

下联的"红霞"，霞，赤云也。指日出、日落时天空及云层上因日光斜射而出现的彩色光像或彩色的云。这里指晚霞。下联用傍晚时的彩霞满天比喻人到晚年，仍可以有所作为，放射光辉。表达了作者豁达乐观、奋进不息的人生态度和乐观主义精神。而作者80岁以后两年多时间，就存诗两卷371首，这正是"日落红霞尚满天"的有力佐证。

明人洪应明在《菜根谭》中说得更为形象直白："日既暮而犹烟霞

绚烂,岁将晚而更橙橘芳馨。故末路晚年,君子更宜精神百倍。"这段箴言昭示有志之士晚年更应振作精神,结出坚实芳香的果实,以乐观的心情,笑对人生。"人生何惧桑榆晚,秋色满园胜春天。"这应是许多老年人的心态。

340. 一生哪有真闲日
百岁仍多未了缘

此联为清代著名医家徐大椿年近八旬时所撰。选自清代袁枚《随园诗话》卷十二。又见清代梁章钜《楹联续话》卷一。

徐大椿(1693—1772),又名大业,字灵胎,晚年号洄溪老人。江苏吴江人。上海名医程门雪(1902—1972)有联云:

> 徐灵胎目尽五千卷;
>
> 叶天士学经十七师。

徐氏聪明过人,又学有家传,一生刻苦钻研,博习群经,兼通天文、地理、历数、星经、音律、水利等,尤专心医学的研究与实践,前后行医五十年,积累了丰富的经验。医学上有"神施鬼设"之技,成为清中叶医名大振的医家,曾两次被乾隆帝召征入京治病,直到乾隆三十七年(1772)79岁时,自断"寿不逾今岁",10月25日,因中贵人患病,仍被复召入京,不久病逝京师。徐氏学术成就颇大,著作甚丰,有《难经经释》《神农本草经百种录》《医贯砭》《医学源流论》《伤寒类方》《慎疾刍言》《兰台轨范》。另有评注叶天士的《临证指南》《外科正宗》及《洄溪医案》等。徐氏学识广博,尤工诗文,又善道情,有《洄溪道情》,对联也很有功夫。此联是他在事业上不断进取的真实写照。

上联云:对于有志之士来说,人一辈子哪有真正清闲的日子;下联则说:即使活到百岁还有许多未了却的心愿、未做完的事情。临终前，还特地为自己写了两副墓联，反映了一代名医利济苍生的情怀。

满山灵草仙人药；

一径松风处士坟。

（选自清·梁章钜《楹联续话》卷一）

魄返九原，满腹经纶埋地下；

书传四海，万年利济在人间。

清·曾国藩也有内容相似的自题联：

天下断无易处之境遇；

人间哪有空闲的光阴。

341. 但得夕阳无限好

何须惆怅近黄昏

这是中国散文家、诗人朱自清（1898—1948）的自题联。原句出自唐·李商隐《乐游原》："夕阳无限好，只是近黄昏。"意思是：夕阳虽然灿烂绚丽，然而它却临近黄昏。原本是"忧唐之衰""唐祚将沦"。作者则反其意而用之。作者在上联前加了"但得"二字，表示能得无限好的夕阳而感到欢欣和自豪，乐观昂扬之情跃然纸上。作者将下联"只是近黄昏"改为"何须惆怅近黄昏"，有什么值得为"夕阳"近黄昏而伤感和失望呢！这样就将历来被解作感伤迟暮、好景无多之意，改成了励志奋进的格言联，颇有感人的力量。这里也蕴含作者珍惜时光、热爱生活、奋进不息的凤心往志。按照中华人民共和国成立前人均寿命35岁计算，尽管作者已过"知命"之年，属于人生的"夕阳"。是把"夕阳"当作黄昏末日，还是当作流金溢彩的岁月？不同的人生观会有不同的回答。作者晚年病魔缠身，而创作热情却十分旺盛，短短两年就出版了《新诗杂话》《诗言志辨》《标准与尺度》《论雅俗共赏》《语文影》等，而且用很大力量负责编辑《闻一多全集》，并积极

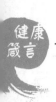

支持争取民主的学生运动。晚年虽贫病交加，仍拒绝接受美国救济粮。这种"日进不已的精神"（叶圣陶《朱佩铉先生》）展现了夕阳的灿烂光辉和烈士暮年"壮心不已"的可贵品格。正可谓"年景虽云暮，霞光犹灿然"（臧克家语）。夕阳未必逊晨曦。1948 年 8 月 12 日作者不幸病逝后，当年社会学家、北大教授许德珩致挽联云：

教书三十年，一面教，一面学，向时代学，向青年学，生能如斯，君诚健者；

生存五一载，愈艰苦，愈奋斗，与丑恶斗，与暴力斗，死而后已，我哭斯人。

作者晚年"愈艰苦、愈奋斗"和"日进不已"的思想和行动，是对联语的最好诠释。

叶剑英元帅在《八十书怀》中的尾联，则进一步做了引申："老夫喜作黄昏颂，满目青山夕照明。"表达了老一辈无产阶级革命家"老当益壮"的乐观情怀。

342. 心红不怕朱颜改
志壮何妨白发多

这是中国语言学家王力《龙虫并雕斋诗集·五届政协会议感赋》诗的颈联。系 1978 年 2 月 24 日在北京参加五届政协第一次会议时所作，是年 78 岁。这是一副抒发作者壮志豪情的联语。

上联的"心红"，指忠于祖国的赤诚之心。"朱颜"指青春健壮的脸色。南唐李煜《虞美人》词："雕栏玉砌应犹在，只是朱颜改。"上联意谓只要有对祖国的赤胆忠心，就不怕自己容颜衰老。因为人的生理年龄和心理年龄是不一样的。生理年龄到生命的一定阶段就会改朱颜，而心理年龄却可以由人调控，人老了，心可以不老。西谚说："有三岁之翁，有百岁之童。"说的就是这个意思。调控心理年龄的良方有多种，诸如学识修养、信念、亲情、友谊、对生活的热爱等，而满怀豪情壮志，对事业的不懈追求则是最重要的却老延年方。清人申涵光曾说："老来益当奋志，志为气之帅，有志则气不衰，故不觉其老。"（《荆园进语》）王力先生也有此实感，他在1982年写的《长寿颂》中说："瞻望前途乐未央，光辉来日庆方长。筹谋喜逐江流远，身体欣随国运昌。"

下联的"志壮"即壮志。"白发"，指老年。下联说只要有雄心壮志，何妨身体衰老。这里暗用曹操《龟虽寿》"烈士暮年，壮心不已"一语。

1980年是作者八十岁寿辰，欣喜之余，作者咏颂了《庚申元旦遣兴》诗一首，抒发了作者老当益壮的情怀和对美好未来的憧憬。诗曰：

> 星移斗转又新年，酒饮屠苏意盎然。
>
> 漫道古稀加十岁，还将余勇写千篇。
>
> 从知大难能添寿，喜见中兴复尚贤。
>
> 前路光明远景美，山河壮丽艳阳天。

343. 皓首丹心献余热
童颜鹤发焕青春

这是一副祝愿老年人人老心红、青春永驻的谚语联。

"皓首"，犹白首，指老年。"丹心"，即赤诚的心。宋·汪元量《杭州杂诗和林石田》："发已千茎白，心犹一寸丹。"宋·文天祥《过零丁洋》诗："人生自古谁无死？留取丹心照汗青。""余热"，比喻老年人的作用。上联说，许多老年人即使皓然白首，仍怀着赤诚之心尽其所能地为社会工作，贡献余热。"老牛亦解韶光贵，不待扬鞭自奋蹄。""闻鸡壮志犹起舞，夜半灯花几度红。"享寿99岁的当代著名诗人臧克家的诗句，就是对"皓首丹心献余热"的老者们行为的真实写

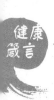

照。中国历史地理专家侯仁之85岁时也曾用"老牛自知黄昏晚；不待扬鞭自奋蹄"的联语以自励。著名作家冰心曾谓"生命从80岁开始"。国学大师季羡林则谓在学术研究上，他的冲刺起点是80岁以后。90多岁的著名中医专家关幼波则题联："有生之年争贡献，无穷乐趣是拼搏。"这些学者、作家、医学家们"自奋蹄"的奉献精神，使他们拥有金秋的丰盈，也带来他们的健康长寿。

下联是说，只要保持良好心态，童心永在，就能焕发青春。"童颜鹤发"，孩童般的容颜，白鹤样的头发，意谓年老而清健。"青春"，这里指年龄，而且主要指心理年龄。说到"青春"，使人联想到从1945年就在美国流行，后传到日本，近几年又传入我国的一篇名为《青春》的短文。短文开宗明义："青春不是年龄，而是心态；青春不是娇艳的面容、鲜红的口唇、柔韧的双膝，而是不屈的意志、奔驰的想象、充沛的情感；青春是生命源泉不停地流动，永葆新鲜。"有道是：人老心不老，年高志愈高。只要心不老，精神上的青春，意志里的春色，进取中的春光，就会常驻于奋斗者的岁月年华里。

有联语云：

老骥追风舒壮志；

雄鹰展翅入青云。

344. 晚景自堪嗟落日余晖凭添枫叶三分艳
春光无限好生花妙笔难写江天一色秋

此联为长沙岳麓山爱晚亭联。爱晚亭在湖南长沙市湘江西岸、岳麓山腰青枫峡口。此亭原名红叶亭，又名爱枫亭，因为每至金秋，周围的枫林流红溢丹，甚为可爱。便取唐代诗人杜牧《山行》中的诗句"停车坐爱枫林晚，霜月红于二月花"之意将红叶亭改名为爱晚亭。楹联为祝钦坡所撰。

上联从近处落墨，重在描写一个"晚"字。起笔虽然有"夕阳无限好，只是近黄昏"的嗟叹，但笔锋一转，谓"落日余晖"，却更能增添枫叶的艳丽。此句化用唐代刘禹锡"莫道桑榆晚，为霞尚满天"（《酬乐天咏老见示》）句意，使本来鲜红如丹的枫叶在夕晖晚照下有了"万山红遍，层林尽染"的意境。"落日余晖"的可爱，在于这流丹的枫叶使秋天的山林呈现出一种生机勃勃的景象，让人们看到了秋天像春天一样的生命力。"白日半西山，桑梓有余晖。"（东汉·王粲《从军诗》之三）这里的"落日余晖"也比喻老年人的作用，在日落前，发光发热，尽洒余晖。所以，这里的"爱晚"不仅爱夕晖晚照下的枫林，也含有爱老、敬老的深意，"百世仰余晖"（晋·张华《中宫所歌》）这是中华民族的传统。

下联则是从大处着笔，重在渲染一个"秋"字。下联的"生花妙笔"，典出五代王仁裕《开元天宝遗事·梦笔头生花》："李太白少时，梦所用之笔头上生花，后天才赡逸，名闻天下。"喻杰出的写作才能。"江天一色"，语本唐代王勃《滕王阁序》："落霞与孤鹜齐飞，秋水共长天一色。"下联是说，春光虽好，而秋色更佳。枫叶如火，胜过桃红柳绿；春光以艳丽取悦，而秋色以风骨见长，纵有神思妙笔，也难以画出江天一色的秋景。所以，唐代刘禹锡《秋词》云："自古逢秋悲寂寥，我言秋日胜春朝。晴空一鹤排云上，便引诗情到碧霄。"秋色可爱，晚景尤可爱，这就是本联织就的一幅秋林爱晚图。

345. 创业难守业亦难须知物力维艰事事莫争虚体面
居家易治家不易欲自我身作则行行当立好规模

这是无产阶级革命家、教育家吴玉章（1878—1966）1963年为其宗亲侄孙吴本清题赠的对联。

上联首句出自唐代吴兢《贞观政要·君道》：唐太宗李世民与臣下

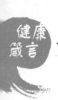

讨论"草创与守成孰难"的典故，太宗曰："今草创之难既以往矣，守成之难者，当思与公等慎之。""物力维艰"，语出清·朱用纯《治家格言》："一粥一饭，当思来处不易；半丝半缕，恒念物力维艰。"上联告诫后辈懂得创业难，守业更难，须知物力的艰难，要艰苦朴素，力戒华而不实和事事讲究虚面子的浮躁作风。

下联讲，闲居在家容易，可要管理家事，包括操持好家庭的吃穿住用，处理好人际关系及子女教育等，可不容易。"欲"即希望、需要。"我身作则"，即以身作则。"规模"，即榜样、典范。下联是教育后辈居家、治家，都希望能以身作则，每个行动都为人树立好榜样。

全联充满了对青年一代的殷切期望，谆谆告诫后辈为国创业和立身治家，都要艰苦朴实，处处能以身作则，做好表率。其实，吴老本人就是"一贯地有益于广大群众"的以身垂范的楷模。1960年，他八十二岁时还真情地写道：

> 春蚕到死丝方尽，人至期颐亦不休。
>
> 一息尚存须努力，留作青年好范畴。

（《自励诗》）

346. 老当益壮宁移白首之心
穷且益坚不坠青云之志

这副联语选自唐代王勃的《滕王阁序》。

上联首句语出《后汉书·马援传》："丈夫为志，穷当益坚，老当益壮。"宋代辛弃疾《满江红·送徐抚斡衡仲之官三山》词亦有："明日伏波堂上客，老当益壮翁应说。""白首"，即白发，表示年老。意谓年虽老，志气应更加旺盛，岂肯因发白年老而改变自己的心志。上联抒发作者敬老爱老之意，充满对长辈的鼓励和祝福。

下联首句同样出自《后汉书·马援传》。谓处境越困顿，意志应更加坚定。"青云"，喻远大的抱负和志向。明·徐渭《上督府公生日》诗："未逢黄石书谁授，不坠青云志自强。""坠，失也。"下联是说，越是处于困窘的逆境，就越要坚定，不能丧失高远的志向和宏大抱负。作为离退休的老年人，"老来益当奋志，志为气之帅，有志则气不衰，故不觉其老。"（清·申涵光《荆园进语》）奋志，这是老年人保持阳光心态、保持心理年轻的重要条件。

这副联语，不仅曾激励了历代有作为的老者和身处逆境的志士，也成为今人老有所为的精神力量。有一副退休联写道：

> 年虽六旬，余热犹能煮海；
>
> 志在千里，壮心不肯服人。

联语充分体现了曹操《龟虽寿》的老骥伏枥心千里的精神，夸张地表达了老当益壮、退而不休、奋发有为的豪迈气概。

347. 遵道而行但到半途须努力
　　　会心不远欲登绝顶莫辞劳

这是衡山半山亭的对联。

上联"遵道而行"，语出《礼记·中庸》："君子遵道而行，半途而废，吾弗能已矣。"意为：君子沿着正道前进，半途而废的事，我是不干的。遵什么"道"而行呢？《中庸》明确指出："君子依乎中庸，遁世不见知而不悔，唯圣者能之。"显而易见"遵道而行"，一语双关。既指沿着自然山道攀登，莫半途松劲；更是指坚持人生的中庸之道。所谓"中庸"，是指无过无不及，这除了包含中和、适度、适宜的意义之外，还是针对人性弱点而言的。所谓"知（智）者过之，遇者不及""贤者过之，不肖者不及"，反映了人们较普遍存在的认识和行为上的误区；因为智者、贤者由于个人主观上的偏爱和自信而往往看过头或走过头；而愚者、不肖者则由于知识或人格上的缺陷而常常达不到要求和标准。当然无过无不及也包括反对走极端，坚持"执其两端，用其中"的方法论。《中庸》篇还强调，遵循中庸之道，还要有"遁世不见知而不悔"（即遁世隐居而不被人知道，也永不后悔）的坚韧品质，这就要克服浮躁心理，淡泊名利，耐得住寂寞，这当然是一般人很难做到的，故《中庸》说"唯圣者能之"。

下联"会心不远"，语出《世说新语·言语》："会心处不必在远，翳然林水，便自有濠濮间想也。觉鸟兽禽鱼，自来亲人。"会心，即领悟、领会。下联是鼓励语，领悟自然风光、鱼鸟之乐的美景就在绝顶，莫辞辛劳，继续攀登。

联语寓意深刻，充满人生哲理。登山如此，人们的修身养性和成功之道莫不如此。

衡山半山亭即玄都观，在衡山南岳镇与祝融峰之间，因居山之半，故亦名半山亭。玄都观大罗宝殿联云：

半仙半俗涸凡尘，须精练九转心丹，方许灵通上界；

山后山前皆福地，能耐守十年面壁，不难道迈玄宗。

八、自寿寿人联

（一）自寿联

348. 俞樾八秩自寿联

三多以外有三多，多德多才多觉悟

四美之先标四美，美名美寿美儿孙

俞樾（1821—1907），近代学者、文学家。字荫甫，号曲园。浙江德清人。道光三十年（1850）进士，授翰林院编修，五年简放河南学政，被劾罢归，遂侨居苏州，曾主讲苏州紫阳、上海求志等书院及杭州诂经精舍，为晚清著名经学家。此联是他八十岁时撰写的自寿联。

上联第一个"三多"非指《庄子·天地》中所指的多福、多寿、多男子。而是指看读多，持论多，著述多。清代梁章钜《浪迹丛谈》卷八谈到"三多"时说："三多事惟见《玉海》，载杨文庄公（徽之）言曰：'学者当取三多，乃看读多，持论多，著述多也。'此言甚有味。今俗言多福、多寿、多男子，实无所出；华封人但言多男，不可强合。孙志祖《读书脞语》亦辨之，并云：'若尧曰：多男子则多惧，富则多事，寿则多辱，'则三多并非佳语矣。"第二个"三多"，俞氏则根据自己道德学业上的成就赋予它以新的内容：他弃官从教，注重道德教化，桃李满天下，是谓"多德"；藏书万余卷，又博览群书，著述繁富，是谓"多才"；注重开导、教化，"教授后生，觉悟顽愚"（汉·王充

《论衡·刺孟》），是谓"多觉悟"。

下联的"四美"，原指美音、美味、美文、美言。典出晋·刘琨《答卢谌》诗："音以赏奏，味以殊珍，文以明言，言以畅神，之子之往，四美不臻。"又南朝时期宋国谢灵运《拟魏太子邺中集诗·序》："天下良辰、美景、赏心、乐事，四者难并。"四美也指此。"四美之先标四美"事实也确乎如此：寿翁被誉为经学大师，黄以周、章太炎等出其门，其名远播日本，是为美名；寿登遐龄，是谓"美寿"；其孙俞陛云殿试一甲三名及第，曾孙俞平伯"性喜涂抹"，"更喜峥嵘头角在，倘延祖德到云昆"，即后来的作家、红学家，是谓"美儿孙"。充分表现了这位老寿星的自得自足的美好心态。

349. 李鸿绪七十自寿联

> 七秩是今秋，敢云诗咏台莱，犹以辛勤图补拙
>
> 百年数来日，惟愿性同姜桂，好将老健当成仙

"秩"，十年为一秩，故70岁可称七秩。"今秋"，说明生日在秋天。"台莱"，草名，叶香可食。典出《诗经·小雅·崇丘》："南山有台，北山有莱。乐只君子，邦家之基。乐只君子，万寿无期。"上联用"敢云"二字以自谦，表示用山肴野蔌，吟咏"崇丘"诗歌，宴飨宾客以祝其寿。用"犹以"二字突出自己一贯的守则——辛勤图补拙，兼有继续自勉之意。拙，笨拙。语本宋代黄庭坚《跋奚移文》："持勤补拙，与巧者俦。"意谓勤奋不懈可以弥补天生的笨拙，可与巧者为伴。

下联的"百年"，即百岁，切题自寿。"姜桂"，生姜和肉桂，皆为辛辣之物，用以比喻刚强泼辣的性格。典出《宋史·晏敦复传》："吾终不为身计误国家，况吾姜桂之性，到老愈辣。"这里选用此典，借以自况自励，十分贴切。下联"惟愿"二字，委婉自陈本性。"好将"二字，

自祝惟求老而健康当如神仙。语本清代马齐《陆地仙经》："勤行无间断，可为陆地仙。"遣词造句，极有分寸。读之既能怡情，又能养生。

自寿联多是言志抒怀之作。作者往往借过寿之机，通过寿联，回首平生，抒发感慨，寄寓处世态度，表达生活情趣。下面两副自寿联，对于人们修身养性、延年益寿亦有启发：

李渔六秩自寿联：

> 霜雪盈头心转少；
>
> 儿孙满眼性犹痴。

选自《李笠翁一家言》。此联流露出笠翁晚年的心态，虽满头白发，但童心未泯，幽默诙谐的性格和对满眼儿孙的痴情仍然不减。

林昌彝七十自寿联：

> 七十古来稀，去日已多来日少；
>
> 百年曾有几？生时且乐死时休。

林昌彝（1803—1876）福建侯官人，道光十九年（1893）举人。此联"可谓达人之言"。

选自清·林庆铨（林昌彝之子）《楹联述录·卷六·佳话》。

350. 郑板桥六十自寿联

常如作客，何问康宁？但使囊有余钱，瓮有余酿，釜有余粮，取数页赏心旧纸，放浪吟哦，兴要阔，皮要顽，五官灵动胜千官，过到六旬犹少

定欲成仙，空生烦恼。只令耳无俗声，眼无俗物，胸无俗事，将几枝随意新花，纵横穿插，睡得迟，起得早，一日清闲似两日，算来百岁已多

（《楹联丛话》卷十二杂缀）

郑板桥（1693—1766），清书画家、文学家。名燮，字克柔，号理庵，又号板桥，江苏兴化人。乾隆元年（1736）进士，曾官山东范县、

潍县知县。这副 104 字的长联，是郑板桥于清乾隆十七年（1752）过 60 岁生日时写的。郑板桥的诗文书画，别成一格，在艺术领域独具风姿。然而他放浪形骸，不慕名利神仙，自甘清闲淡泊，以诗酒书画为乐，被当时人称为"扬州八怪"之一。

这副自寿联写得酒脱有致，既有养生之道，又有乐生之情。上联写人生态度，把人生视为"作客"。首句"常如作客"，语本《古诗十九首·青青陵上柏》："人生天地间，忽如远行客。""康宁"，语本《尚书·洪范》："五福：一曰寿，二曰富，三曰康宁，四曰修好德，五曰考终命。"上联说人生短暂，就得随缘而过，何必谈什么福寿康宁？只要囊中有钱可用，瓮里有酒可喝，锅里有饭可吃，摊开几页心爱的旧纸，毫无拘束地吟诗作词，兴趣广阔，天真烂漫，五官（鼻、目、口、舌、耳）灵敏胜过多种感官，如果这样，活到六十岁还显得年少。

下联讲淡泊明志，不要"空生烦恼"。《古诗十九首·驱车上东门》："服食求神仙，多为药所误。不如饮美酒，被服纨与素。"下联说，如果想修道成仙，徒自空生烦恼。只要耳不闻喧扰之声，眼不见庸俗之人，心中无名利之念，随意采几枝鲜花戴在头上，早起晚睡，那么清闲一天抵得上两天，算起来六十岁已超过百岁了，比神仙还好。作者这种见解，与苏轼相仿。苏轼也有诗："无事此静坐，一日如两日，若活七十年，便是百四十。"（《静轩》）联语以诙谐幽默的笔调深刻表达了他浮沉宦海，历睹时弊的那种愤世嫉俗的情怀，同时也阐述了他不求物欲、不随流俗的从容豁达的养生观。

清廷大臣李鸿章（1823—1901）也有一副化用郑氏联语，显示自己淡泊名利、故作清高的自题门联：

享清福不在为官，只要囊有钱，仓有粟，腹有诗书，便是山中宰相；

祈大年无须服药，但愿身无病，心无忧，门无债主，即称地上神仙。

（二）寿人联

351. 福如东海
寿比南山

这是一副流传广泛，影响深远的祝福颂寿联，反映了人们的良好愿望。

上联言福的齐备、圆满，如东海水那样取之不尽，用之不竭，长流不息。何谓福？韩非说："全寿富贵之谓福。"（《韩非子·解老》）《礼记》则云："福者，备也。备者，百顺之名也，无所不顺者谓之备。"（《礼记·祭统》）这就是说，福的含义就在于全寿无祸，事事顺利，百事遂心。至于"福"的基本内容，我们的先人曾做过不同概括。《尚书·洪范》概括为"五福：一曰寿，二曰富，三曰康宁，四曰修好德，五曰考终命"。汉代桓谭的《新论》对"五福"做了局部修正，指出"五福"为："寿、富、贵、安乐、子孙众多。"把"子孙众多"作为五福之一，这是当时因战乱导致人口锐减的反映。后来又几经调整修改，"五福"遂成为：长寿、富贵、健康、好善、名誉。这样就更加切合近代人的心理了。大凡富贵寿考、康健安宁、吉祥如意，心境如水、海量容人，人间一切称心如意、快乐幸福之事，都可囊括在"福"字之中。福大量大，"福"岂不如东海之大吗？

有福者必寿，不寿福又何在？下联则言寿当如南山之高，像松柏那样长青不老。《诗经·小雅·天保》云："如月之恒，如日之升，如南山之寿，不骞不崩。如松柏之茂，无不尔或承。"这是地位较低的人对地位较高的人的祝颂语：您像月亮一样持久，像太阳一样永恒，像南山一样长寿，像松柏一样四季常青，人们没有谁不拥护您。下联即语本"南山之寿"。"南山"当指终南山。到了明代以后，关于"南山"有一说是指山东益都县城南的云门山。因为此山石壁上刻斫有一个高7.5米、宽3.7米的巨大寿字。但不管所指何山，用不老的青山比喻长寿还是妥帖的。

此联后来又延伸为：

福如东海长流水；

寿比南山不老松。

352. 贺袁枚六十寿联

藏山事业三千牍

住世神明五百年

这是清书法家、诗文家梁同书贺袁枚60岁寿的祝寿联。选自清代李伯元《南亭联话》卷二。

寿人联，多是称颂寿者功德、评价寿者业绩，祝愿寿者健康长寿的作品。上联赞其著作事业。"藏山"，语出汉代司马迁《报任安书》："仆诚已著此书（指《史记》），藏之名山，传之其人。"袁枚系清文学家，字子才，号简斋，随园老人。浙江钱塘（今杭州）人。乾隆四年（1739）进士，先庶吉士，后改知县，历知溧水、江浦、沭阳，调任江宁，称循吏。辞官后侨江宁，筑园林于小仓山，号随园。以诗文名于世，诗多以新颖灵巧见长，又能文，所作书信颇具特色。诗文有《小仓山房集》《续诗品》《随园诗话》《子不语》等。"牍"，古代写字用的木板，后指纸张、稿纸；也指书信、文件、书籍。"三千牍"，形容收藏著作之多。有这么多的好书，传给后人，可见影响之深远。

下联颂其精神影响。"神明"谓人的精神，亦指明智如神。《淮南子·兵略训》："见人所不见谓之明，知人所不知谓之神。神明者，先胜者也。"人生在世不过百年，人的精神留在世上却远远超过其寿命而无法用时间来计量。被称为"天下第一高人"的随园老人，论诗主张抒写性情，创"性灵"说，以及他的创作成就，究竟能传承多久？下联用"五百年"来形容。"五百年"语本《孟子·公孙丑下》："五百年必有王者兴，其间必有名世者。"按朱熹的解释："名世，谓其人德业闻望可名于一世者。"清代赵翼也说："江山代有才人出，各领风骚数百年。"（《论诗》）意思相近。用"五百年"无非是形容寿翁的事业和精神不朽，这是别具一格的祝人长寿的祝寿联。

353. 贺马寅初六十寿联

桃李增华，坐帐无鹤

琴书作伴，支床有龟

1941 年五月初九，是经济学家马寅初（1882—1982）先生 60 寿辰，中共驻重庆办事处代表周恩来、董必武、邓颖超送了这副祝寿联。

上联的"桃李"，语本西汉韩婴《韩诗外传》卷七："夫春树桃李，夏得阴其下，秋得食其实。"后遂以"桃李"比喻栽培的后辈和所教的门生。唐·白居易《奉和令公绿野堂种花》亦有"令公桃李满天下，何用堂前更种花"的诗句。寿翁自 1915 年留美回国后，先后在北京大学、重庆大学等高校任教。"桃李增华"指寿翁培养的学生多有建树，为其增添光彩。"坐帐无鹤"，和下联的"支床有龟"均语出北周庾信《小园赋》。据《神仙传》载：会稽人介象，有仙术，被吴王征至武昌，尊称介君，为之立宅建帐，从象学隐形之术。后介象称病，吴王赐美梨一奁，象食后便死，遂埋葬之。但象日中死，下午则至建邺（今南京），以吴王所赐之梨种付苑吏种之。吴王闻讯开棺视之，惟一符耳。于是为他立庙，并常往祭祀，不时有白鹤飞来徘徊复去。庾信本南朝·齐梁人，他用此语的意思是说，自己虽受到北朝礼遇，但仍思归，却无仙术可归梁的京城建邺。这里切寿翁发表文章、讲演，抨

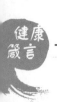

击时弊而被囚禁无术脱身来到寿堂。正如当时《新华日报》社送的祝寿联所云："不屈不淫征气性，敢言敢怒见精神。"赞颂寿翁维护正义、敢于斗争、不怕牺牲的崇高品德。鹤为羽族之长，是长寿的象征。《淮南子·说林训》有"鹤寿千岁以极其游；蜉蝣朝生而暮死而尽其乐"。上联中的鹤又喻指寿翁。意谓您的学生于当年 3 月 30 日提前举行"遥祝马寅初六十寿辰大会"。遗憾的是您作为寿翁却身陷图圄不能参加。

下联的"琴书"，指琴和书籍，多为文人雅士清高生涯的常伴之物。语本汉代刘歆《遂初赋》："玩琴书以条畅兮，考性命之变态。""琴书作伴"反映寿翁恬静淡泊的生活情趣。"支床有龟"，龟与鹤同为长寿的象征。汉代司马迁《史记·龟策列传》载："南方老人用龟支床足，行二十余年，老人死，移床，龟尚不死。""支床有龟"，典出于此。祝愿寿翁"龟鹤遐龄"，健康长寿。同时，"龟"与"归"谐音，正扣合大家期望寿翁早日获释归来之意。

此联切人切事切情切意，体现了老一辈无产阶级革命家对这位德高望重、坚持进步的学者无限关怀与尊敬，为寿联之佳品。

354. 贺梁章钜七十寿

二十举乡，三十登第，四十还朝，五十出守，六十开府，七十归田，
须知此后逍遥，一代福人多暇日

简如格言，详如随笔，博如旁证，精如选学，巧如联话，富如诗集，
略数平生著述，千秋大业擅名山

梁章钜（1775—1849），清代文学家，字闳中，又字茝林，号茝邻，晚号退庵。福建长乐人。乾隆五十九年（1794）举人，嘉庆七年（1802）进士，历任礼部主事、军机章京、员外郎、知府、按察使、布政使、巡抚，并兼署两江总督。道光二十二年（1842），因病辞官，专

事著述。能文工诗，尤熟掌故。1845 年，梁 70 寿辰时，其福州好友王叔兰撰书此联以贺。

上联写其仕宦经历之顺。年龄虽为概数，但有履历之真。言其二十岁考中举人，三十岁进士及第，四十岁在朝为官，五十岁出守任荆州知府，六十岁开府，历官江苏巡抚、两江总督等。七十告老归田，自此可逍遥自在，享受晚年中的暇日清福，颐养天年。故联语称，其为"一代福人"实乃真诚祝愿之词。

下联颂其著述之丰。说其代表作有的简如《古格言》，精辟凝练；详如《文选旁证》，通经博史；博如《三国志旁证》，博综宏览；精如《制义丛话》，依经立论；巧如《楹联丛话》，妙趣横生；富如《退庵诗存》，蔚为大观。平生著述宏富，有 77 种之多，各具特色，其独到精深，能与名山共不朽。"名山"，语出汉代司马迁《报任安书》："藏之名山，传之其人。"上联顺序嵌用"二""三""四""五""六""七"诸数，确实难对，王氏却想出一种妙法，将隐含着一定数量或质量的词语，如"简""详""博""精""巧""富"等与数字相对。概括流畅精练，读来颇有气势，短短 74 字，把寿翁一生的仕宦生涯与著述事业，描绘得淋漓尽致，可谓"一副寿联写一生"。

其同年谢菽石的赠联与此联异曲同工，可一并欣赏：

乾隆末孝举秀，嘉庆初历翰部，道光间掌封圻，回首功名成百顺；
经历部有旁证，艺文家喜博稽，政事门备掌故，等身著述自千秋。

355. 贺张维屏七十八岁寿诞联

诗称三子，学积三余，望重三城，福懋三多，寿祝三秋，愿松柯益健，菊节弥坚，文围词场陪杖履
身历四朝，名高四海，官尊四品，科连四世，堂开四代，况夫妇齐眉，儿孙晋爵，国恩家庆乐林泉

张维屏（1780—1859）是清代爱国诗人，广东番禺人，道光二年（1822）进士。此联是清咸丰七年（1857）农历九月三十，张维屏七十八岁生日时同僚李紫辅撰送的祝寿联。（载清·梁恭辰《楹联四话》卷三）

上联赞誉他在诗坛上少负才名，与康侯、黄子实并称粤东三子；求知若渴，学积"三余"，即三国董遇提出的"冬者岁之余，夜者日之余，阴雨者时之余"；在黄梅、广济、南康三城为知县、漕务和知府，声望极高；福懋三多，系指他勤勉习修，"乃看书多，持论多，著述多也"（清·翟灏《通俗编·祝诵》），著有《听松庐文钞》《诗话》及《松心日录》《松轩随笔》《老渔闲话》《国朝诗人徵略》诸书行世；九月三十日为他祝寿正好是"三秋"（季秋）。寿翁"性爱松，自号松心子"（《国朝先正事略》卷四十四），故祝愿他如松柏样青春常在、老而益健，像菊那样凌霜傲寒、老而弥坚，成为文圃词场所尊崇的元老。"陪杖履"语出宋代苏轼《夜坐与迈联句》："乐哉今夕游，复此陪杖履。"表示对老者、尊者的敬称。上联从才名、学识、德望、著述、寿诞诸方面对寿翁予以赞颂，并以松柏菊喻人，表示由衷祝愿，还用"陪杖履"表示尊崇与敬意。

下联称颂他身历乾隆、嘉庆、道光、咸丰四朝；官至四品知府，科连四世，父炳文嘉庆举人，本人进士，子孙亦同登科场；且四世同堂，夫妇和贤，子孙荣升，国恩家庆之乐充满他"寓居花埭"的山林泉石之间。并对其退隐后自得其乐的生活流露出钦羡之情。

联中抓住"三"和"四"两字大做文章，重叠铺展，巧成寿联。

356. 祝 141 岁高寿老人的寿联

花甲重逢，外加三七岁月

古稀双庆，更多一度春秋

乾隆五十年（1785），历史上最大规模的千叟宴在乾清宫举行。席间面对寿星之最，乾隆皇帝兴致勃勃地出了上联："花甲重逢，外加三七岁月。"清朝才子、铜牙铁齿纪晓岚最先最快对出下联："古稀双庆，更多一度春秋。"

在场的人备感奇巧，妙趣横生。上、下联形式含蓄，并不直面数字。细加品味，竟是一幅数字楹联。上、下联既是一个谜面，又是一道数字题，原来他们道出这位寿星之最高寿是141岁。

花甲，是六十岁的代称。我国古代以干支纪年，按天干地支名号错综参互，从甲子开始，以十干（甲、乙、丙、丁、戊、己、庚、辛、壬、癸）和十二支（子、丑、寅、卯、辰、巳、午、未、申、酉、戌、亥）循环相配，成甲子、乙丑、丙寅、丁卯……六十组，六十年周而复始，故称六十"花甲"或称六十"花甲子"。唐·赵牧《对酒》诗："手挼六十花甲子，循环落落如弄珠。""花甲重逢"，是一百二十岁，外加三七岁月，即二十一，合计就是一百四十一岁。

"古稀"为七十岁的代称。语本唐·杜甫《曲江》诗之二："酒债寻常行处有，人生七十古来稀。""古稀双庆"是一百四十岁，更多一个春秋，加起来也是一百四十一岁。如果列成算式，即为：

上联：$(60 \times 2) + (3 \times 7) = 141$；

下联：$(70 \times 2) + 1 = 141$。

357. 冯友兰给金岳霖的祝寿联和自寿联

何止于米，相期以茶

论高白马，道超青牛

（赠金岳霖联）

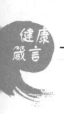

何止于米，相期以茶

心怀四化，意寄三松

（自寿联）

1983 年，著名哲学家、中国哲学史家冯友兰（1895—1990）和他的同庚，著名哲学家、逻辑学家金岳霖八十八寿诞时，撰书了如上两副对联，一副送金岳霖先生，一副自寿。联语写出两位老学者友谊之深，相交之厚。两副联语，只是下联不同。

第一副联语的上联云"何止于米"，意谓何止只活到"米寿"（"米"字拆开是汉字八十八），而是"相期以茶"，二位互勉，相期活到一百〇八岁（"茶"字上面的草字头"艹"是二十，中部是"八"，下部是"木"构成十八，这样草字头的二十，再加中下部的八十八，一共是一百〇八）。以汉字字形特征表达两位学者的不断追求，相期达到期颐之年，为中国学术做出更大贡献的雄心。

赠金联的下联写金先生的深厚造诣与风度，称赞他在论辩方面比战国时期的哲学家公孙龙的"白马非马"论要高，论道方面则超过道家的创始人、骑青牛的老子。"白马"，典出《公孙龙子》，公孙龙是当时有名的"辩者之徒"，是名家的代表人物，"白马非马"，是他的名辩论题，以"马"和"白马"概念的差异，发现共性与个性、一般与个别的关系，在古代逻辑思想发展上有一定贡献。"青牛"，是春秋时期的思想家老子（老聃，姓李名耳）的代称，典出汉代刘向《列仙传》："老子西游，关令尹喜望见有紫气浮关，而老子果乘青牛而过也。"金著有《论道》《知识论》，建立了自己的哲学体系，赞颂金的思想、学说超过了老子。

第二副联语更写出冯先生自己与时俱进、老而弥坚的博大情怀。期望自己能活到"茶寿"为我国实现四化而努力，像陶渊明那样"眄庭柯以怡颜""抚孤松而盘桓"（《归去来兮辞》）。恬淡寡欲，修养身心。冯先生爱松，在北大住宅庭院植有三棵松树，并将自己的寓所命名为"三松堂"，1985 年河南人民出版社为他出的全集也叫《三松堂全集》。表示要有松树的风格和气节，也有"寿比南山不老松"之意。

　　冯老先生虽未活到"茶"寿，但也享寿96 岁高龄，金老先生也寿至90 岁高龄。可谓寿近期颐。

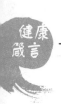

附：

老友争看"健康箴言"

程秋生（江苏）

最近，几位老朋友来我家做客，面对多年不见的当年同窗、战友、同事，大有"岁月不饶人，青丝换白发"的感慨。当我问及他们的晚年生活和健康状况时，话匣子一下就打开了。有的说，体检无大病，天天难入眠；还有的说，退休工资年年加，衣食无忧子女好，就是生活太单调；更有一位从领导岗位上退下来的老友说，过去日夜忙于工作，现在买菜做饭，苦的是没有任何爱好。

闲谈之间，他们不约而同地向我投来了羡慕的目光，因为老朋友都知道我喜欢读书、看报、写作、交友和外出旅游。

其实，这些老年朋友都不同程度地存在着心理健康的问题，于是我从书桌上拿来一叠近期的人民日报海外版，找出几张"健康"专版，并有针对性地选出几篇"健康箴言"读给他们听。如2月13日的"健康箴言"有云："安分身无辱，知几心自闲。"上联讲为人，下联讲处事。上、下联是说，持身能守规矩、安本分，就不会自取其辱；处事能见时知几之变，有先见之明，则心神恬静悠闲。"身无辱"，"心自闲"，自然有利于身心健康。再如2月27日"健康箴言"曰："名利是缰锁，富贵如浮云。"更是启迪人们淡泊名利和富贵，知足常乐铭记在心，这样有利于保持心灵的宁静。此外，这些箴言还配有精美的插图，显得尤为高雅，对此，老友们见了争相阅读，爱不释手。

就老年读者而言，关注他们的心理健康尤为重要，而海外版的

"健康专版"正是满足了他们在这方面的需求，无疑是他们的知音和挚友。海外版不失为一份海内外读者老少皆宜的报纸。

（原载《人民日报海外版》2009 年 3 月 21 日）

养生珍品"健康箴言"

周涛（陕西）

我最爱《中国剪报》的保健养生版。你看，她宛若一个小小的药草园，从一二百字的短文到七八百字的长文，搭配得当、编排合理，读后可获却病延年的秘诀良方。而其中的上上之品，当数每周三的"健康箴言"小栏目了。每读一篇，细细品味，让人油然而生一种"惟有牡丹真国色，开花时节动京城"（唐朝诗人刘禹锡语）的陶醉之感！

若论健康箴言的美妙处，我不敢妄言，只觉得她选材精。古人养生方面的诗词、楹联及佳句浩如烟海，而作者从中筛选出最精华、最耀眼之作细细阐释，简洁实在，透彻明了，无一赘言。作者将诗词含义与养生理论糅合在一起，水乳交融，深入浅出，韵味悠长。每读一篇，便爱不释手，反复吟诵，又抄又记。保健养生版因为"健康箴言"而显得光彩熠熠，通版生辉，显得更加厚重、更具力量！

感谢编辑们，是你们独具慧眼，披沙拣金，为我们发掘出这块瑰宝。当然，首先应感谢健康箴言的作者熊老师，是你以深厚的文字功底和养生学识，为大家呈献了这些闪光的金粒。

陕西汉中火车站道南铁路小区旧北楼　周涛

（原载《中国剪报》第 117 期"读者之声热线"，2012 年 10 月 12 日）

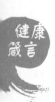

我特别喜欢"健康箴言"

丁隆源（广西）

　　我特别喜欢今年推出的"健康箴言"小栏目，它很有特点也很有新意。在"健康箴言"栏目中，编辑独具匠心，以健康箴言为题，在浩如烟海的对联中，选出了富有哲理、内涵深刻，且与健康有关的对联，并配上短文，引经据典，加以解释，将其来龙去脉说得清清楚楚。看一段养生箴言不仅获得了健康知识，还上了一堂文学课。

广西电研院安吉生活区　　丁隆源

（原载《中国剪报》第 119 期"读者之声热线"，2012 年 10 月 17 日）

后记

　　拙著是笔者 2005 年 1 月至 2016 年期间在《人民日报海外版》健康版 "健康箴言"专栏发表的短文结集。这些小块文字，篇幅虽不大，但每篇都从不同侧面反映了我国传统养生文化的某些见解，行文也注意到义理、辞章、考据，篇幅长短适中，有趣味性，因而受到广大海内外读者的欢迎和媒体的关注。先后被《文摘报》《今参考》《中国剪报》《益寿文摘》《中外健康文摘》《养生保健指南》等 20 多家报刊和人民网、新华网、中国广播网、中国国学网、健康养生网、华夏长寿网、共产党员网等数十家知名网站转载和选录。

　　为了满足广大海内外读者的需要，笔者将 12 年间分散发表的 300 多篇短文，进行了梳理和增补，汇编成拙稿。书名为《健康箴言——古今养生对联集锦》。"箴言"是规谏劝诫之言，是古代以规诫他人和自己为目的的一种文体。笔者的小块文字虽然谈不上什么文体，只是辑注、集解性质的，无非是借用古人或他人的联语（亦有少量自撰的联语）借题发挥；但确有规诫他人和自己的用意在。箴言之前又冠以"健康"二字，其内涵更为丰富。纵观拙稿全篇文字，可以说，它的内容是健康的，是积极向上、劝人责己的规诫之言；是崇德扬善、修身养性的有益之言；更是有助于中老人养生保健、却病延年的规谏之言。短文标题又借用古今对联，为人们喜闻乐见。

　　集注古今养生对联是一件尝试性的工作。长期以来，虽然在一些报刊上散见过一些养生对联，但为数不多，细数起来不过 20 多副，且

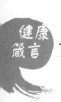

有的流传较广的养生联的原作者还有张冠李戴的情况。这些笔者在拙著中有所澄清。查阅从清代梁章钜的《楹联丛话》到今人编著的大量楹联书籍和楹联辞典，虽有大同小异的不同分类，但尚未发现专门的养生类对联。其实，我国历来有儒医不分家的传统，有些名医、养生家就是鸿儒学士；有些学者、诗人也通晓中医和养生学。如集历代养生学之大成的名著《遵生八笺》就出自明代戏曲家高濂之手；汇集宋、元、明时期养生医籍之大成的《寿养丛书》则为明代文学家胡文焕所辑。校勘《黄帝内经》的专著《内经辨言》则为清末著名学者俞曲园（俞樾）所著。古往今来，不少古圣先贤、杏林巨擘、文人雅士，不仅深谙养生之道，寿登遐龄，而且总结自身养生经验，濡墨挥毫撰写了许多融知识性、趣味性、实用性于一体的构思巧妙的养生对联或养生联语。

著名作家秦牧曾说："对联之作，并不限于张挂于'楹'间而已，每一首规范的律诗，中间四句都是对联。"笔者选联的范围亦扩大到一些格律诗中的额联与颈联。这些养生佳联妙对不仅给人们以艺术上的享受、思想上的启迪与教益，也是却病延年的良方，是楹联百花苑中的奇葩。只是这些对联或联语散藏于历代诗山联海之中。为了辑注养生对联，笔者20多年来，断断续续阅读和查阅了包括《全唐诗》《全宋诗》《明诗选》《清诗汇》等历代诗歌和《楹联丛话》《楹联丛编》《中国楹联大辞典》《分类名联鉴赏辞典》《中国名联系列》等大量楹联书籍，还阅读了上至先秦下至当代的400多种养生著作，其中包括儒、道、佛、医各家的养生气功著作，旁及与养生有关的诗词曲赋民谚歌诀，以及包括《随园诗话》在内的历代诗话与唐宋明清的大量笔记小说等。这些都让笔者获益良多。

享寿86岁的长寿诗人陆游曾言："上药养神非近效，善言铭座要躬行。"（《自治》）这些需要躬行的可作座右铭的"善言"，就包括反映中国传统养生理念和方法的养生格言、养生谚语、养生诗词名句、养生歌诀箴铭，当然也包括养生对联与养生联语。这些不仅是前人关于养生保健的经验总结，也是他们关注后人健康的真诚告诫。从这个意义上可以说，"一句箴言，顶剂良药！"有鉴于此，笔者在诗山联海中，尝试着以养生理念指导觅联，又从联语中体悟养生之道，每有所悟，即缀字成文，日积月累，年复一年，20年来竟然辑注了350多副对联，包括梳理在一起的内容相同和相近的对联，数量会更多一些。笔者不揣弇陋，将集注的这些养生对联编辑成册，如能对读者朋友的进德修业、身心健康和休闲生活有所裨益，对健康中国建设能尽绵薄之力，则吾愿足矣。当然笔者对联语的理解仅是一得之见，难免有偏颇不当之处，诚望读者方家不吝赐教。

在集注古今养生对联过程中，曾先后得到《人民日报海外版》健康周刊责任编辑冯军军、喻京英同志的大力支持和鼓励；熊泽金、熊建林、熊本海、熊楷智、熊苗、熊永发、熊生萍等同志拨冗审读了全部书稿和部分书稿，对书稿进行了充分肯定，并提出了许多宝贵意见；拙稿在付梓过程中又得到中华文化促进会楚熊文化研究会的热情支持与帮助；中医古籍出版社编辑部主任孙志波副编审对书稿进行了精心的审校，花费了大量心血；杨先红女士打印了全部书稿，在此一并致以衷心的感谢。

作者

2018年2月于长江大学